海外漢文古醫籍精選叢書·第二輯

2011—2020年國家古籍整理出版規劃項目
中國中醫科學院「十三五」第一批重點領域科研項目
——我國與「一帶一路」九國醫藥交流史研究（ZZ10-011-1）

新鐫海上懶翁醫宗心領全帙 拾

（越）黎有卓 撰

蕭永芝◎主編

北京科學技術出版社

圖書在版編目（CIP）數據

海外漢文古醫籍精選叢書・第二輯・新鎸海上懶翁醫宗心領全帙　拾/蕭永芝主編. —北京：北京科學技術出版社，2018.1
ISBN 978－7－5304－9231－4

Ⅰ. ①海…　Ⅱ. ①蕭…　Ⅲ. ①中醫典籍—越南　Ⅳ. ①R2-5

中國版本圖書館 CIP 數據核字（2017）第208304號

海外漢文古醫籍精選叢書・第二輯・新鎸海上懶翁醫宗心領全帙　拾

主　　編： 蕭永芝
責任編輯： 張　潔　周　珊
責任印製： 李　茗
出 版 人： 曾慶宇
出版發行： 北京科學技術出版社
社　　址： 北京西直門南大街16號
郵政編碼： 100035
電話傳真： 0086-10-66135495（總編室）
0086-10-66113227（發行部）　0086-10-66161952（發行部傳真）
電子信箱： bjkj@bjkjpress.com
網　　址： www.bkydw.cn
經　　銷： 新華書店
印　　刷： 虎彩印藝股份有限公司
開　　本： 787mm × 1092mm　1/16
字　　數： 458千字
印　　張： 39.25
版　　次： 2018年1月第1版
印　　次： 2018年1月第1次印刷
ISBN 978－7－5304－9231－4/R・2392

定　　價：980.00元

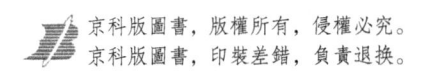

海外漢文古醫籍精選叢書·第二輯

新鐫海上懶翁醫宗心領全帙　拾

（越）黎有卓　撰

140

新鐫海上醫宗心領全帙卷之五十七

行簡珍需兒卷　目次

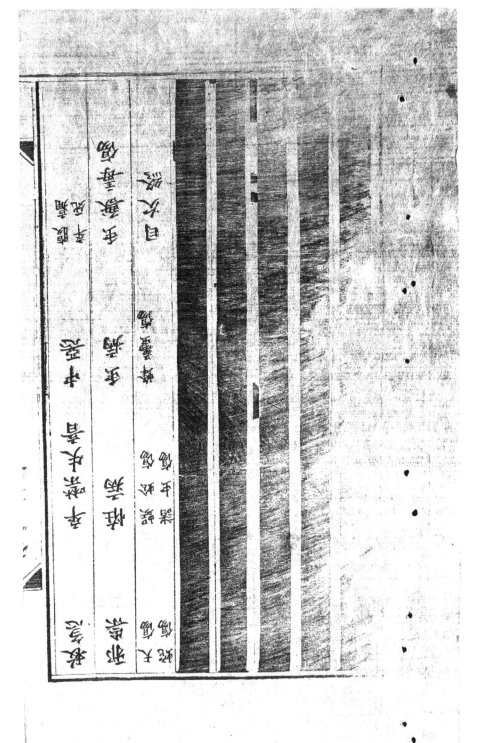

救急　卒噤失音　中惡　腹痛　卒死

邪祟　怔病　蛊病　蛊猷毒傷

犬傷　蜈蚣傷　蜂蠆傷　目次終

蛇傷　諸虫傷

行簡珍需彙卷

海上懶翁黎氏纂輯

後學唐郿武春軒奉較

外科

一切癰疽發背乳癰丹毒伏龍肝爲末以蒜作泥貼之或鷄子或醋調塗亦可

一癰疽瘀肉　石灰半斤蕎麥稭灰半淋汁煎成霜以針挑破塗之自朽

一腦上癰癤　石灰入飯内搗爛合之

一女勞黑疸凡黄疸人日晡發熱反惡寒此爲女勞得之膀胱急小腹滿身盡黄額上黑足下熱因作黑疸腹脹如水大便黑非水也腹滿治

硝石礬石等分為末以大麥粥和服每（一匕病隨便出小便黃大便黑是也）

一甲疽延爛（或因割甲傷肌或因甲長傷肉乃成瘡腫黃水浸淫相染五指俱爛漸溢泡漿四边起如火燒瘡日夜怍憯臣不能療）

緑礬石（五両）燒枯研末收之以塩湯洗之用末厚敷之以帛包之此日汁盡瘡乾每日一洗敷其痂軟處不可近但有急痛酥塗（少許）令潤（五日）即痂起依前洗（十日）痂盡軟處或更生白泡即挑破敷之自然瘥也

一婦人甲疽（趾甲内生瘡惡肉突出久不愈）白礬（一両）煎湯先浸洗又以（一両）晒夜露為末入雄黃（二分）硫黃（一分）乳香（沒藥各一分）研匀摻之

一方　蜈蚣焙研傳之外以南星末醋和傳四圍

一諸般癰疽　灸草三月以酒一斗同浸罈中用黑鉛一片鎔成汁投酒中再鎔投如此九次以酒飲醉臥後即愈

一方　傳　野茄子蒸爛者多取研末巾搗取汁青竹茅五枚漫火熬膏留貯臨用排紙貼之即消甚效

一切癰疽初起預服之能消腫逐毒　甘草五斤槌碎河水浸一夜取汁以絹濾過熬膏收之酒調服每一匕或數剂無妨

一方　天蔓青即核改棱猪汁一斤日再服外用赤小豆爲末水和塗

一方 一馬屁僊葉伏龍肝巴蕉根入壚搗爛敷之乾又易百發百效
一癰秘塞　生甘草半二ㇷ井花水煎服能下惡物
一些小癰癤　粉草節為末發熱辰熱酒服二三ㇷ連進數服痛熱皆止
一痒疽内固　參芪各一月為末入龍腦一ㇷ生藕汁和凡溫湯下每三十凡
一癰疽便秘　紫草瓜蔞仁等分新汲水煎服
一癰疽腫毒已潰未潰皆可　胡黃連山甲𬂩榔甲燒等分為末鷄子白心調擦之
一便癰腫毒　貝母白芷等分酒煎熱汁服以滓貼之

一瘾疽赤腫熱毒　白芷大黄等分爲末米汁服二ㄋ以龍雪草即蓑腸生搗塗之

一癀瘾作痒　食鹽磨其四圍即止

一諸般瘾疽發背癤毒有死血在中則不痛傳之即痛有憂怒氣攻痛傳之不痛或發熱傳之即涼或潰不斂傳之即歛若七情内鬱不問虚寔寒熱並愈

遠志肉不拘多少米泔浸碎去心爲末温酒八ㄋ三調澄飲清上水存滓敷患处

一石疽堅硬不膿　桑白皮陰乾爲末爛膠和酒調敷以軟爲度

一方　蛇蜕炒爲末酒調貼之即消

一疔瘡發背癰癤癰腫諸惡瘡　一方用大蒜搗成泥置
瘡上以艾灸之六日以前可用七日後不可用用之神效
一方黃蠟香油黃丹松脂隔水熔貼之
一方白浮石半月没藥二ツ半醋糊丸酒服外以多年烟熏壁土
黄栢等分爲末姜汁猪胆汁伴調貼之
一發背痛甚欲危不潰　角刺麸炒一月黄芪焙一月甘草半月
爲末酒煎　乳香取汁調末藥一ツ温服　一方蜂巢已出蛾一ケ燒酒服一辰即潰
一發背痛甚欲危　冬瓜截去頭合瘡上瓜爛更合如見小斂用膏貼之

一發背危困幾死　人糞燒灰醋和傳之乾又易

一對口惡瘡　苦買菜即萎羊擂汁一盃入姜汁一匕和酒服以滓傳一二次即愈

一决膿瘡疔等瘡　內取白鷄兩翼板取每邊第一毛

燒末水調服或用麥子一粒舂之即破外用斑猫一个燒末調入搗蒜敷于上即破

一瘡發背大如盤臭不可近　桐葉醋蒸貼瘡上退熱止痛收口極驗也

一治發背方　舊角梳燒灰糊丸晒乾每用同木鼈子合酒磨濃塗之即消

一驗方　內飲歸六分生芪一ㄅ五分参ㄅ五芷防各四分木香甘草柳青豆

烏藥厚樸蘇芎桔各四ㄅ肉桂ㄅ二茴香ㄅ三金銀ㄅ二酒水煎服

外塗木香南血䘏葉烏龍尾水煎磨大黃木別子塗之

又方驗 菓砭砭水別子烏龍尾昌沭貉𢡟棶石羔爲末和黃丹爲凡每五凡以青蕉樹車前草長生葉野鼠糸搗取汁磨凡藥塗之內服綠豆末三ㇷ金銀煎湯化下

一驗方 生𦚢吮膿 椑珠葉䧹蛴葉萸葎萸㰖灰萸車前萸芸加丁搗塗之愈後宜服羊肉四両水煎生長四ㇷ歸身金銀三ㇷ升四分姜棗煎

一治癰蓋破散方 狂杞本苦練葉加塩少許散末覆之

一治疔方 丁香合䛿㳡散末敷痛處

一治丐瘂方音近腹内痼病　半夏生大黄樸硝丁香莫䃺磋

一治後背　連翹牛旁當歸甘草平分水煎服

一治揹頭癰　白茯苓丁香川芎白芷各味散排其痛處以此藥敷之乾後去舊取新三次即愈

肺癰

一肺癰得吐　黄芪二兩水煎溫服日三四

一肺癰咳嗽胸滿振寒脉數咽乾不渴唾濁腥臭吐膿如米粥　桔梗一兩甘草二兩水煎朝夕分二溫服吐膿血即止

一肺癰吐血　人髮灰一兩米醋二合白湯一盃調服

一腸癰内痛　鼈甲焼存性研末調水服每二匁日三

一方　角刺一合剉末酒煎以雄鷄頂上毛并糞焼為末各一匁空心服

疔毒

一疔腫毒　一方白礬白芷生姜葱白酒水煎服

一方石灰半夏等末傳之　一方鐵漿日飲一斤外以鼠壤土小兒糞和塗

一方驗肝蛤三四匁莢桐三四葉散末蜜和以竹刺瘡頭塗其八竅食丁香美蓄愈

一魚睛疔瘡　枯礬為末以寒食麵糊調貼消腫無膿

一疔瘡腫惡諸毒　荊芥一把水煎冷飲又用生礬黄丹并末以針尽血傳之

一疔腫垂危　菊花一握搗汁一斤入口即活冬月採根用之

一急慢疔瘡　益母草搗汁服以滓封之

一拔取疔毒　一方 白麵黃丹蟾蜍酥調丸 挑破瘡上納入以膏貼之

一方 艾蒿一握燒灰於竹筒中 取汁 和石灰 如糊刺瘡点之三次其根自拔

一疔瘡生面上各部　一方 用蟾蜍生肝研塗之立消 或生

頸後髮際名對口瘡甚危用雄鷄刺 取冠上血乘熱辰辰塗之以散為度

腫毒

一腫毒熱痛　白芷為末醋調傅之

又驗方 血角散末晒于冬爪房上貼于患處奇效

一瘡腫無頭　角刺燒灰酒服 三ﾘ 嚼葵子 三五粒其處如針刺此是頭

一大指腫毒　芒硝甘草地榆煎湯浸之半日愈

一痄腮腫痛　石灰醋調塗之　痄音茶又音鮓痄又病甚也

一脚腿紅腫熱如火炎是赤遊風　鐵鏽水調塗之

一手足心毒風氣腫毒　鹽椒等分為末醋和塗

一切惡瘡腫毒　一方硫黃三月蕎麥麪二月井花水和丸收貯臨用新汲水調敷即愈　一方白蟻泥即坦螞咹核枯得松木上者佳黃丹炒黑並為末香油調塗愈乃止

一切無名腫毒　野菊花連莖擣爛酒煎取汁熱服以

搽敷之（一驗方）用紫蘇根青蒜葉搗入醋乘熱貼之即消

一魚名腫毒疼痛不止　三七磨米醋調塗即散已破者乾研摻之

一諸般腫毒膏　磁石三兩　金銀藤四兩　黃丹八兩　香油一斤熬膏貼

一傳方　消諸般腫毒膏　大蜈蚣　大蟾蜍　蛇皮各一件　大蜘蛛十个　竹瓦平分　蘆薈一兩　香油一盞　松指一盞

又方　苦練葉　皂角炒黃　青豆搗爛塗之足腫者宜

一太玄膏治癰疔諸瘡不問已潰未潰最能拔毒排膿止痛生肌神效　巴豆　木別子去壳三兩　黃丹五兩　槐枝　柳枝

皂角枝桑枝並用小條如箸子各長七寸剉末以青油浸一夕熬膏收貯浸水三日出毒用排紙上貼

一治蛇頭指　用鷄子開一穴納入化水又易或扁臭用蜈蚣一條焙末調豬胆汁塗之

一脚指白爛　用鵞掌黄皮燒末敷之有出水用黄丹石粉摻之

一傳方諸般疔腫毒膏　藁椴昌秋蒴藋桃共燒麻烏龍尾百草霜各平分混末將艾葉絞取水半盞生姜絞取汁半盞以野芋根三五片入猪沸微温入末藥松脂一盞再猪成膈已驗

一圍毒驗方　大黄二月芙蓉赤芍白芨白歛散末鷄子

白調敷四圍内熏地土貝母山藥角刺天虫甲片甘草

連翹金銀

瘰癧

一瘰核紅腫寒熱如瘰癧　石灰（火煅為末白果肉同搗貼之或蜜調亦可）

一瘰癧經年膿血不乾　百年茅屋廚中壁土為末入輕粉調敷半日即乾

一項上瘰癧　砒石研末濃墨汁丸（炒乾竹筒盛之每用針破一丸貼之自落蝕盡為度）

一瘰癧結核　苦參（四兩）牛膝汁丸如豆子溫水下（每三十丸）

一瘰癧潰爛牽至胸前兩腋塊子或至兩肩止之四五年間其項不開頭無能醫者瘡延爛破　荊芥（下一段）切碎

煎湯溫洗着爛處紫黑以針刺去血洗三四次愈用樟腦雄黃等末麻油調掃上出水次日再洗再掃以愈爲度

一瘰癧結核或破未破　生薄荷一斤取汁皂角一束水浸去皮搗汁同於銀器熬膏入連翹半斤青皮陳皮黑牽牛半生半炒各一兩皂角仁一兩半調匀丸連翹湯下每三十丸

一瘰癧未破　野菊花根搗爛酒煎服以滓傳之

一瘰癧風病　皂角湯先洗之次以茵陳蒿二把水煮洗之日一洗不然癰痛

一瘻瘤疣痣　石灰一兩以桑皮淋汁半斤熬成膏剃破點之

一頭核腦癉枕後生痰核正者為腦側者為癉　輕白

浮石燒存性為末入輕粉少許麻油調搽之勿手拔即脹

一治頭痰　用前頸核方加黃牛糞

一傳方治瘰癧症　內飲金銀花丁香磨之外塗膏仁言

雷丸丁香茴香芙蓉葉巴豆去皮油各味散末松脂與油混入為膏塗之

痔漏　一治鼠尾痔　水片兒茶熊胆川連硃砂為末調豬胆抹之奇效

一治蓮花痔　木別即馬前粉一刁五分雄黃六分水中青苔另取尾上焙乾為末酒調下

一切漏瘡　食鹽以故布裹之燒赤為末每服一刁

一痔瘡腫痛　一方 蛇床子煎湯熏洗綠礬鬱金為末調
豬胆汁胭脂塗七次見效
一方 皂角熏之白芷鉛霜(房腦)胡黃連為末鵞胆汁酒調塗(隨手見效)
一腸風痔漏脫肛瀉血色黃以年不瘥者　白术一斤(土炒)
為末地黃半斤飯上蒸熟搗乾則加酒調丸米汁每十丸
一酒痔下血　黃連酒熖乾末酒糊丸白湯下每三四十丸
一酒痔便血　青蒿葉(用葉不用莖 用莖不用葉)為末糞前冷水服糞後
水酒服　一鷄冠痔　黃連赤小豆為末傳之

又驗方　石綠五分　黃丹一ノ　油滌三文　黃蠟一ノ　煉膏貼之以嫩柳煎湯洗之

一諸痔漏或在項上或在下部　苦參五斤　苦酒一斗浸三四日服之

一諸毒竄瘻　玄參浸酒日日飲之

一五痔紅腫久不愈變成瘻瘡　雞冠花　鳳尾草各一斤水煎頻洗

一腸風痔漏　萆薢　貫衆等分爲末空心酒溫服

一如突出坐立不便　韭菜煎湯洗用蜣螂燒存性黃糖搥貼之

一痔漏腫痛　荊芥煮湯日日洗之

一痔漏出血　白芷爲末米汁下每二ノ并煎湯燻洗

一痔漏久不愈　白礬為末取鯽魚一个剖去腸入礬令滿燒存性為末鵝毛点藥敷之

一下部漏瘡　苦參煎湯日日洗之

一漏瘡不合　爐甘石以童便製牡礪等分為末外塞之内服補藥

一久漏方　燭燼馬齒莧陰乾等分末以泔水洗淨和猪脂傳之

一痔虫作痒　古石灰川烏頭炮等分為末飯丸白湯下每二十丸以水銀棗膏各二月同研皀納下部明日見虫出

一瘻瘡不合　古塚中石灰研末厚敷之

一痔漏秘結　黃連枳殼等分為末糊丸空心湯下每五十丸服此寛腸

一内痔不出　草烏頭為末津調點肛門内痔出用枯痔藥点之

一諸疔瘡痔漏經年不愈一方生蝦蟆亂髮柳房愈並燒灰研末净洗敷之效又驗方白砒二ク緑豆焙過乳没雄黄各二ク硃砂一ク姜蚕三ク山甲炒三ク蜈蚣三ケ製氷片麝香一分黄臘三ク川蓮肉湯下

一漏瘡水溢乃腎虚也用牽牛炒研末二ク半剖開猪腎去膜入末藥外包煨熟酒食下不復浸淤

一漏氣秘小便痛甚　昌蒲三昌龍腦一片如小指頭斑猫虫陽用長細陰用肥短七九枚大棗為丸温水下氣出用甘草澤蘭研末水煎服以解毒

一傳方 治痔瘡并虫瘡　雄黄蛇蜕蜂房蜈蚣並燒灰各
平分茴香少許為末混入鷄膏塗痛處
一傳方 治漏方　韃靼葉千里花桒節窠葉

楊枚

一楊枚惡瘡　馬鞭草煎湯薰洗氣爽腫痛減
一楊枚毒瘡　土茯苓四刄皂角七个水煎代茶飲
一楊枚天炮　天花粉川芎各四刄槐花一刄為末糊丸空心姜湯下
一楊枚毒瘡陽明濕熱所生　槐花四刄炒黑酒煎熱服胃寒忌之
一楊枚瘡并大風瘡裂　大楓子燒存性和麻油輕粉研塗仍以壳煎湯洗

一驗治楊梅瘡　碾遺根(二兩) 猪精肉(四兩) 金銀當歸各(七兩)
杏仁(七分) 紅棗(七个) 松香(一戔) 白芷(上多下少二戔一戔) 牛膝(上多下少二戔一戔) 甘草(一戔) 土
茯苓(二戔) 猪胰(一枚) 煎服十劑安　一或骨節疼痛用椰殼
(一个)燒研用辰砂炒熱入碗內蓋用滾酒泡服被覆出汗立止
一治楊梅諸症(良方以下) 連翹赤芍防風槐花柴胡甘草桔
梗金銀栀子牛旁歸尾角刺麻黃荊芥益母(為丸土茯苓湯下)
一薰藥　神砂硃砂水銀龍腦銀硃白錫輕粉烏賊骨
芙蓉渣加雄黃麝香各(一戔)為末分為二株每株用香三

株洒藥白絨它外一株分三薰入鼻蠛其烟下口含涎

龍茱以白布搵口一株浸油薰遍身見愈即止或瘡爛以此炭研塗瘡処

瘡口不斂

一瘡口不斂一切皆治　桼苊寒水石燒赤二月

黃丹半升為末摻之生肌止痛去水　一癰疽不合　硫黃粉蘸入口孔中以瘻為度

一方一牛糞燒末鷄子白和封乾即易

一臁瘡口冷不合　熏艾燒烟燻之又以水熓湯洗之

一瘢痕突起　烏古尾尾茹缶数燒熱頻熨之

一惡瘡不生肌肉　松脂君鷄骨燒佐髮灰佐黃丹臣皂角末少許熓成膏

一乾水僊方不論遠近楊枚瘪疽發背痔漏瘰毒蝕滯等瘡　槐花椒目炒 五倍枯礬各四ワ 雄黃二ワ 陀僧四ワ 糊丸每服四十丸酒下 童便碎過甚者方可用此味

瘡虫 附牛牢虫

一疥瘡有虫　石灰淋汁洗之以硫黃為末八鷄子煎香搽之

一為癩虫瘡　雄黃粉醋和鷄子黃調塗之

一足瘡生虫南方地多此患　用猪肚勿洗去糞研如泥八白礬煅半ワ調勻排帛上貼之少頃痒入心取下火上炙之以湯洗之不過三次虫盡瘡愈

一瘡中生蛆　綠礬爲末摻之或貼即化爲水

一方芙蓄葉石灰投水澄清䐁膍狢取脂白油熔膏

一臁瘡不乾　白垩煆研末油調塗之

一臁瘡經年　鹽中黑泥晒研搽

一臁瘡久爛　伏龍肝久年黄栢黄丹赤石脂輕粉等末鷄子黄調排綿上貼之

一血風臁瘡　黄丹黄蠟各一両香油五ヶ熬膏先以葱椒湯洗貼之

一肰甲作瘡乃足趾甲内作瘡不可履靴　礬石燒灰傳之食悪肉生好肉自日乃愈

一脚膝爛瘡　金星草即核鳳尾背上星刮下傳之

一暑月疿湯及腋下赤腫　蚌粉冬霜和傅之

諸瘡瘍

一唇耳瘡　東壁土和糊粉傅之

一頭面黄爛瘡　十字道土同竈下土等分為末傅之

一手搔痒腫作膿　釜臍墨研末清油調塗

一乾濕癬瘡　粉錫貼之

一燕口吻瘡　粉錫炒一黄連半兩為末傅之

一蠷螋尿瘡　粉錫醋和塗之

一辰氣生瘡胸中熱　鉄漿即湆吟鏢飲之

一切惡瘡瘍　硼砂甘草各四月香油一斤同入𡎺浸之久浸尢佳遇此症服油一盃外以東壁土大黃芩末井花水調搽乾再易一方鉄落鄲鏢煎湯服之

一多年惡瘡　石灰多年研末鷄子白心和塊煆過再研先姜汁調傳之效

一風毒熱瘡遍身出黃水　甘草煎湯洗次以滑石為末傳之

一瘰瘍風病白色成片　硫黃附子白礬為末醋和塗之

一陰濕瘡疱　硫黃末傳之日三

一乾濕頭瘡　白礬半生半熓洒調塗之

一魚口瘡毒　白礬研寒食麵調傳上即消

一鷄眼肉刺　枯礬黃丹樸硝（等分）為末擦之數次即愈

一冷瘡成漏　白礬（半生半飛）五靈脂（水飛各半兩）香油調餅洗乾見血出方隨漏大小貼之自然生肉瘥好

一凍瘡發裂　甘草煎湯洗之次以三黃（為末入輕粉麻油調塗之）

一熱沸搔痒　升麻煎湯飲并洗

一肺熱生瘡遍身　苦參為末糊丸空心米汁下（每五十丸）

一冷露瘡爛　藿香葉細茶（等分）燒灰油調塗葉上貼之

一切瘡疥　荊芥為末地黃汁熬膏和丸（或茶或酒湯下每二十丸）

一火毒生瘡因火灸火氣入內两肞生瘡汁水淋漓薄荷煎汁頻塗立效

一瘡疥燻法　乾艾二兩木鱉子三ケ雄黃二ケ硫黃一ケ爲末

揉入艾中分作四條每燻一條後服通聖散

一白癩風瘡　乾艾隨多少以麴浸如常法日飲之覺病瘥

一切癮瘡男女長幼頭面乳浸淫黃爛陰蝕等症

益母草五斤切細水煎分數次洗之

一繞指毒瘡生手足指上者生田螺七ケ搗碎縛之即瘥

一鵞口瘡自內生出者可治自外生入者不治食草白鵞下清糞濾汁入

砂糖許少搽之如眼倒者用雄鵞糞燒灰入麝許少搽之

一諸惡瘡疥癬痔瘻　鯪鯉甲燒灰傳之或酒服

一風濕瘡凍瘡　松葉擣末敷之

一遍年風痒生瘡疥　茵陳煯汁洗之

一治一切瘥方　神砂硃砂石精研末晒之

一傳方散瘡膏　蜂房散末麻油煯油入松脂後入蜂房熬成膏係有瘡以扇絨拂塗之

癮疹癬瘢

一風搔癮疹俗号腠蛤　白术為末酒服每一匕

一夏月汗瘢如疹　蜜陀僧四ﾌ雄黄二ﾌ先以姜汁搽热又以姜片点藥搽之

一卒發風疹　石灰醋和塗之隨手減

一遍身風疹頸腹近隱處痒痛難忍多痰不眠者　苦參末一匁皂莢二匁水煮取汁熬膏和凡溫湯下

一風氣瘙痒　薄荷蟬蛻等分為末溫酒服一匁一或体如虫行乃尾熱地黃醋磨塗之

一天行發瘢赤黑色　木香一匁水煎服

一牛皮癬瘡　白礬石榴皮研末搽之勿用醋垂沉下

一頑癬不愈　硫黃一匁入礶子溶化取起冷定打碉取硫黃研末敷之

一夏月痱疮　石灰煅一匁蛤粉二匁甘草一匁研撲之

一瘡癬痛痒初生者　嚼鹽頻擦之
一風疹遍身百計不愈　雲母即英砡煆粉清水下ワ二
一風瘙癬　碧海水熖浴之　一身體白駁天河水即淊頭楬樟桂爲末和傳之
一紫白癜瘢　貝母南星等分爲末生姜汁蘸擦
一方古劒鉄衣爲末以櫱汁調塗之
一膝瘡作痒　貫衆爲末白礬調油塗之一方鉄漿頻洗之
一下疳陰瘡一方輕粉爐甘石煆酒碎五次一刃兒茶ワ三爲末麻油調敷立效
一方貝子ケ二鷄卵殼並燒研末搽之

又驗方　黃連栢各(二ク)　水片(一ク)　痒者加苦参(末八)　猪胆調焙(枯為末塗之)

一下疳濕瘡　人髮灰(一ク)　棗核(七ケ)　燒研洗貼

一大風癘疾眉髮脫落遍身頑痺　禹餘粮(三斤)　白礬(一斤)　青塩(一斤)　為末入礶子封固炭火煆之一日待冷研末埋土中三日取出每(一刄)八酒九蒸九晒(炒嘉胡麻末三刄和匀每服二ク荊芥湯下日三服)

一癘風有虫　硫黃為末大楓子油酒調飲

一方　黃栢(酒炒)　角刺(燒灰)　酒下服後愈白粥又服數劑虫下乃愈

一大風癩疾　苦参(五刄)　切細酒(三斗)　浸(一月每飲一合日三服不絶若覺痺即愈)

一大癩及熱毒風瘡　苦參去皮切晒研末一斤 枳殼麩

炒三月為末蜜丸每溫酒下三十丸日二夜一

一癩瘡大風　大黃煨一兩 角刺一兩 皂角一兩 為末每服一匕

空心溫酒下取出惡毒狀如魚腦 末下每服或下出如亂髮出盡乃服雄黃花蛇等藥

一大風癩疾諸惡候一方 蒼耳草五月五日或六月六日

五更帶露採取擣汁熬作錠子半斤 鱧魚一尾 剖開不去腸

入藥一錠 酒煮熟食之不過三五个即愈忌鹽百日

一腎臟風毒及心熱積熱皮膚生疥癩疼痒辰出黃水

及大風手足壞爛一切風疾等症　苦參三十一刄　芥穗十六刄
為末水糊丸如梧子每服三十丸茶湯下
一傳方　治大風癩瘡甚驗　用生姜二斤　白蜜一斤　絞姜汁入
蜜熬成膏酒下外用黑豆亂髮燒灰擦瘡上神效或齒髮脫
落口鼻斑爛極熱用角刺三斤燒灰酒蒸晒乾為末煎大黃
湯每五ク一辰時髮生肌肉潤甚效

折傷

一刀刃金鎗　石灰裹之定痛止血速愈瘡深不宜速合入活石傳之
一金鎗腸出　磁石活石各三刄為末米汁服一匕

一金鎗出血不止　磁石為末敷之　一刀斧金鎗
白礬黃丹等分為末傳之 一方 獨力皮忌鉄散末敷瘡處
一金鎗內漏　雄黃倣半豆大納之仍以五匁調小便服血化為水
一刀傷潰爛不生肌　寒水石一兩煆黃丹三匁為末洗敷甚者加龍骨兒茶各一匁
一金鎗血破腸出　急以油抹入煎人參枸杞汁淋之內食羊腎粥十日愈
一金刀傷損 一方 青蒿麻葉石灰等分五月五日搗和晒乾臨用為末摻之
一方 一白芨石羔煆等分為末摻之最能收口
一金刃不出入骨脉中　半夏白蘞等分為末酒服日

三匕二十日自出　一方用鼠腦搗如膏敷之

一金鎗困頓　蚯蚓糞爲末水服一匕日三　外以端下墨塗之

一金鎗并跌僕傷損　香爐灰掩之止血生肌

一方敷之　蘇葉　一方莢檮榊嚼敷之立止　一方青蒿搗敷之血止則愈

一中箭毒并矢鎗　白芷嚼末雄黃研敷之汁出愈

一木刺入肉及風入成腫　白芽根燒爲末和猪脂塗之

一高墜及木石所壓瘀血滯氣欲絶　黃土五斤蒸熱故

布作二包更護熨之勿大熱痛止則已

一杖傷腫痛　伏龍肝活石赤石脂大黄末茶湯洗淨貼之

一介傷面皮　粉錫調香油塗之

一諸折傷最能接骨續筋止痛活血　粉錫當歸各一

硼砂一半為末蘇木湯下每一　一打跌折骨離肉　白

芨為末酒服二　外以白牛前足蹄燒存性研末敷之

一墜落筋骨痛不止　玄胡索為末豆淋酒服二日二服

一折骨在肉中不出者　咀呉茱萸封之骨當腐出

一方用死鼠燒研末敷之　一墜折瘀血内攻　人尿服每日二盃

一金鎗出血不止　白芍（一月炒黄）為末酒或米汁服每二ツ外以蘇葉桑葉同搗[illegible]貼之

一馬咬成瘡　益母草搗細和醋蒸塗之

一人齒咬傷　用人尿以罈盛之將患指浸一夕即愈

如爛者用龜殼燒灰敷之無龜用鼈殼亦可

一箭頭入骨肉不出　以鵞管石為末撒在四圍自出

一諸刀傷臟肉筋骨　石羔（生肌）甘露石（生肉）（並火煅）鹿角霜（生筋收口）龍骨（接骨止痛）各混末平分隨症加減如有逼血以苷甡葉（煎飲已驗）

一生肌膏（驗方以下）石羔甘露石鹿角龍骨混末以鷄卵精

八野芋根三片共熓成膏調勻貼之即已

一治筋骨折傷身體痛息　丁香茴香桂枝甘草龍腦昜鷙昜執昜鼡狂胡椒梧桐皮各二ク為末醋調乘熱透之如折骨減丁腦昜鷙昜鼡狂用之

一治傷筋差骨　桂丁香茴烏臼皮黃栢皮生姜萸栴株萸杒昌昌蝇嫈炙汁　紋萸油紫萸欑萸金剛萸模血角欝金昜執昜鼡狂萸樓芄萸害生核契有肉腫去切昌葉加醋搗熱透

一接骨方　禹餘粮糯米爀糕鷄一隻搗爛入藥接于患處两片竹縛定

一治催礁出極效傳方　肝蜂蒸蘞青雀燒存性　栴皮經年口

合許清水取燒存性右二味平分混拱肝蛤研末取油和之隔水煎用溫覆上硨出

一治鎗劍極效驗方莫蘡詞萑昜壞樹二味加鹽少許搗爛

覆之如有重者內服蒼朮茯苓芥穗炒黑

一治刀傷傳方以萸椥搗爛包在十指夾縫在痛邊不可

近內肉　一方以萸藻搗爛入鹽少許敷患處

一治刀杖牛角傷　慈襖紫蘇多𦯶工榛猱招紫各味

細切搗爛左邊傷包在右邊指甲右邊傷亦然再以清

水和入各味探濃去滓加砂糖調服

一洗藥用水一味多與蜂蝋弁油紙封同入土堝內文火熇少辰取出先取莫亢熇後消冷洗痛處外以海棠葉裹之

湯火傷

一湯火灼傷一方黃土白礬為末醋調塗之止痛

一方一大黃甘草磨蜜塗之神效不惟止痛又能絕瘢

一油傷火灼痛甚　石羔為末調白蜜塗之

一湯火灼傷腫痛　白芨石灰為末調油塗之

一火燒悶絕不省人事　新人尿頓服數斤外照前方塗之

一湯火灼痛掀赤潰爛能生肌血振熱止痛　當歸一兩

八麻油四两煎焦去滓納蠟一两搗成膏貼之

厥逆　一瘀厥氣絶心頭尚温　千年石灰一合水煎滾去前水再八一盃煎滾澄灌之少頃痰下自愈

一嘔逆厥逆內有塞痰　半夏一斤洗焙研小麥麵一斤水和丸熱湯吞連盡未减再作

救急　一五絶急病自縊墻壓溺水魅壓産乳　半夏爲末丸如豆大納鼻中心温者一日尚活

一脫陽危症凡人大吐大瀉之後四肢厥逆不省人事或與女子交後小腹腰外腎縮入冷汗厥逆　白葱燋熱熨臍後以二七莖擂爛取汁加酒灌之陽氣自回

一人落水死　以鹽凭卧之後足放高用鹽擦臍中待水自出勿倒持水出又以石灰裹而納下部水出盡自活

一溺水者卒死一宿者尚可治　皂角為末紙包納下部須臾水出即活

一自縊將絶者　皂角為末吹入鼻中又以鷄血塗喉中即生

一卒自縊死　藍汁灌之

卒噤失音

一口卒噤瘖及卒忤停尸　附子為末吹入鼻中

一肺熱聲啞　人參二戔訶子一戔為末含嚥

一卒噤不語　人乳半合好酒半戔和服

一卒然失音　大豆豉煯汁加入姜酒服

一失音不語　人乳竹瀝各二合溫服

一驚氣失音　蜜佗僧為末茶調一匕服

一治久失音　驗方甘草桔梗烏梅五倍子水煎服

中惡

一鬼疰狂邪惡毒妄語　半天河水即屋頭檐槽与飲勿令知

一卒中惡氣　伏龍肝為末水服取吐又以韮汁灌鼻中

一客忤中惡此病多於道間門外得之令人腹痛如鼓氣冲脹滿

金墨ㄱ二水磨服　一方黃丹一匕蜜和灌之

一鬼打鬼疰　鉄落即鏢卿炒熱投酒中加食塩少許和飲

一卒中邪祟　雄黄末吹入鼻中又以菖蒲根搗汁合之

一卒中五尸　蒺藜子搗末蜜丸每服二丸日三

一尸疰中悪乃近死尸悪氣入腹終身不愈　一方亂髪如鷄子大燒研同杏仁蜜丸温酒下卅丸

一卒忤不言　珍珠即蜍号為末鷄冠血丸如豆大以三四粒入口中

一中悪腹痛　釜臍墨一ク塩一ク研匀熱水調下

一中悪心痛煩熱　苦参三月苦酒一斤煮三合分二服

一中悪心痛怯寒　呉茱五合酒三斤煮分三服

一鬼擊腹中煩悶欲絶　雄黄酒和服一ワ日三服化惡爲水也

一鬼擊中惡卒然脇痛如刀刺不可按或吐血或衄血或下血　爇艾如鷄子三枚水煎頓服

一彩户鬼擊心腹痛脹便秘　巴豆二枚去皮炒杏仁二ヶ去皮炒帛包槌碎熱湯調絞取汁服之

一卧忽不寤　一方勿以火照但痛嚙母指甲際而唾其面取韮搗汁吹入鼻中即活冬月用根一方皂角爲末刀圭歆之能起死人

一鬼寐暴絶　伏龍肝百草霜爲末和水灌二ワ并吹入鼻

一人卒暴死　女青鉢萎搗取屑一匁入咽中以酒或水灌送下　一鬼擊卒死　醋少許入鼻中　一驚怖卒死溫酒灌之即醒　一狂言亂語　蝦蟇燒末酒服每一匕日三服

一中惡不醒　令人尿其面即醒

邪祟　一治邪祟并除開殺　用新墓土一塊作丸如麻子每朔望窨許入青蕉葉使兒吞勿令母知週十二歲無虞矣

一女人邪病或與邪物交通獨言獨笑悲思恍惚者雄黃一兩松脂二兩溶化加虎骨末三匁丸如碑子燒于籠中

令女坐其上以被蓋之露首出不過三劑自斷仍以人
參五味雄黃防風等末每旦服匕一井花水下
一辟邪魅法　雄黃帶頭上或丸如棗子繫在腋下
一家有邪氣者　雄黃ㄅ二和水一盃以東南桃枝呪灑滿屋勿令婦女知即施
一治有生無養　先用百糞晒乾百骨百刺入砂塌水
猪以蕉葉謹封置門中往過三次以此水沐浴洗衣服後
有胎三月取水蛭咬牛身炙上取血白紙浸之以黃狗
血黃蟮血鼈甲血等血合糯米炒末和丸每日二丸係

婦人飲食中竊放勿令知之至産辰割取胎衣一片如
黑豆綫包竊許婦人吞下又取胎衣苦楝木三段置胞
衣上粗穰密覆火燒存性取胞為末入神硃雄黃諸骨
燒又鱉刺燒灰糯米炒末同风如麻子每朔望母子各
服一风每沐浴辰用一风和水每清晨洗面母子用一风以尽便這
一法带藥除輪廻　以前等血及諸骨鱉刺等灰合硃
神雄并天打骨用黃道日辰製作此藥糊风如大指許母带之男左女右

怪病

一魑魅異病凡人自覺本形作两人並行並坐並卧不辨真假

一方 人參茯神神砂水煎日飲真者氣爽假者自化

一方云 一方 肝虛邪襲魂不歸舍用人參龍齒赤茯各一ク水煎

調硃砂ク一臨臥服三夜好

一五尸痓病發則痛無常昏眩沉重纏結臟腑上沖心脇即身

中尸鬼接引為害 雄黃大蒜各一月杵末丸如彈子熱酒服每丸一

一筋肉化虫如蝌走于皮肉作聲如兒啼為筋肉之化

雄黃雷丸各一月為末敷猪肉上炙熱食盡自安

一虫出怔病臨臥渾身虫出約至五斤隨至血肉俱壞每宿漸成痛痒難言惟喫水臥床晝夜号

哭舌突出血不止身齒俱黑神動鼻閉食鹽研末醋湯送下

一鼻中毛出晝夜可長一二尺漸漸粗圓如繩痛不可忍此因食羊猪血過多所致此症雖摘去復生硇砂乳香各一兩為末飯丸臨卧每服十丸水下自落

一熱毒發癥怪症其人赤眼鼻張大喘渾身出癥毛髮如針硬乃熱毒結下焦。白礬滑石各一兩為末作一服水煎服盡即安

一臍中怪病腹中如鐵石臍中出水旋變作虫行遶身作痒難忍撥掃不盡蒼朮煎湯浴之又以蒼朮為末入麝香少許調服

一足疔怪異兩足心凸動歷上生黑豆瘡塊如疔脛骨生碎孔髓溢出身發寒顫思惟飲酒此所胃令熟大附為末傳之內服韮子湯

一渾身燎炮如棠梨花狀每个出水有石一片如甲指大其泡復生摟盡臟肉即不可治京三稜蓬莪朮各五月為末分三服酒調連進

一腹中虛冷不能食輒不消瘦弱生病兼治好食生米蒼朮一斤麵一斤炒為末蜜凡米汁下每三十凡如太冷加乾姜二月腹痛加白芍一月炒黃芩半月桂枝二分每服一月溫水湯下如脉弦頭疼去白芍加防風二月

一聞雷即昏小児多有此症不省人事此氣怯也
人參當歸麥門各二分五味五分煎熬成膏每服数匕化下白湯
一夜多惡夢通霄不寐　神砂入囊帶之旬日見驗
一病哭不休此神有餘哭不休神心火也火得尻則稍哭之象也食塩煆赤入
河水煎沸飲之探吐熱即愈
一牙齒日長漸至難食名曰髓溢病　白术煎湯頻飲即愈
一應聲虫腸中物作聲隨人言語　藍汁一盞分五服
一手足凍裂欲死者　附子去皮為末粥調塗之

一黑疸危疾　瓜蔞根一斤擣汁頓服黃水從小便出如不出再服

一女子月事退出皆禽獸狀形欲來傷人
先將綿塞陰戶乃服没藥末一兩白湯化下

一諸瘡胬肉如蛇出數寸者硫黃一兩爲末敷之即縮

蟲病

一寸白蛇蟲　粉錫炒燥爲末一匕入肉中空心服食
又驗方　樗杌去皮炒黃入醴水勿飯先以臓肉食之後服藥蟲盡出

一蛇蟲攻心刺痛吐清水　龍胆一兩去蘆水煎隔夜勿食平旦服之

一大白痳蟲　東引石榴根一把水煎入蜂房燒存性酒火許服蟲盡死下食粥補之

一白痴虫小者　馬齒莧水煎一盞和鹽醋空心服

一消虫妙方　綠礬（即青礬）　蒼朮（各二兩炒 如氣脹加木香香附 血脹加紅曲神曲五分 四物湯下）

蟲獸毒傷

一狂犬傷　一方芫苦葶水熖雄黃點入飲之內用半天水長流水（三岐土又天土浸混一以生犬肝浸藥煨食之）　一方桃樹白皮一把（水煎服以紫蘇葉細嚼傅之）

一方一蝦蟆生爛入鼠糞燒末蚯蚓糞末傅之出毛神效

一惡犬咬傷　一方鹽湯洗痛處萆麻子五十粒（去殼擣井水研膏貼）

一方一虎骨磨服之以牛糞熱封（若腫先納頭垢少許後封牛糞　一方乾人屎封之）

一蛇虺傷　白芷為末麥冬湯下外以紫蘇葉嚼之（末傅）

一驗方鶴虱雄黄平分研酒服其滓塗患處甚妙

一蛇虺傷成腫痛木香煎服外以人耳垢蚯蚓糞和塗之黄水尽自愈

一蜈蚣螫傷　一方畫地作王字内取土摻之

一方蚯蚓泥塗之　一方人參香附口嚼塗之

一蜂蟻叮螫　反手取地上土醋調傅之　一方牛糞燒灰酒和敷之

一誤呑馬蝗　田中泥和酒服當剌出

一毒蛇射土沙虫等傷人口噤手足目黒由毒入腹

白礬甘草等末冷水服二ㄱ　一壁鏡毒人即死　內飲白礬甘草末外以白礬研塗之

一切諸獸蟲毒　明礬雄黃等分端午日研末黃蠟化丸辰服念藥王菩薩七遍送下七丸神效先以小便洗去血次以齒垢封之

一蜘蛛及蛇蝎咬毒　貝母末半両酒調服良久水出尽以貝母研塞瘡口甚妙

一熊虎傷毒　一方生鐵煯洗之白礬為末納入瘡之止痛尤妙　一方地榆三七煯汁或研末米泔服三ク又嚼塗之兼治蛇咬

一虎傷成瘡　生葛煯水洗之仍擣末取汁服之

一虎咬重傷　韭擣汁飲之仍塗于痛處

一狂犬咬驚動症　蜈蚣取四足燒童貞髮二十件燒存性為末眉茄獨藥紫半ク為末生龍糞鹿角並末和粥食再服

補藥神殊柴苓夏參草梗鬼見愁紅花蘇木水煎服

一風犬咬不拘已發未發神效（傳方以下）一方取生果蒲凡皮搗細篸凡以白絨包外吞之極神（一方取蒲凡果皂角果火煆存炭研末和清水飲之）

一治石祟咬神效（一方）取車吊心垢敷之咬處（或蘇糟昌蒲細敷咬处）

一治蛇咬　萸鞋蝶萸油賣（二味平分）搗爛入清（水爐過服存津隨敷痛处）

一治蛭所在　萸萎妙飲之　一治虫牙極效　萸辔顛乔枝清水煎（一鉢五分火）取加盐許溫含之冷吐之（如此三者即愈）

行簡珍需尧卷終　清義奉書

9.58
R.1109

新鐫海上醫宗醫方心領全帙目卷五十八

黎氏海上懶翁纂輯
陽江安登武浩氣軒述

小引　醫家之有方，猶兵家之有陣。蓋逆從反正，方之用也；奇正分合，陣之勢也。藥無陰陽氣味，雜亂難成，所向之功；兵無節制，萬人異心，則充一人之用。醫方兵陣，其可缺一乎哉！徵之古人，素問無方，伊尹始有湯液，至於漢世，名賢迭出，方法繁興，然有此病則立此方，是亦因辰制宜不可例此而指擬也何者方者倣也况古後不同處方有别又老少異境貴賤異途強弱異稟豈可以一定之成方而強合无涯之病狀故症有因病延方亦不執方而治療之法其中變化无窮不得於毫厘自有千里之失故余醫治常稱合藥之合衆味而能相須建功者以其多而不乱或從陰從陽用氣用血力專於一佐使得宜方爲我用又採百家諸方例爲一集顔之曰區方日卷欲使學者知方爲倣不可印定之而不移

治療辰惟以虚寔補瀉爲提綱立桂方特爲間架耳庶
幾得因病處方之旨歟是引

方目 設二百三十四方

參附理中湯一　二朮湯二
清心蓮子丸三　收汗生陽湯四　參附湯五
香芎湯六　當歸芍藥湯七　麥味地黄湯八
伏龍肝散九　人參理中湯十　八味逍遥散十一
定心湯十二　枳殻湯十三　除濕湯十四
桂枝加附子湯十五　泥香丸十六　清脾飲十七

加味地黄丸百五九　小柴胡加生地黄湯百六十
古芩朮湯百六一　千金鯉魚湯百六二　全生白朮散百六三
仙天藤散百六四　附子湯百六五　地黄當歸湯百六六
千金方百六七　金匱當歸散百六八　三補丸百六九
古膠艾湯百七十　長胎白朮丸百七一　芎歸補中湯百七二
膠艾四物湯百七三　五淋散百七四　烏腥散百七五
勾藤湯百七六　小續命湯百七七　黑羊角湯百七八
芎滑散百七九　羌活冲和湯百八十　人參養胃湯百八一　勝金丹百八一

目次終

參附理中湯 一 人參　白朮　乾姜各二ㄱ　甘草一ㄱ半　附子一ㄱ

二朮湯 二 白朮　蒼朮各二ㄱ　石羔　白芍　黃芩　南星
陳皮各一ㄱ　薄荷七ㄱ　水煎如作丸神粬糊丸砂糖水下

清心蓮子丸 三 蓮子　赤伏苓　人參　黃芪各七分半
黃芩　甘草　車前　麥門　地骨各五分　如洪熱水煎溫服

收汗生陽湯 四 洋參三ㄱ　黃芪三ㄱ　當歸二ㄱ　乾姜一ㄱ　五味一ㄱ

棗仁ㄱ二 白朮ㄱ二 白苓一ㄱ半 附製ㄱ一 炙草五分 水煎温服

參附湯 五 人參ㄱ五 附子ㄱ三 姜煎服

香芎湯 六 川芎 白朮各二ㄱ 香附五分 甘草三分 生姜五片。細茶少許水煎温服

當歸芍藥湯 七 當歸 白芍各一月 甘草五分 水煎温服

麥味地黃湯 八 熟地ㄱ三 懷山ㄱ三 山茱ㄱ二 牡丹ㄱ二 澤瀉ㄱ一
白苓ㄱ二 麥門ㄱ一 五味五分 水煎服

伏龍肝散 九 伏龍肝六分 艾葉 川芎各一ㄱ二分 赤石脂 麥門各五分
乾姜 當歸各三分 肉桂 甘草 熟地各二分 水煎温服

人參理中湯十　即理中倍人參

八味逍遙散十一　當歸白芍白苓白朮柴胡甘草各一ㄱ

牡丹山梔七分　水煎服

定心湯十二　石菖蒲甘菊花杞子各五ㄱ　硼砂二ㄱ　遠志一ㄱ

麥門一月　為末蜜丸如梧子大每三十丸燕水下

只朮湯十三　只寔白朮各等分荷葉少許水煎服

除濕湯十四　藿香蒼朮厚樸半夏各六分　陳皮白朮白苓各四分

甘草二分　姜棗煎服

桂枝加附子湯 十五 桂枝附子各二匁 白芍一匁 甘草一匁 姜棗煎服

沉香丸 十六 沉香石膏活石王不留行當歸各五匁 葵子 白芍各三匁 甘草橘皮各一匁 為末每二匁 大麥煎調服

清脾飲 十七 柴胡半夏黄芩白蕪白朮白苓厚樸 青皮等分 姜棗煎服

清心涼血湯 十八 生地二匁 黄連一匁 當歸三匁 蓮肉二匁 黄芩一匁半 地骨一匁 黄芪二匁 水煎温服

朮附湯 十九 白朮三匁 附子二匁 甘草一匁 姜三片 棗二枚 水煎温服

黄連瀉心湯 二十 用黄連為末 水調二三分 量病人大小與之

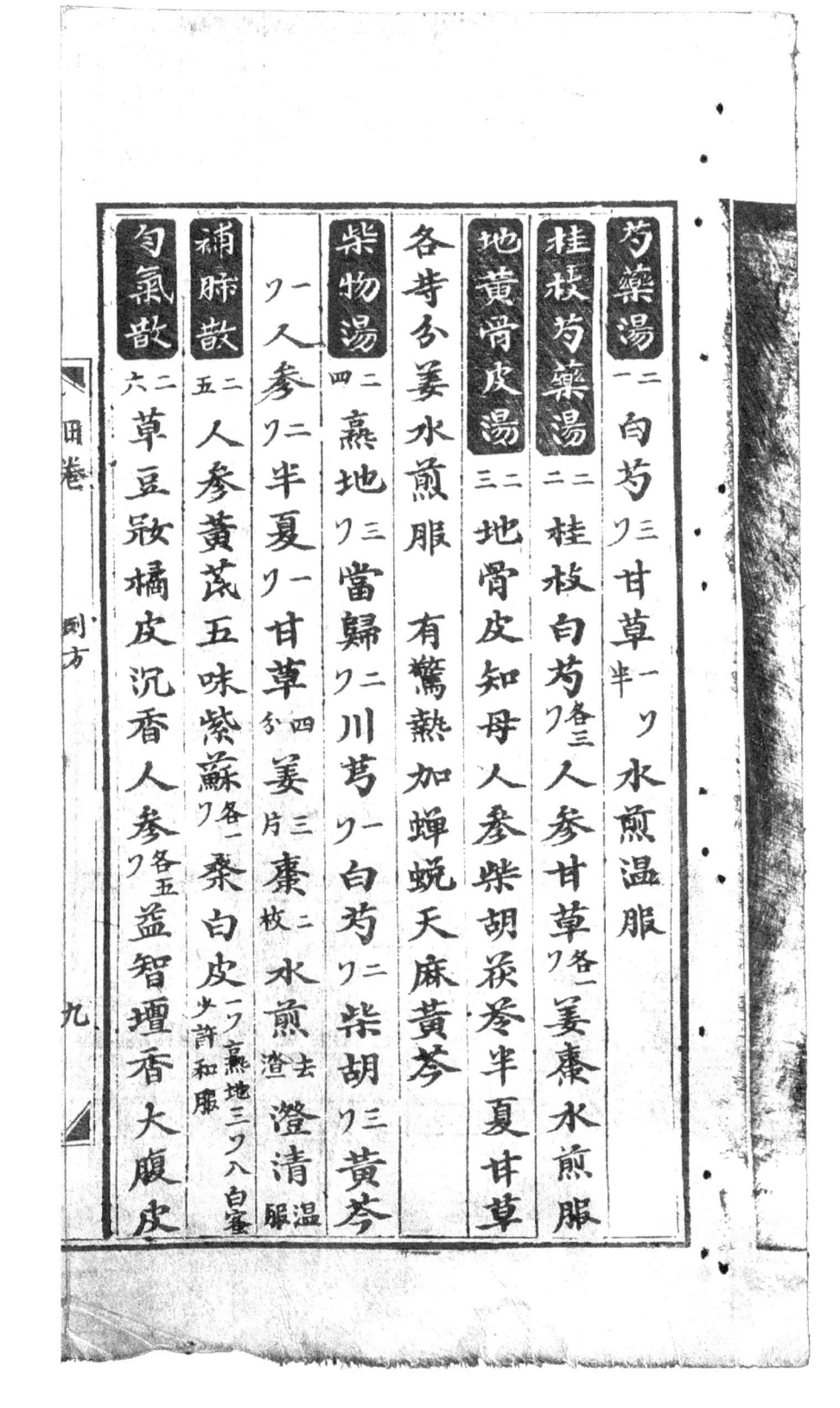

芍藥湯 二一 白芍フ三 甘草一フ半 水煎温服

桂枝芍藥湯 二二 桂枝 白芍各三フ 人參 甘草各一フ 姜棗 水煎服

地黃骨皮湯 二三 地骨皮 知母 人參 柴胡 茯苓 半夏 甘草

各等分 姜水煎服 有驚熱加蟬蛻天麻黃芩

柴物湯 二四 熟地三フ 當歸二フ 川芎一フ 白芍二フ 柴胡三フ 黃芩

一フ 人參二フ 半夏一フ 甘草四分 姜三片 棗二枚 水煎去滓 澄清温服

補脾散 二五 人參 黃芪 五味 紫蘇各一フ 桑白皮一フ 熟地三フ八 白蜜少許和服

匀氣散 二六 草豆蔻 橘皮 沉香 人參各五フ 益智 壇香 大腹皮

各一月爲末淡姜湯下

四苓散 二七 猪苓ㇷ二 澤瀉ㇷ一 茯苓ㇷ三 白朮ㇷ三 水煎温服

生姜半夏湯 二八 半夏ㇷ五 水一盞煎至半盞 入生姜汁半盞調勻服之

五苓散 二九 即四苓加肉桂五分 每二ㇷ白湯調服

半夏丸 三十 半夏用香油炒爲末粥丸梧子大 每三五丸姜湯下

止痛丸 三一 姜活一月 郁李仁一月半 大黄ㇷ八 檳榔 木香 桂心 川芎ㇷ各五 爲末蜜丸如梧子大 每三十丸空心白湯下

橘皮半夏湯 三二 人參ㇷ三 陳皮ㇷ五 甘草ㇷ一 半夏二ㇷ 竹茹一團 水煎温服

導赤散 三三 生地木通甘草各等分竹葉十四枚 水煎温服

平胃散 三四 蒼朮四ㇷ 陳皮三ㇷ 厚朴三ㇷ 甘草一ㇷ 水煎温服

附子四逆湯 三五 乾姜五ㇷ 生附子一ㇷ半 甘草一月 水煎温服

涼膈散 三六 連翹一ㇷ 大黄黄芩竹葉薄荷各五分 朴硝二分半
甘草一ㇷ半 水煎八蜜少許調服

小柴胡湯 三七 柴胡三ㇷ 黄芩二ㇷ 人参一ㇷ 半夏一ㇷ 甘草四分
姜三片 棗二枚 水煎去滓澄清温服

大柴胡湯 三八 柴胡三ㇷ 黄芩白芍只殻各一ㇷ 半夏一ㇷ半 甘草四分

大黃三ワ壯実者倍之怯弱者減之姜三片棗二枚水煎臨服入大黃煎二沸

橘皮丸三九 陳皮十五月當歸丹蘇蓯蓉呉茱厚朴肉桂陽起石巴戟石斛附子兎絲牛膝鹿茸杜仲乾姜各三月為末用酒五斤於磁器入橘皮末煎熬如錫却將諸末入内攪勻仍入石臼内搗丸梧子大每三十丸空心温酒塩湯送下

理中湯四十 人參三ワ白朮二ワ炮姜一ワ炙草五分水煎温服

附子理中湯四一 見前加附子一ワ

小建中湯四二 白芍五ワ甘草二ワ肉桂三ワ飴糖半盞姜五片

棗四枚水煎去滓入飴糖温服

建中湯 四三 各人參建中湯　又名黄芪建中湯

五膈寬中湯 四四 青皮陳皮丁香砂仁各四分厚樸香附

甘草各一ㄱ半 木香五分 白豆冦三分 加南星半夏二分 為末每二ㄱ姜盞煎湯温服

參蘇飲 四五 人參紫蘇前胡乾葛半夏茯苓木香各七分 陳皮

桔梗只殻各五分 姜三片 棗二枚 煎服

獨參湯 四六 人參二月 棗煎温服

生脉湯 四七 人參五味各三ㄱ 麥門二ㄱ 水煎服

瀉肺飲 四八 桑白皮地骨皮甘草各寺分淡竹葉二十片燈心煎服

補心湯 四九 人參白茯苓煎胡半夏川芎各三分陳皮只殼紫蘇桔梗乾姜甘草各五ㄱ當歸白芍各一月熟地一月半每四ㄱ服姜棗煎

温心湯 五十

温肝湯 五一 熟地白苓菊花細辛各一ㄱ八分白芍二ㄱ七分栢子仁防風甘草各九分柴胡三ㄱ六分水煎服

煖肝湯 五二 當歸杞子三ㄱ白苓二ㄱ小回肉桂烏藥沉香各二ㄱ

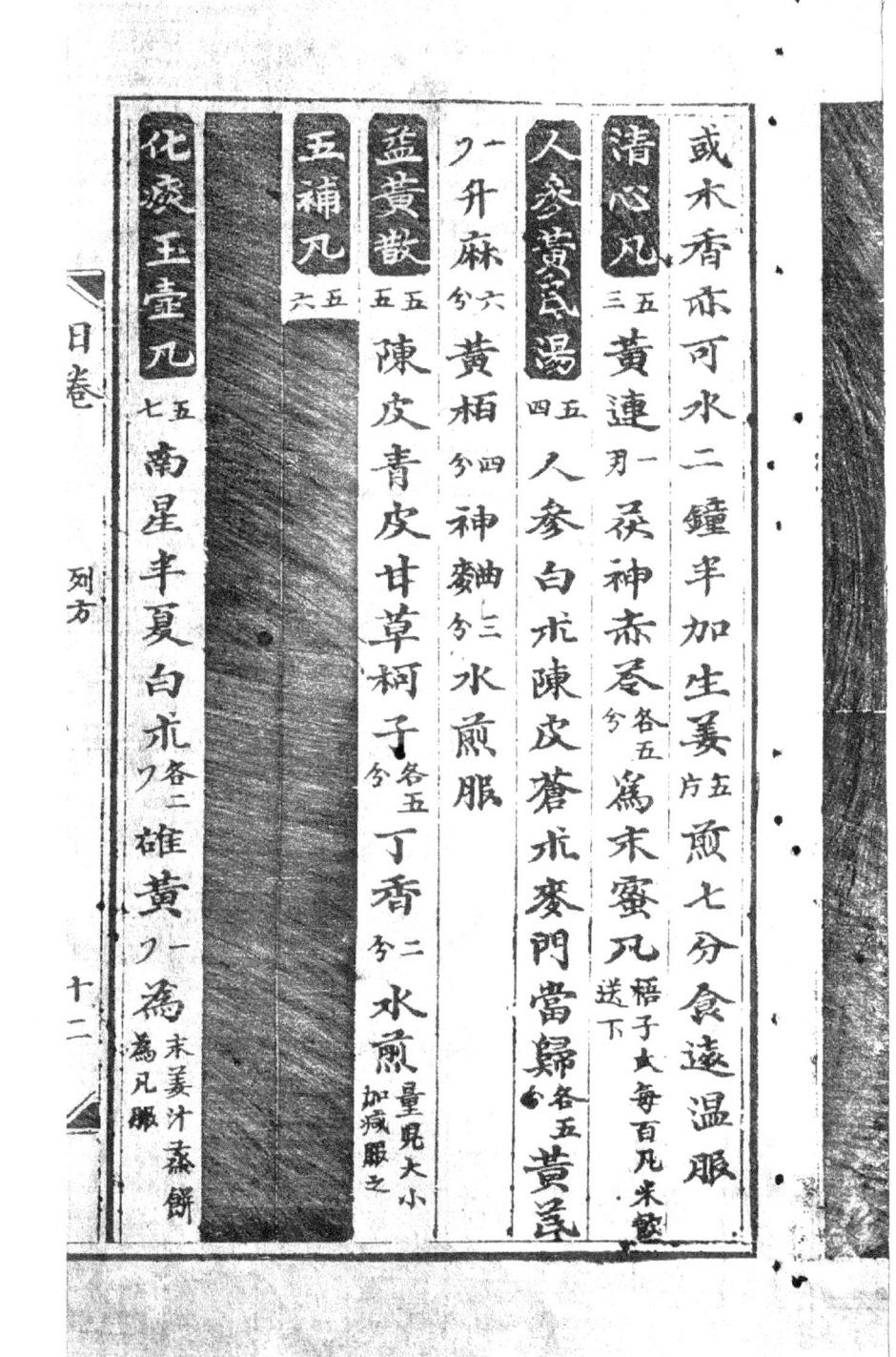

或木香亦可水二鍾半加生姜五片煎七分食遠温服

清心丸 五三 黃連一刄 茯神 赤苓各五分 為末蜜丸梧子大每百丸米飲送下

人參黃芪湯 五四 人參 白朮 陳皮 蒼朮 麥門 當歸各五 黃芪一刄 升麻六分 黃栢四分 神麯三分 水煎服

益黃散 五五 陳皮 青皮 甘草 柯子各五分 丁香二分 水煎量兒大小加減服之

五補丸 五六

化痰玉壺丸 五七 南星 半夏 白朮各二刄 雄黃一刄 為末姜汁蒸餅為丸服

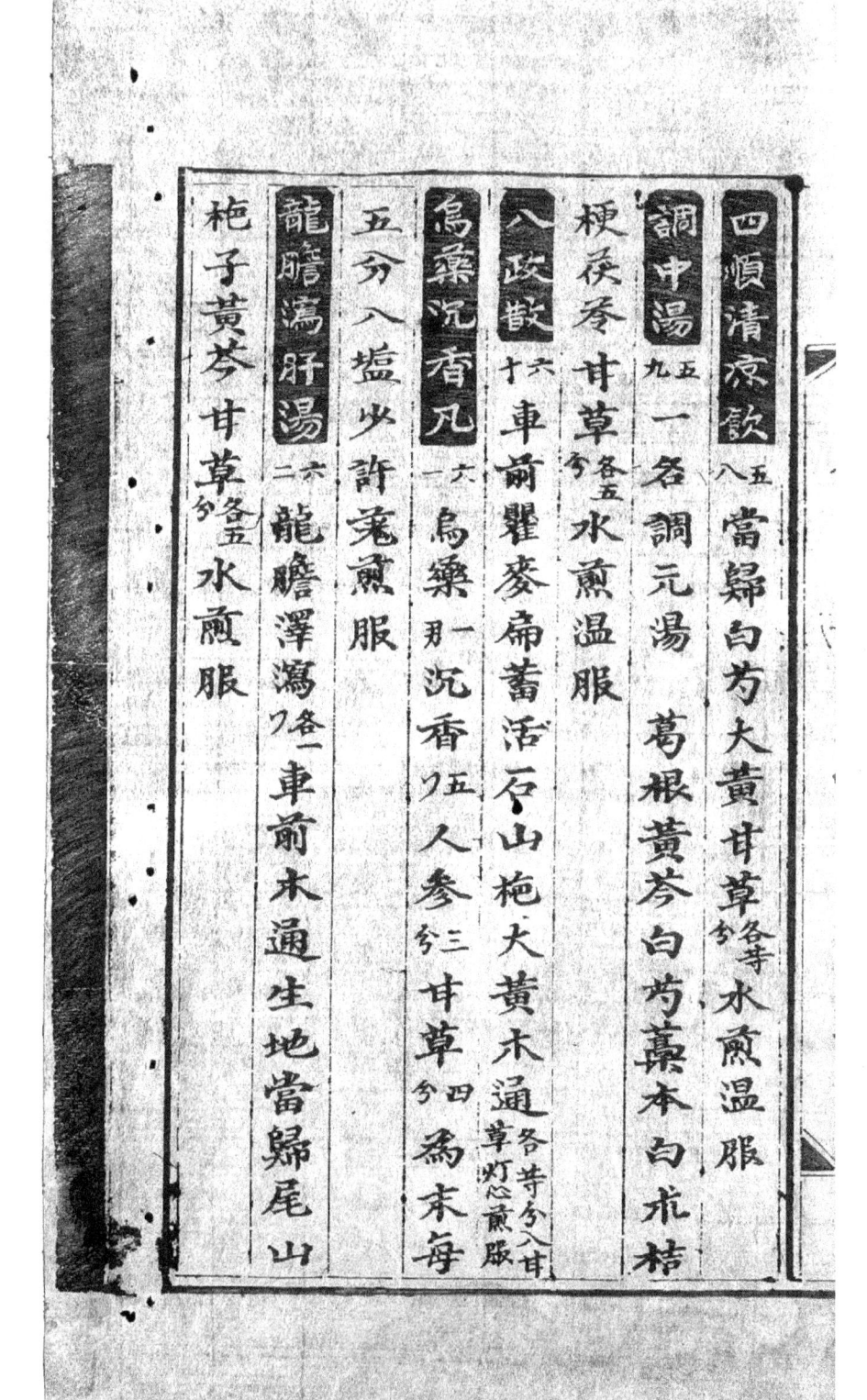

四順清凉飲 五八 當歸 白芍 大黄 甘草各等分 水煎温服

調中湯 五九 一名調元湯 葛根 黄芩 白芍 藁本 白朮 桔梗 茯苓 甘草各五分 水煎温服

八政散 六十 車前 瞿麥 萹蓄 滑石 山梔 大黄 木通各等分 入甘草、灯心煎服

烏藥沉香丸 六一 烏藥一兩 沉香五刀 人參三分 甘草四分 爲末，每五分入塩少許，湯煎服

龍膽瀉肝湯 六二 龍膽 澤瀉各一刀 車前 木通 生地 當歸尾 山梔子 黄芩 甘草各五分 水煎服

桂附理中湯 六三 即理中加桂附

甘結湯 六四 甘草一ク 桔梗五ク 水一盞半煎至一盞日進三服

澤瀉散 六五 澤瀉 赤茯苓 枳殼 猪苓 木通 檳榔 黑牽牛各等分 為末每服二ク生姜葱白煎湯調服

膈氣散 六六

温白丸 六七 皂角 巴霜 厚樸 吳茱 紫蘇 黃連各五ク 白茯苓 人參 蜀椒 肉桂 乾姜 柴胡 桔梗 菖蒲各一月 川烏一月半 蜜丸梧

子大每五丸姜湯下

五君子湯 六八 人参ㇷ四 白朮ㇷ三 白苓ㇷ二 條草五分 陳皮一ㇷ 水煎服

四物湯 六九 白芍二ㇷ半 當歸ㇷ二 熟地二ㇷ半 川芎ㇷ二 水煎服

龍骨丸 七十 [redacted]

四白湯 七一 白朮 白芍 白苓 扁豆 人参 黄芪ㇷ各一 甘草五分 姜棗煎服

四逆湯 七二 乾姜ㇷ五 附子二ㇷ半 甘草ㇷ一 水煎服

調胃承氣湯 七三 大黄ㇷ四 芒硝ㇷ三 甘草ㇷ一 水煎服

小承氣湯 七四 大黃五ㄋ 厚樸 只实各二ㄋ 水煎服

大承氣湯 七五 大黃 厚樸 芒硝 只实各二ㄋ半 水一盞先煎減三分下大黃煎二三沸去滓下芒硝煎一二沸温服

桃仁承氣湯 七六 大黃四ㄋ 桃仁三ㄋ 桂枝 硝芒各二ㄋ 甘草一ㄋ 水煎服

蜜導法 七七 用白蜜半盞於銅鍋內微火熬滴水不散入皂角末二ㄋ 攪匀捻成一小棗長寸許兩頭銳蘸香油推入糓道中大便卽急而卽去如不通再易一條外以布掩肛門須忍待糞出

兩儀膏 七八 人參半斤或四两 熟地一斤 右二味用好甜水或長流水十五碗浸一宿以桑柴文武火煎取濃汁若味有未盡再用水數碗煎取汁并熬稍濃乃入磁器重湯熬成膏入真白蜜四两或半斤收之每以白湯溫服

金露膏 七九 先將蜜六两溶化下黃丹一两長流水四盞用嫩柳枝七六枚攪勻以下蕤仁末一两候滾十數沸又下黃連末五ㄱ不住手攪熬至二盞七八分紙絹濾過收之

胃關煎 八十 熟地五ㄱ 山藥二ㄱ 扁豆二ㄱ 炙草一ㄱ 乾姜二ㄱ 吳茱

製七分白朮三ㄅ水二鍾煎七分食遠温服

加味逍遙飲一八白芍白朮各一ㄅ白苓麥門生地各六分甘草桔梗各二分地骨當歸各八分山梔黃栢各三分水煎温服

附子理陰湯二八熟地當歸各三ㄅ炙草一ㄅ乾姜二ㄅ或加肉桂附子各一ㄅ水二盞煎七分熱服

六味回陽飲三八人參二月或三月附子二三ㄅ炮姜三ㄅ炙草一ㄅ熟地五ㄅ或一月當歸三ㄅ如泄瀉者或血動者以冬白朮易之水二鍾武火煎七分温服

三黃石羔湯 八四 黃芩黃連黃栢山梔各二ㄱ麻黃一ㄱ半自汗者
去之石羔五ㄱ香豉二ㄱ水煎溫服

白虎湯 八五 知母二ㄱ石羔五ㄱ甘草六ㄱ粳米小半合水煎溫服

單香附丸 八六 香附一斤用米泔浸一宿晒乾又以米醋於
砂鍋內同煎旋添煮以極透爛爲度取焙爲末醋糊丸
梧子大每服五十丸米飲淡醋湯送下

黃芩芍藥湯 八七 黃芩三ㄱ白芍二ㄱ甘草五分棗二枚煎服

五積散 八八 白芷川芎白芍甘草白苓當歸肉桂各三分陳皮

麻黄各六分 厚樸 乾姜各四分 桔梗一分半 只殼五分 半夏二刀 蒼术七分半 姜棗煎服

分心氣飲 八九 木通 官桂 赤芍 茯苓 半夏 甘草 姜活 桑白皮 大腹皮 青皮各五分 紫蘇二分 姜葱燈心煎服

小調經湯 九十 當歸 赤芍 桂心各一刃 沒藥 琥珀 甘草各一刀 細辛 麝香各五分 為末酒八 姜汁調服五分

単大黄膏 九一 錦文大黄四刃 浸酒焙乾為末用醋一碗熬成膏 丸如鷄子大每一丸臨卧熱酒化下

単蒼术膏 九二 蒼术二三斤 切細八砂鍋内煔每一次只煔四刃半

用水量鍋大小煮極濃去渣又加蒼朮煮之不但煮成

一鍋方纔加水雖初煎之辰如水捏一寸即加一寸末

後一鍋盡其蒼朮矣却不加水用絹濾過再熬成膏或加蜜四斤每空心服

二陳湯 九三 陳皮二ㄱ 半夏一ㄱ 白苓八分 甘草四分 生姜三片 水煎温服

導痰湯 九四 白苓 南星 只實各二分 半夏一ソ 陳皮 黃芩 蒼朮 黃連 依屢各五分 桔梗四分 人參三分 甘草二分 姜三片 棗二枚 水煎臨服入竹瀝姜汁調下

加味養榮湯 九五 當歸 熟地 白朮各二月 白芍 川芎 黃芩 香附

各一月半陳皮貝母麥門白苓各一月阿膠七ㄅ甘草五ㄅ黑丑炒去皮四十九粒爲末蜜丸梧子大每七八九十丸塩湯温酒送下

當歸湯九六白朮五ㄅ黄芩山茱當歸川芎白芍各一月每二ㄅ空心酒下日三服

調經散九七當歸二ㄅ半麥門二ㄅ呉茱肉桂各五分人參半夏白芍川芎牡丹各一ㄅ阿膠甘草各七分半姜煎服

单丹參散九八丹參爲末每二ㄅ酒調服

毿仁散九九桃仁甘草半夏澤蘭葉牛膝當歸桂心牡丹人參蒲黄川芎各五ㄅ赤芍生地各一ㄅ姜煎服

牛膝散百一 牛膝萆薢杜仲蓯蓉兎絲防風胡蘆芭補骨脂蒺藜各一兩 肉桂五ク 酒煮猪腰子為丸梧子大每五十丸空心酒下

失笑散百一 蒲黃五靈脂各等分 為末每二ク先以醋調成膏入水一盞空心熱服

固經丸百二 黃芩白芍龜板各一兩 椿根皮七ク 黃栢三ク 香附二ク 醋糊丸如梧子大每五十丸酒下

芎歸湯百三 川芎當歸各二ク 水煎入酒温服

大温經湯百四 阿膠白芍川芎當歸人參肉桂呉茱甘草

各二ノ半夏二分半麥門五分姜煎温服

萬應丸 百五 檳榔五ノ大黄八月黑豆四月爲末用皂角十錠苦楝根皮一握煎汁熬膏爲丸梧子大先将沉香爲衣後用雷丸木香爲衣每三丸四更砂糖送下

小烏雞丸 百六 吳茱萸良姜白姜當歸白芍玄胡故紙川淑陳皮青皮刘寄奴生地義朮川芎各一月荷葉灰四月扎艾二月爲末用烏鷄肉熖爛爲丸服

紅花當歸散 百二七 紅花白芷肉桂各一分半當歸牛膝紫葳蘇木甘

草各二分 刘寄奴二分 赤芍九分 為末每二ㄉ熱酒服

紫葳散 百八 紫葳肉桂赤芍玄胡白芷牡丹當歸刘寄奴各芋分 水二酒一八紅花少許煎服

柴胡抑肝湯 百九 柴胡二ㄉ半 赤芍牡丹各一ㄉ半 青皮二ㄉ 連翹生地各五分 地骨香附蒼朮山梔各一ㄉ 川芎七分 甘草二分 神麯八分 空心臨卧水煎服

越麯丸 百十 蒼朮神麯川芎山梔香附各芋分 為末水丸菉豆大温湯下

濟生歸脾湯 百十一 人參三ㄉ 白朮茯神各二ㄉ 龍眼棗仁各二ㄉ 遠志

一ㄅ獨歸黃芪各二ㄅ木香少許炙草一分姜棗煎服

烏賊丸 百十二 烏賊魚骨四月藺茹一月為末雀卵清丸小豆大每五十丸至十丸鮑魚煎湯下

栢子仁湯 百十三 栢子仁二月人參白朮半夏牡礪五味麻黃根各一月麥麩五ㄅ棗肉丸米湯下

烏鷄骨丸 百十四 人參甘草蓯蓉破固小茴各一月白朮當歸丹參川芎白茯苓各一月香附四月砂仁四ㄅ酒調神麯糊丸每服五十丸酒下

芩心丸 百十五 條芩二月用醋浸一日炙乾又浸又炙如此七

次爲末醋糊丸七十丸温酒下

十灰丸百十六 大薊小薊栢葉薄荷茅根茴香根大黄山梔牡丹棕皮各一刄俱焼存性爲末用藕汁或蘿葍汁磨京墨調服

備金散百十七 香附四刄當歸一刄二ㄋ五靈脂一刄爲末每服五ㄋ淡醋湯調

蓮蓬散百十八 蓮房一刄焼灰爲末酒調服

栢子歸附丸百十九 四製香附十二刄阿膠艾葉四物料二刄爲末用陳石榴一枚連皮搗碎煎水打糊丸梧子大每百丸空心淡醋湯下

肉灸丸百二十 藿香丁香皮茴香肉桂熟地各一刄半甘草白朮當

歸山藥白芷各八月槁本乾姜川芎黃芪白芍木香各一月陳皮
四月每三ㄗ姜艾煎服

解毒四物湯 百二一 當歸四分川芎五分白芍一ㄗ黃連二ㄗ地黃二ㄗ
地榆八分阿膠六分側栢葉六分水煎溫服

益元散 百二〇二 詳解目次上 活石六月甘草一月爲末每二ㄗ八白蜜少許
沸湯調服

五味子湯 百二三 見後

六龍固本丸 百二四

六味保元湯 百二五

當歸煎 百二六 當歸白朮各一分半酒芩酒芎川芎陳皮各五分酒天麻蒼朮倉耳各七分半酒甘草黃栢各四分防風三分水煎日四五服

威喜丸 百二七 白苓切細以猪苓一分同放於磁器內用水熇十餘沸取出焙乾爲末四兩將黃臘四兩溶化搜和茯苓爲丸硨子大空心細嚼津液徐徐送下

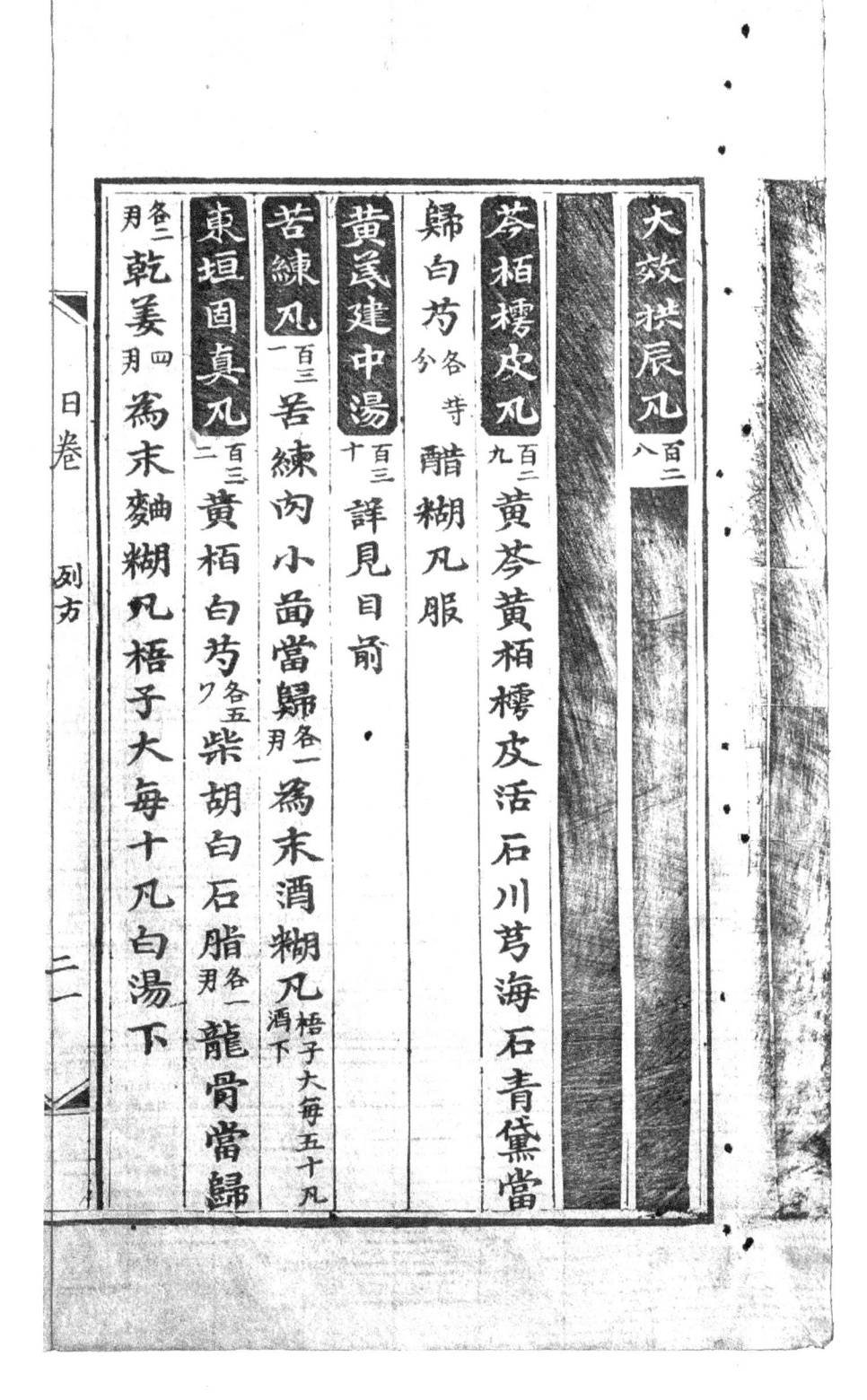

大效拱辰丸 二百八

芩栢樗皮丸 二百九 黄芩 黄栢 樗皮 活石 川芎 海石 青黛 當歸 白芍 各等分 醋糊丸服

黄芪建中湯 三百十 詳見目前

苦練丸 三百一 苦練肉 小茴 當歸 各一月 為末酒糊丸梧子大每五十丸酒下

東垣固真丸 三百二 黄栢 白芍 各五ク 柴胡 白石脂 各一月 龍骨 當歸 各二月 乾姜 四月 為末麯糊丸梧子大每十丸白湯下

補經固真丸 百三三

柴胡　黄芩　郁李仁　甘草各一ㄋ　人参　乾姜各一ㄋ　橘皮五分　白葵花一朶

赤帶換紅葵花，水煎温服。

大烏鷄丸 百三四

四製香附一斤　熟地四月　生地　當歸　白芍　人参各三月　川芎　鱉甲各三月半　白朮　黄芪　牛膝　柴胡　牡丹　知母　貝母各二月　黄連　地骨皮　乾姜　玄胡各一月　茯苓二月半　秦艽一月

爲末，用白毛烏骨雄鷄一隻，打死，去毛腸淨，用艾葉、青蒿各四月，裝一月在鷄腹内，將鷄并餘蒿艾同入壜内，以童便和水浸過鷄一寸許，煮爛，取出去骨，焙乾爲末。如有筋骨疼痛，去内

用骨焙焦爲末與前末和匀鷄汁打糊丸梧子大每六十
丸溫酒或米飮下

琥珀珠砂丸 百三五 琥珀木香當歸沒藥各四ㄅ乳香一ㄅ麝香一ㄅ
硃砂二分半水丸如圓眼核大用一丸酒溫磨服

苓朮樗皮丸 百三六 黃芩白朮各三ㄅ樗皮白芍山藥各二ㄅ半白芷黃
連各一ㄅ黃栢一ㄅ半爲末酒糊丸溫酒下

桃仁散 百三七 菟仁槐子艾葉各二ㄅ半棗七枚爲末和艾葉自然汁數之

加味歸脾湯 百三八 人參黃芪當歸各四ㄅ白朮三ㄅ條草一ㄅ龍眼

茯神遠志棗仁（各二ㄗ）加牡丹（一ㄗ）熟地炒香（三ㄗ）姜煎温服

人參敗毒湯（百三九）姜活獨活（柴胡）前胡只壳桔梗川芎人參（各三ㄗ）甘草（一分半）姜（三片）煎温服

人參膏（百四十）每用人參（一片）切片入砂鍋内文武火浸浸熱成膏一碗服之

四物地黄丸（百四一）當歸白芍（各三ㄗ）川芎（二ㄗ）用生地（五ㄗ）酒洗熱爛打糊丸黍豆大每三十丸温酒下

桂枝湯（百四二）桂枝（三ㄗ）白芍（三ㄗ）甘草（一ㄗ）姜（三片）水煎服

香蘇散 百四三　香附紫蘇各二ㄱ陳皮一ㄱ甘草五分姜葱煎服

葱白香豉湯 百四四　葱七莖豆豉一合麻黃三ㄱ葛根一ㄱ姜五片温服

大全湯 百四五　[redacted]

[redacted]

古杜續丸 百四六　杜仲續斷各二月爲末棗肉丸梧子大每三十丸米飲下

雙解散 百四七　防風川芎當歸赤芍大黄麻黄薄荷連翹芒硝各二分半石羔桔梗黄芩各五分活石一ㄱ半荊芥白芍山梔一分半姜三片水煎温服

大正氣散 百四八　藿香紫蘇白芷大腹皮白苓各六分厚樸白术

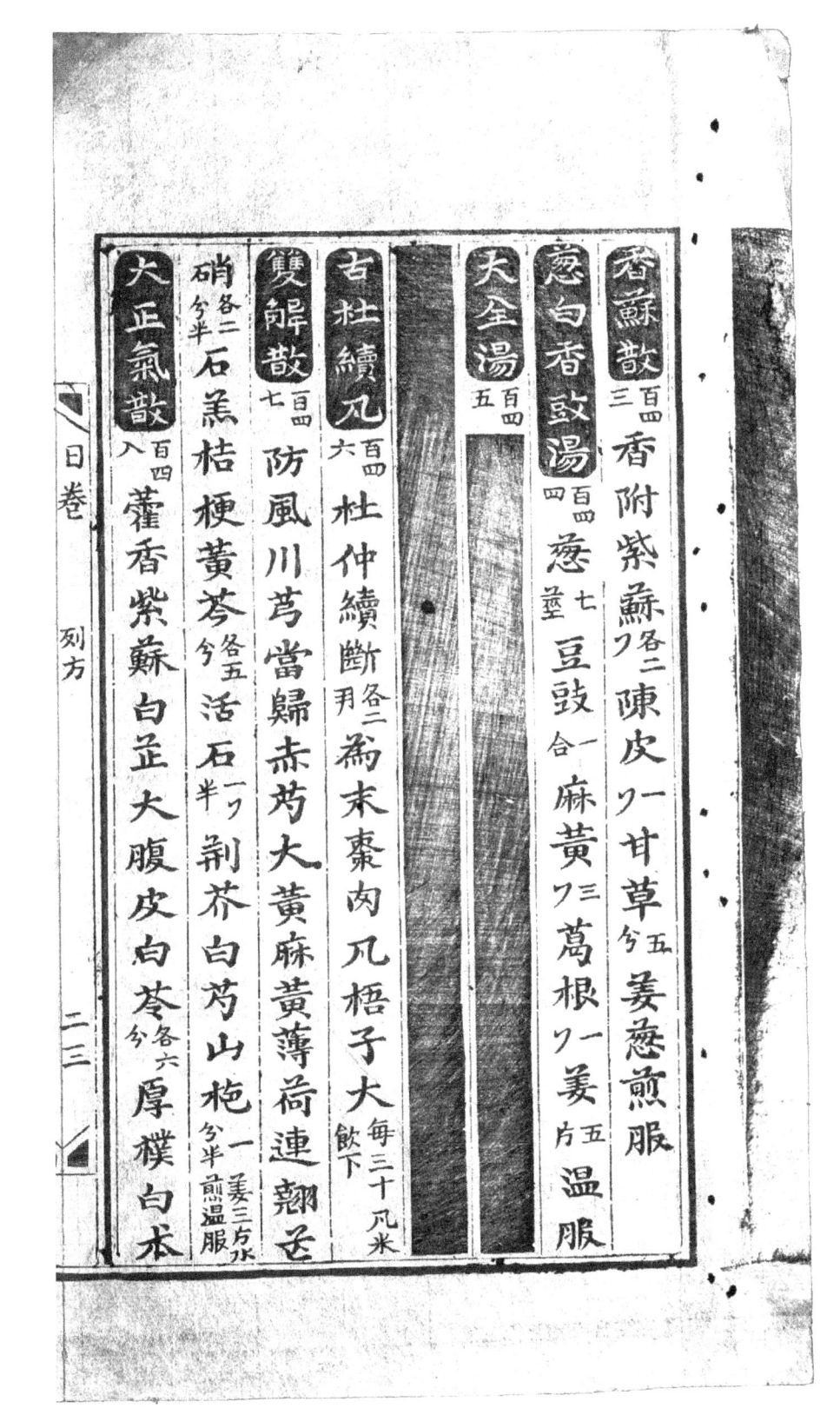

陳皮桔梗半夏粬各四分甘草二分姜煎服

香茹散百四九 香茹一戔半厚樸扁豆黃連各四分四味偒用姜汁拌

和炒香水煎入酒少許必覺冷服必效

苓朮湯百五丁 [redacted]

十味香茹散百五一 香茹一戔半厚樸扁豆黃連各七分合四君子湯加

黃芪木瓜等分為末熱湯冷水調下

消風散百五二 荊芥甘草各二兩人参白苓姜蚕川芎防風藿香

蟬退羗活各一ㄗ陳皮厚樸各五ㄗ爲末每ㄗ二剃芥煎湯下各見目次解

半夏茯苓湯百五三 半夏炮炙黃陳皮 砂仁炒各一ㄗ 白茯苓二ㄗ 甘草炒五分 右用薑棗烏梅水煎服二劑後用茯苓丸出在景岳

茯苓丸百五四 茯苓黃連天花萆解熟地覆盆人參玄參各一ㄗ 石蟹蛇床各五ㄗ 鷄膍胵三十具各味爲末蜜丸磁石煎湯下

人參半夏丸百五五 人參半夏乾姜白茯苓陳皮甘草炙白朮生姜三片煎服

硃砂安神丸百五六 黃連甘草生地各一ㄗ半 當歸一ㄗ 硃砂爲末蒸

餅糊丸黍米大硃砂爲衣每十丸食後温水送下

罩胎散 百五七 嫩卷荷葉一月焙 蛤粉五ㇷ 爲末每二ㇷ蜜水調服

貝母丸 百五八 貝母用童便浸春夏一日秋冬三日淨洗晒

乾爲末糖霜調和不辰服之或白湯調服

加味地黃丸 百五九 山茱三ㇷ 懷山三ㇷ 牡丹二ㇷ 澤瀉一ㇷ 白苓三ㇷ

熟地四ㇷ 各症隨其正病方加味　出在醫海大成集

小柴胡加地黃湯 百六十 柴胡 黃芩 人參各三ㇷ 半夏二ㇷ 甘草五分

生地一ㇷ 水煎温服

古芩朮湯[百六一] 子芩一月 白朮五リ 水煎服

千金鯉魚湯[百六二] 用鯉魚 八 大棗十四枚 炒塩一リ 酒少許 猪汁飲之 不飲酒者用鯉魚和粳米姜葱猪粥十日食 善能護胎

全生白朮散[百六三] 白朮一月 生姜皮 大腹皮 陳皮 白茯苓各半月

右為末每服二リ 米飲下 如未應佐以人参甘草 出景岳

仙天藤散[百六四] 青木香 藤香 附 烏藥 陳皮 甘草各六分 姜煎八紫蘇 木瓜各三片 同煎日三服

附子湯 百六五 附子人參各二ク白苓白朮各三ク水煎温服

地黃當歸湯 百六六 當歸川芎生地白芍藁本防風白芷各一ク細辛少許水煎服

千金方 百六七 貫衆三ㄗ乾膝二ㄗ蕪荑胡粉槐白皮各一ㄗ吳茱五十粒杏仁四十粒爲末平旦井水調服

金匱當歸散 百六八

三補丸 百六九 卽三黃丸去大黃換黃栢等分爲末蒸餅爲丸服

古膠艾湯 百七十　阿膠一兩　艾葉二兩　水煎服

長胎白朮丸 百七一　白朮　川芎　當歸　赤芍　黃芪　阿膠　五味　乾姜各四分　人參　杜仲　甘草　木香各三分　水煎服

芎歸補中湯 百七二　川芎　當歸　黃芪炙　白朮炒　人參　芍藥炒　艾葉　阿膠炒　五味子杵炒各一錢　甘草炙五分　每五錢水煎服　出在景岳

膠艾四物湯 百七三　即四物加阿膠艾葉

五淋散 百七四　當歸　甘草各五分　白芍　山梔各一錢　赤苓六分　水煎服

烏脛散 百七五　一名鷄胜脛散　男用雌女用雄鷄胜脛一具

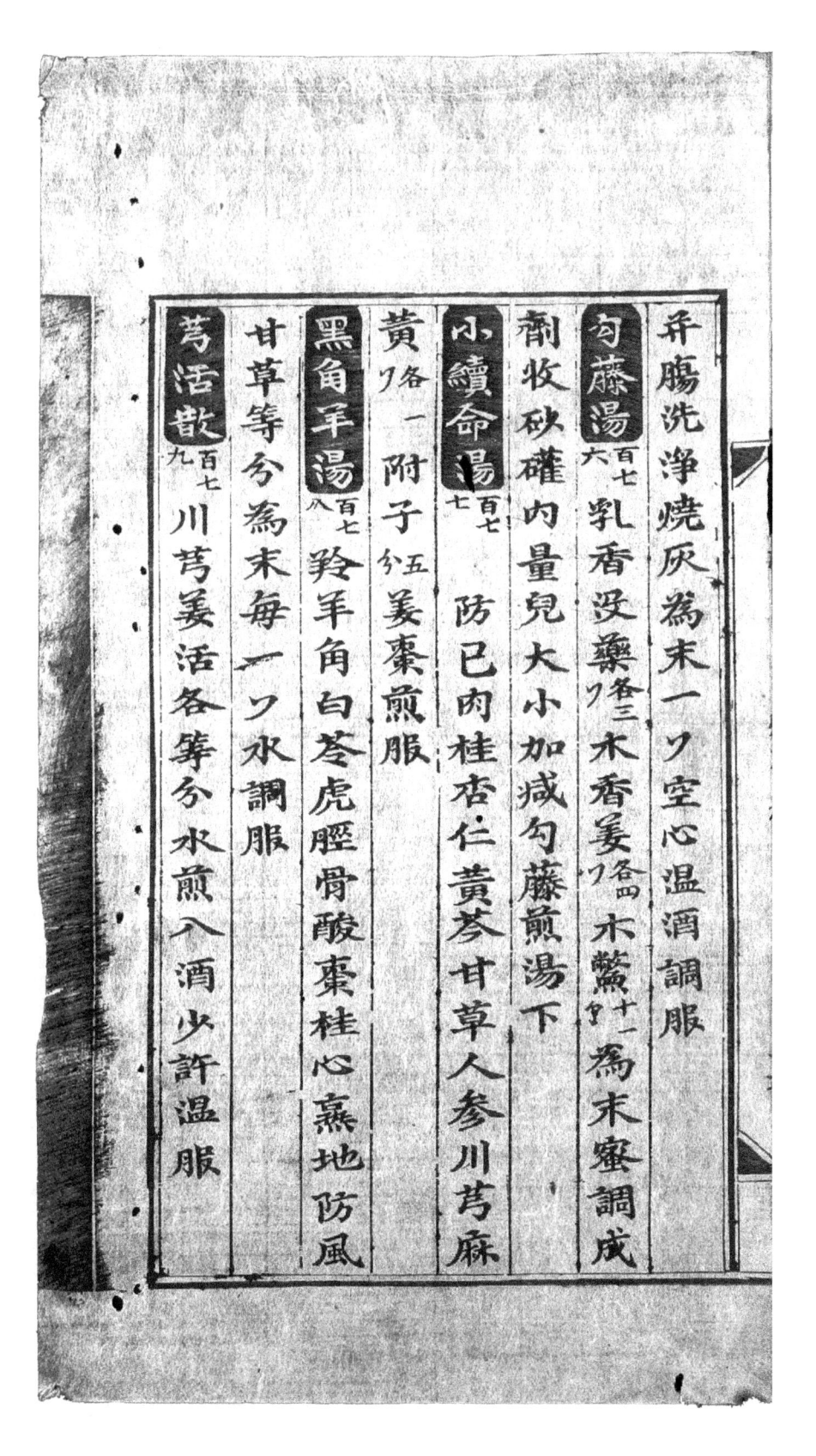

弁膓洗淨燒灰為末一ㄅ空心温酒調服

勾藤湯百七六 乳香沒藥各三ㄅ木香姜各四ㄅ木鱉子十一个為末蜜調成劑收砂礶內量兒大小加減勾藤煎湯下

小續命湯百七七 防已肉桂杏仁黄芩甘草人参川芎麻黄各一ㄅ附子五分姜棗煎服

黑角羊湯百七八 羚羊角白苓虎脛骨酸棗桂心熟地防風甘草等分為末每一ㄅ水調服

芎活散百七九 川芎姜活各等分水煎入酒少許温服

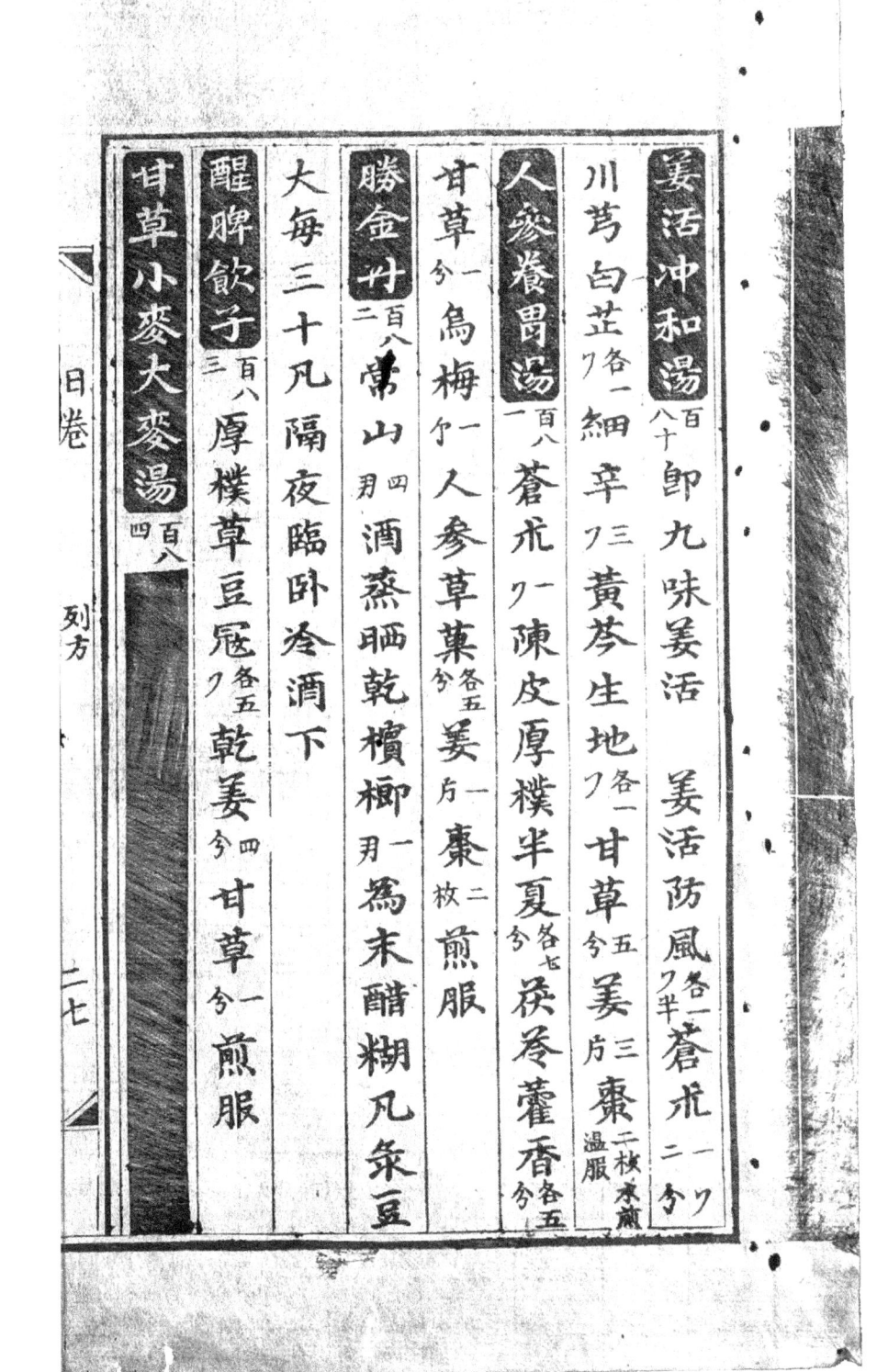

羌活冲和湯 百八十 即九味羌活　羌活防風各一ㄋ半 蒼朮一ㄋ二分

川芎白芷各一ㄋ 細辛三ㄋ 黄芩生地各一ㄋ 甘草五分 姜三片 棗二枚 水煎溫服

人參養胃湯 百八一 蒼朮一ㄋ 陳皮厚樸半夏各七分 茯苓藿香各五分

甘草一分 烏梅一个 人參草菓各五分 姜一片 棗二枚 煎服

勝金丹 百八二 常山四两 酒蒸晒乾 檳榔一两 爲末醋糊凡粂豆

大每三十凡隔夜臨卧冷酒下

醒脾飲子 百八三 厚樸草豆蔻各五ㄋ 乾姜四分 甘草一分 煎服

甘草小麥大麥湯 百八四

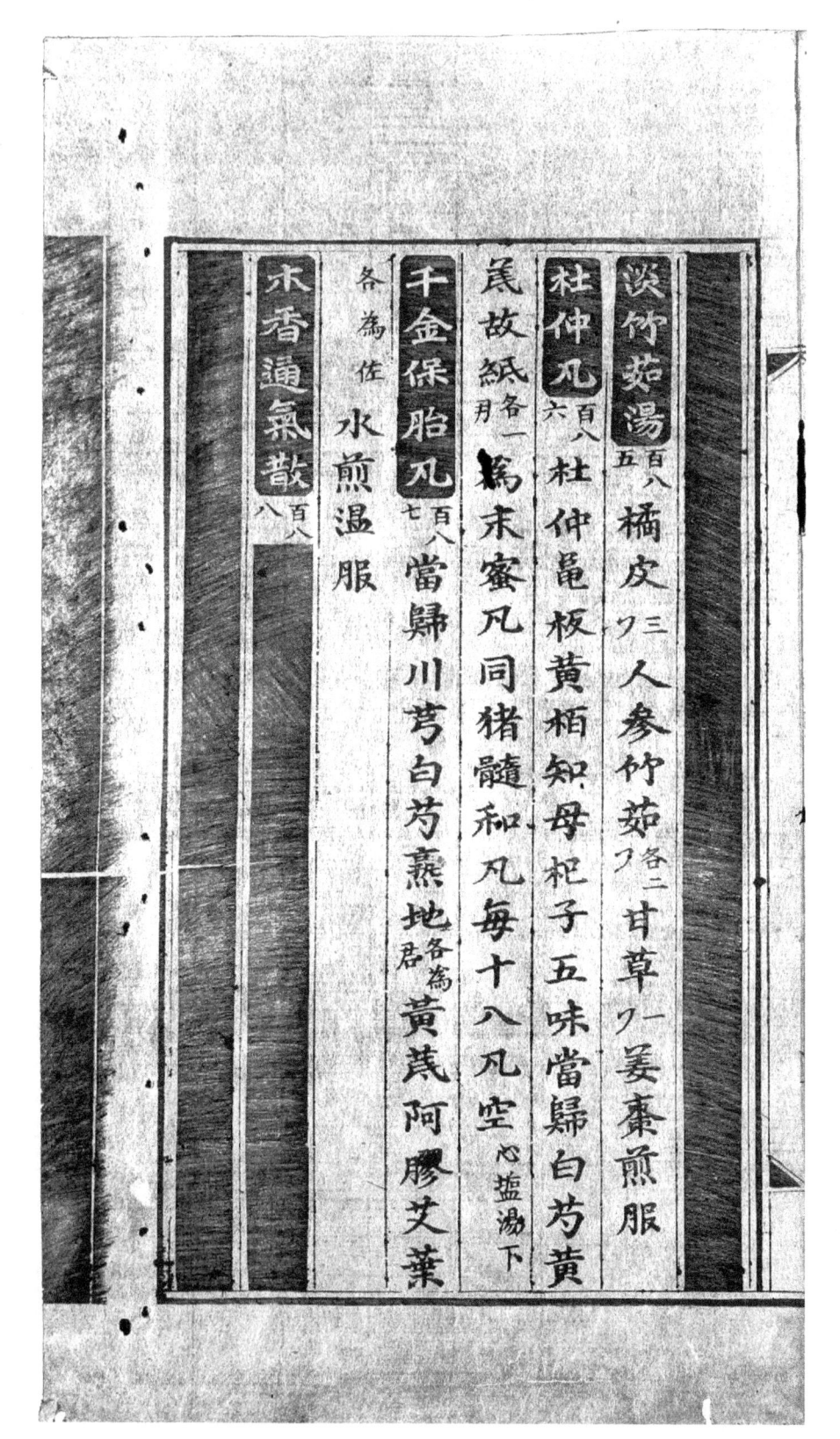

淡竹茹湯百八五 橘皮ㄋ三 人参竹茹ㄋ各二 甘草ㄋ一 姜棗煎服

杜仲丸百八六 杜仲𦙶板黄栢知母杞子五味當歸白芍黄芪故紙各一月 爲末蜜丸同猪髓和丸每十八丸空心塩湯下

千金保胎丸百八七 當歸川芎白芍熟地各爲君 黄芪阿膠艾葉各爲佐 水煎温服

木香通氣散百八八

一字防風 百八九 川烏五ㄱ 川芎 荊芥各三ㄱ 羌活 防風各二ㄱ半 爲末
每二ㄱ薄荷煎湯下
四味散 百九十
當歸鬚丸 百九一 歸尾二ㄱ半 紅花八分 桃仁七分 甘草五分 赤芍 烏藥
香附 蘇木各一ㄱ 官桂六分 水酒各半煎空心服
桂心湯 百九二 桂心 小草 吳茱 乾姜 獨活 熟地 當歸 白芍各
一ㄱ 甘草 細辛各三分 水煎服

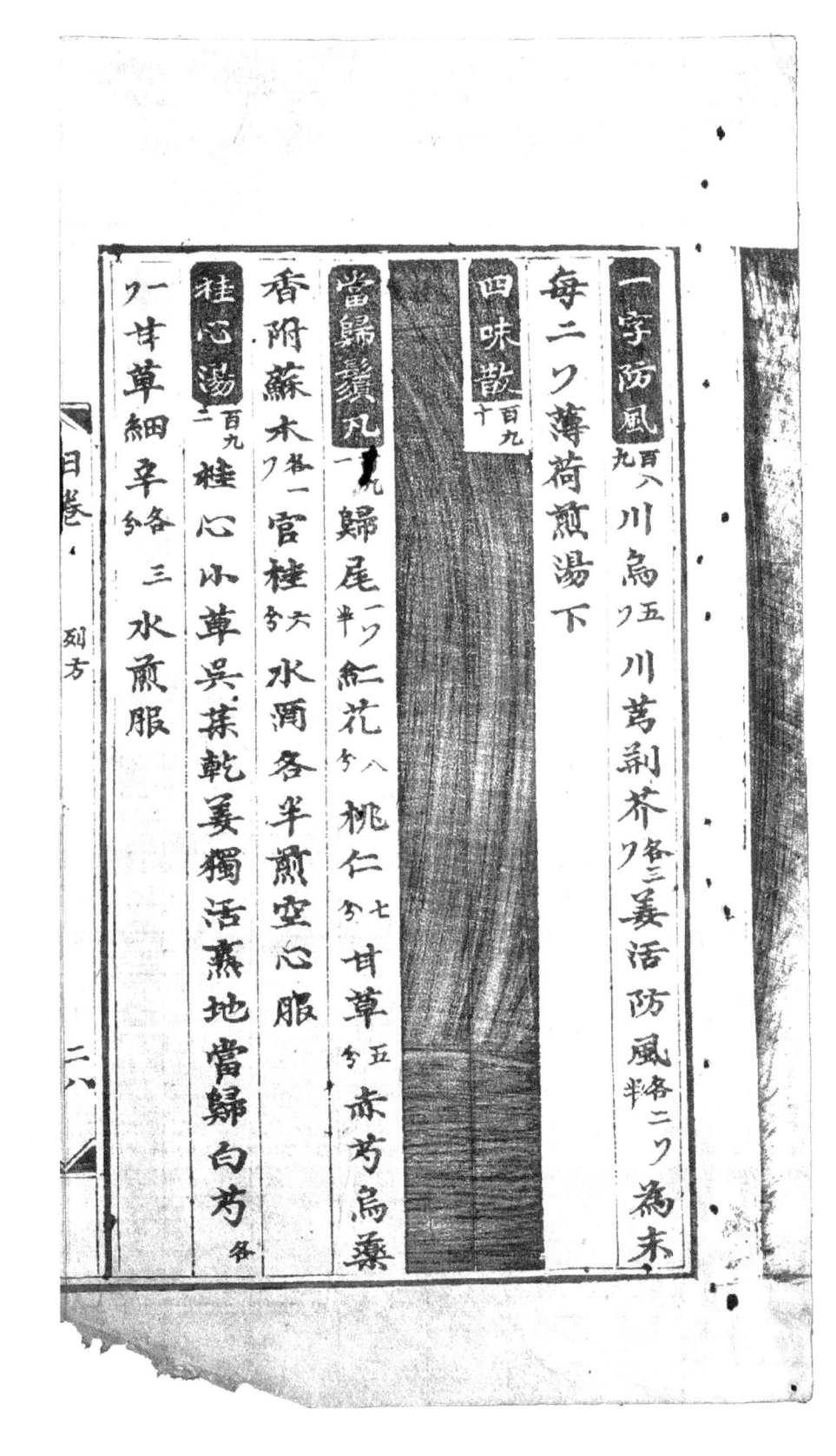

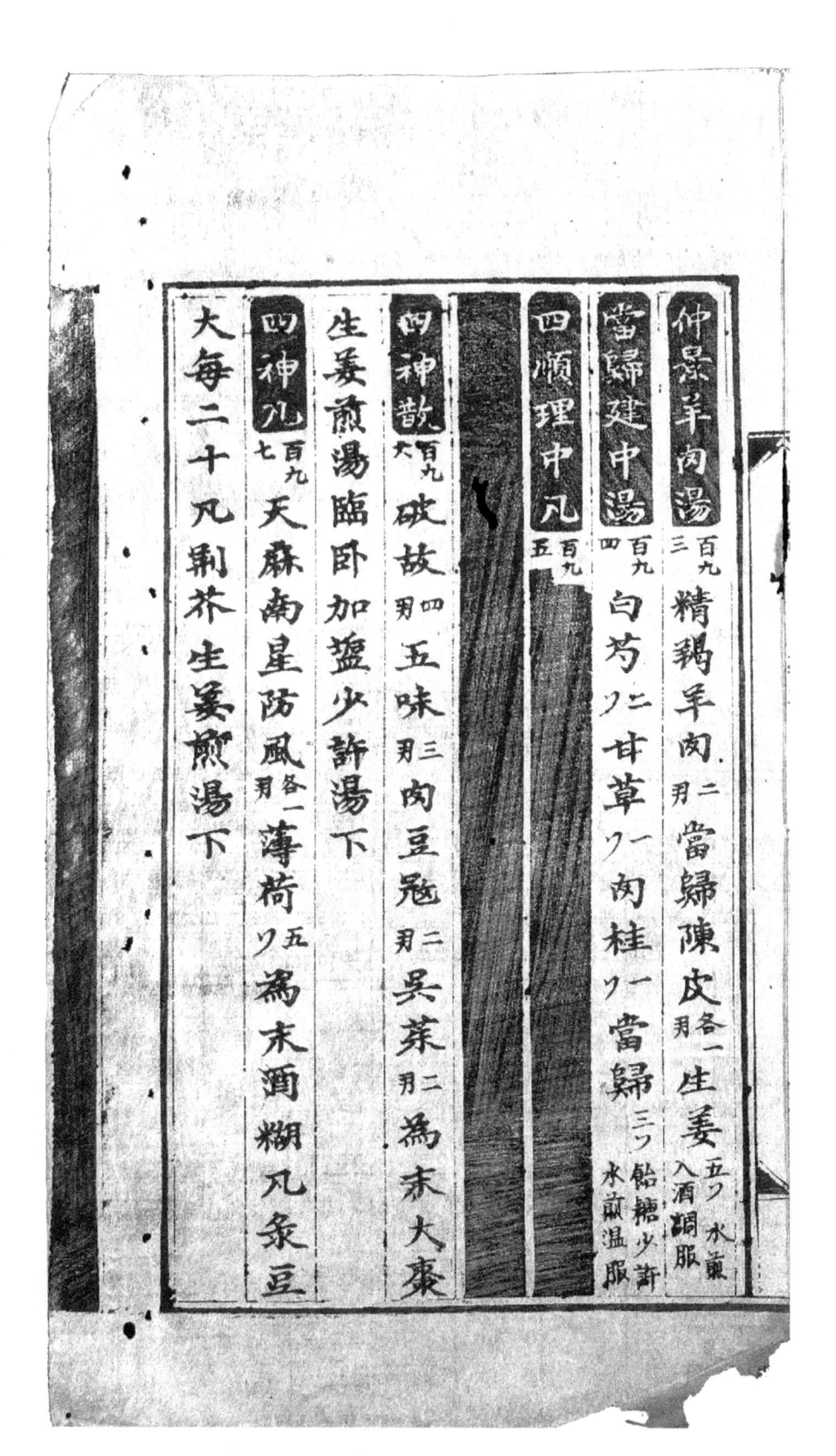

仲景羊肉湯 百九三 精羯羊肉二刄 當歸 陳皮各一刄 生姜五ᄀ 水煎入酒調服

當歸建中湯 百九四 白芍二ᄀ 甘草一ᄀ 肉桂一ᄀ 當歸三ᄀ 飴糖少許 水煎温服

四順理中丸 百九五

四神散 百九六 破故四刄 五味三刄 肉豆蔲二刄 呉茱二刄 爲末大棗生姜煎湯臨卧加塩少許湯下

四神丸 百九七 天麻 南星 防風各一刄 薄荷五ᄀ 爲末酒糊丸菉豆大每二十丸荊芥生姜煎湯下

熟料五積散 百九八 即五積飲　白芷肉桂二味外餘三十味用醋浸慢火炒令色變攤又桂芷和匀用

蝙蝠礬丸 百九九 黃蠟二兩溶化待溫入明礬末四兩和匀衆手急凡梧子大每三十丸食前酒下

太乙膏 [illegible] 玄參生地白芷當歸桂肉大黃赤芍各一兩以油二斤浸夏三冬十春秋七日方入銅鍋內文武火蒸至藥枯黑色濾去渣入黃丹十二兩以桃枝不住手攪至滴水成珠軟硬得中即成膏

女金丹 二百一 白芍當歸川芎人參白朮白苓藁本甘草各五ㄗ白芷白薇桂心玄胡牡丹赤石脂各一ㄗ俱浸三日晒乾浸藥甘草各五ㄗ香附一斤醋浸共為末蜜丸梧子大每五十丸酒下

加味益母丸 二百二 益母半斤加當歸赤芍各二ㄗ為末蜜丸梧子大每五十丸白湯下

桃仁湯 二百三 變散為湯 桃仁甘草半夏澤蘭牛膝當歸桂心牡丹人參蒲黃川芎各五令赤芍生地各一ㄗ姜煎服

五香連翹湯 二百四 乳香木香沉香丁香香附黃芪射干連

麴升麻木通獨活桑寄生甘草各并分水煎服

玄胡索散二百五　玄胡索一月半　桂心紅花活石紅麯各五ㄅ桃仁十三枚為末蒸餅為丸服

瀉心散二百六　黃芩黃栢黃連等分為末白湯送下

理中丸二百七　即理中湯變湯為丸服

人參生化湯二百八　當歸川芎各三ㄅ　赤芍人參各二ㄅ　紅花桃仁只売各一ㄅ　水酒各半煎服

導水丸二百九　大黃枯芩各二月　牽牛活石各四月　為末蜜丸　每十丸溫水送下以利為度

補虛湯二百十 人參白朮各一ク當歸川芎黃芪陳皮各五分甘草二分

水煎服

當歸補血湯二百十一 黃芪一月當歸一ク水煎服

黃龍湯二百十二 大黃芒硝只寔厚樸各一ク人參當歸各五分姜三片煎服

古歸芪湯二百十三 當歸黃芪各一月水煎溫服

大溫經散二百十四 大豆一杯半炒去皮茯苓一月琥珀一ク為末

每一ク濃煎烏豆紫蘇湯調服

當歸羊肉湯二百十五 人參當歸各一ク黃芪一月生姜五ク用羊肉一片

或代以猪腰熖汁五盞去肉入前藥煎六次服之

單荊芥散 二百十六 荊芥一味焙乾爲末每ㄌ二黑豆淬酒温服

古荊歸湯 二百十七 荊芥 當皈身尾 各等分 爲末每服ㄌ三黑豆淬酒調服

腰子湯 二百十八 黑雄猪腰子一对不見水以大小茴香末各二刃同腰子拌匀以前猪尿脬一个入腰子於内封定用酒三碗於砂鍋内熖至半碗取起焙乾爲末取餘酒打糊爲丸梧子大每五十丸温酒下

參朮膏 二百十九 人參一斤 貢朮一斤 入砂鍋内水煎三次取汁濾

去渣入砂鍋内文武火漫漫熬至三碗卽成膏入磁罐
内封固埋土七日出火毒每服四五匙米湯調服

猪羊湯 二百二十

五味子丸 二百二一 五味一ㄅ五分 人参麥門冬仁各一ㄅ 姜三片 棗二枚 煎服

當歸養心湯 二百二二 黃芪當歸白芍川芎半夏各一ㄅ 甘草一ㄅ 人
参栢子仁肉桂遠志五味各二ㄅ 水煎服

通氣散 二百二三 羌活獨活蒼朮防風升麻葛根各六分 白芷甘草

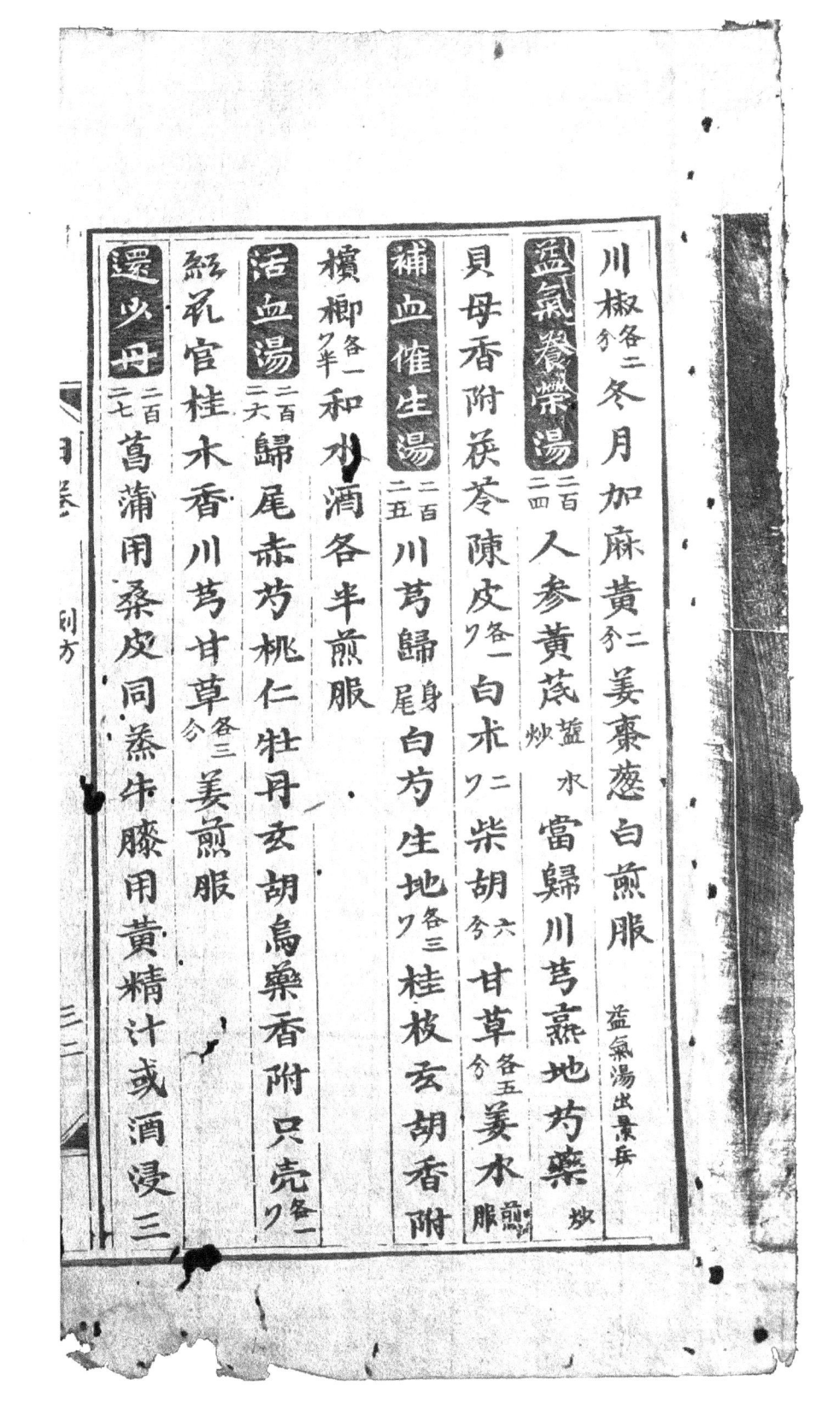

川椒各二分冬月加麻黄二分姜棗葱白煎服

益氣湯出景岳

益氣養榮湯二百二四人参黄芪盐水炒當歸川芎熟地芍藥炒貝母香附茯苓陳皮各一ク白术二ク柴胡六分甘草各五分姜水煎服

補血催生湯二百二五川芎歸身尾白芍生地各三ク桂枝玄胡香附檳榔各一ク半和水酒各半煎服

活血湯二百二六歸尾赤芍桃仁牡丹玄胡烏藥香附只壳各一ク紅花官桂木香川芎甘草各三分姜煎服

還少丹二百二七菖蒲用桑皮同蒸牛膝用黄精汁或酒浸三

日巳戟同杞子湯浸軟再酒浸一辰取出同菊花焙黃色五味子劈作兩邊用蜜煎一日粱水浸七宿茯神彩去浮濁楮寔水浸去浮者用酒蒸一日熟地杞子蓯蓉小茴山藥遠志杜仲山茱各等分去各製藥爲末蜜打棗肉爲丸如梧子大每五十丸温酒鹽湯送下

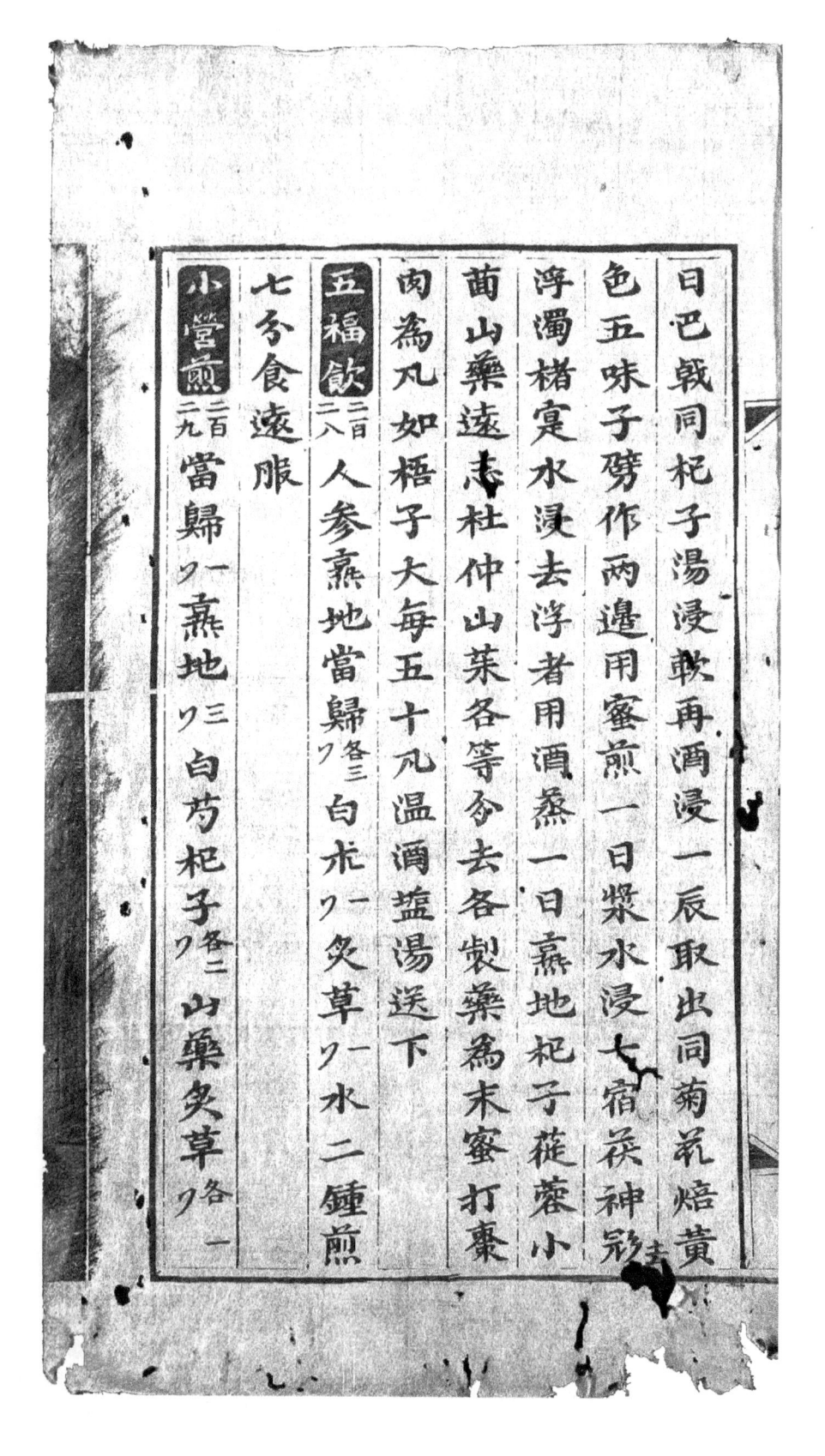

五福飲 二百二八 人參熟地當歸各三ワ 白朮一ワ 炙草一ワ 水二鍾煎七分食遠服

小營煎 二百二九 當歸一ワ 熟地三ワ 白芍杞子各二ワ 山藥炙草各一ワ

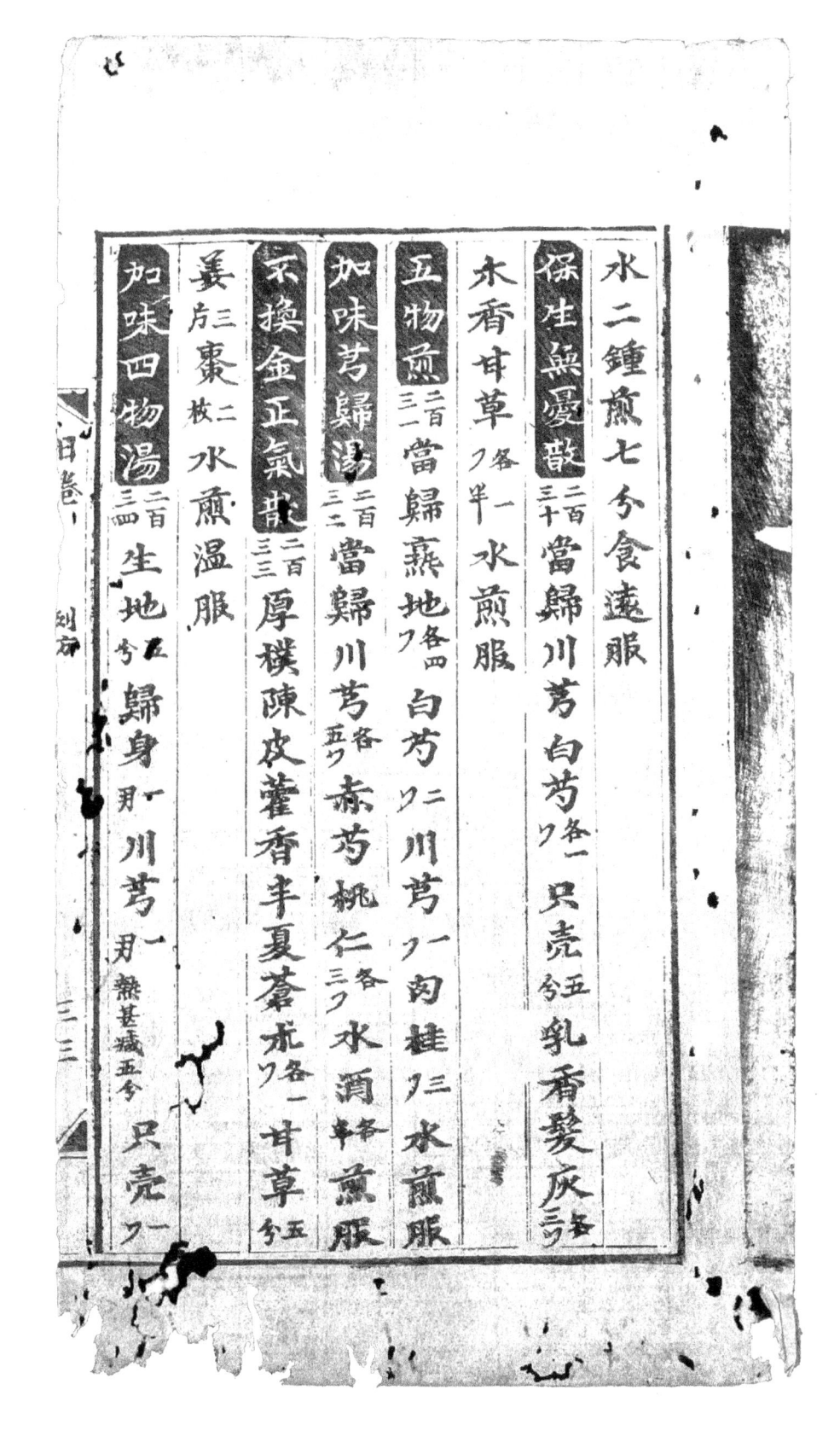

水二鍾煎七分食遠服

保生無憂散 二百三十 當歸 川芎 白芍各一ク 只殼五分 乳香 髮灰各三ク 木香 甘草各一ク半 水煎服

五物煎 二百三一 當歸 熟地各四ク 白芍二ク 川芎一ク 肉桂三ク 水煎服

加味芎歸湯 二百三二 當歸 川芎各五ク 赤芍 桃仁各三ク 水 酒各半 煎服

不換金正氣散 二百三三 厚樸 陳皮 藿香 半夏 蒼朮各一ク 甘草五分 姜三片 棗二枚 水煎溫服

加味四物湯 二百三四 生地五分 歸身一ク 川芎一ク 熱甚減五分 只殼一ク

新鐫海上醫宗心領陽案全帙卷之六十七

海上懶翁黎氏纂輯

後學唐鄙武春軒奉較

小引

王太僕曰醫不以治病為難而以治難病為難故當司命之責者不問險夷不辭雨夜有遇病之甚難者請之而必行至之而必治若見病勢之難而甚拒何以醫為余本是儒家少遭兵亂托迹江湖藉香山䔍母不意雲水相縻琴樽成癖功名險路志絕馳驅蓋親性命之學閒中玩讀不愛死工夫乃入醫林滋味甘如醇

醴以之診治由家以及人閱歷多有所得方能放膽懸壺凡一年之中轉呻吟者無慮千數不以爲難僅有一二勢在不起亦必法外旁求終能挽救因輯驗案費了許多筆楮不知純係心力造就者耶抑幸而辰中者耶余固不敢以已所意見而謾誇繩墨於人惟留我一片苦心於所事者有如此以爲習慣驗常一身一家之龜卜耳

蓀氏別號海上懶翁引

目次

消渴案

陰虛頭痛案

妊娠霍亂案　外感挾内傷案　非風卒倒案
寡婦鬱病案　陰虛單熱案　血熱毒盛氣虛痘陷案
真熱假寒案　感冒胎動案　亡陰潰汗案
小兒咳嗽案　小兒單熱案　產後假塊案
腸痛脹悶案　關格案　產難案

目次終

消渴案

一案丙子冬余來京友陳監生約西湖泛舟夜飲賦詩依約携琴而來造監生家辰見家中甚有愴惶之意頃之監生囬謂余曰天不從人阻吾高興余慢然

曰有甚緣故監生曰家下小甥今罹重症勢在垂危家醫無功京中諸醫亦皆束手聞公學飽岐黄願借一臂余曰贒甥爰尊伯尊舅二公皆當今王府御院良醫既嫌草木無能余山野粗工焉圖寸效不知賢甥所染何病監生曰愚甥患傷寒新愈偶食黄牛炙肉數口與糯米飯至暮腹脹發熱服補中加消導藥二劑脹減而熱愈甚疑外感多再加表藥得微汗而熱退至次日當胸一片大約盈斗似塊非塊似脹非脹熱如火烙拒按手

不可近煩渴更甚如此一日夜用消導氣亦不行投清火熱亦不退至今飲一溲二以生脉代茶六味補水八味引火大劑屢投而熱渴仍然毫無退減神情日加昏倦喘逆漸起額汗漸脫伯舅二公與諸醫並已束手待斃願公念朋友之情亟來救治余暗忖曰補水救火種種求本之治治渴之法已無遺矣二公稱國手名不虛傳所可疑者腹中似塊似脹經曰勞倦傷為不足飲食傷為有餘此以有形之迹無形之氣分虛實也且黃牛

性温能發熱毒来粘多食壅氣不通病後脾胃必不健
運爲食所傷諸醫以病後畏縮不敢推蕩経曰穀氣不
行上脘不通胃氣熱熱氣燻胸中故爲内熱又傷寒論
云急下以救水存液之機甚微如此則似有可生之理
余曰朋友深情但願分憂敢不殫竭心力只恐弄斧班
門徒爲取笑监生曰不必過嫌乃挽余同至賢甥家按
治余見病勢十分狼狽然两尺有神冲陽應手四末温
和且消渴病寔根於腎何前醫補水補火無功必根本

未至推蕩當從正治賢甥尊舅索余辯論甥尊伯曰事
已至此倘或厚蔭絲存亦皆天假賢公之賜何必多嘴
高求余脂決攻下方可望生若明言之則病已垂絕而
復攻勢猶投石下井必爲羣議所阻余用一計以杜盤
問乃托言曰某有家傳秘方仍取病家藥材私製調胃
承氣一劑煎數沸灌之少頃腹鳴喘勢漸止余知藥力
未到故有逆奔之勢乃令再煎取二汁灌之少頃痛瀉
二度所瀉之物渾是黃牛肉粘米之類果而脹消渴止

余思此辰化源竭絶急爲補土以存生發之機乃用白术一月黑姜ワ二炙草ワ三五味五分煎熬冲参服服後瀉止昏睡半夜不許驚動醒來覺飢求食病家喜欲許軟飯余止之曰凡倉廩空虛可漸儲積只許頻食薄粥以日而漸爲佳仍製前方煎冲参服三劑後精神頓長諸病若失余繼以八味丸減丹去澤加滕味以爲釜底加薪更八兎絲子以補脾腎之陽作湯頓服二劑而安辰甥舅伯俱稱余家傳秘方讚不絶口欲不吝千金賄求余曰

某因病知醫無師可事甚無異人祖傳之秘且信方遺
理前哲深懲倘家傳之方果能一一臨症奇秘則昔軒
岐扁倉神靈之智慈濟之仁豈不及此何不每一病立
一方蓋方者倣也故我亦倣病而立方也隨人活潑豈
可以不靈不驗之成方而強合千形萬狀之病勢自爲
奇秘哉余乃令取前劑渣與二公稽看不是奇秘方藥
乃是調胃承氣湯無不驚愕乃詢余取方之意余曰飲
食傷乃有形之實病今贀甥病後胃陰未復脾陽未健

黄牛粘米性熱滯故有停食之患熱鬱中州津液蒸涸
不散于脾不輸于肺故成消渴正傷寒論急下以救水
存液之機甚微亦此意也又叔和云虚痺成消中者以
調胃承氣湯治之經云邪氣盛則實急則治標亦猶蕩
平冦亂然後招撫良民此亦以攻為補之義也葢盛邪
不去微正難回故先捃有驅邪復正之明言愚豈敢以
無憑之見草菅人命而爲僥倖之試哉二公各自深服
遜已襃揚嘆曰藥無貴賤用得其當大寒大熱俱能益

人乃命賢甥備禮出拜曰再生之德沒齒難忘

陰虛頭痛案

一案余乘閒共友西游梁山投宿山左杜老醫家辰見鄉宦一少婦親來說症求藥老醫曰我前年調治自已極力方法備至未能痊可自此以來想娘子遇得高醫貴體康強誰知至今毫無退減那婦曰妾自辭老師藥後來京求醫診治已歷七八年來病勢仍增仍減終無好處想來服老師醫藥辰病雖不減而飲食倍勝氣力有加今再請老師一番調治倘或妾命未

窮得承救活喞結難急那辰老醫含糊似有却拒之意
余見那婦身體肥澤盛於外歉於内面色赤紅的是陰
虚於下陽浮於上老醫辯論雖似有理然不過皮膚之
見余曰某本儒流粗知醫理因遊山幸報貴宅近把清
光不得老師一場談話甚爲快覩不知病源如何而靈
丹未效那少婦見余知醫喜曰誰知天從人願得遇高
人乃妾家有幸原夫妾十八歲出嫁生一子二十五歲
夫亡二十六歲染病至今已八年矣其症每陰雨暑濕

辰則眼昏耳鳴頭痛如破不能坐立惟以冷水浸濕皮膚方得稍寬至暮其病又退自來京求醫最後遇一醫云是痰濕許服湯劑一二月餘至今更增胸間常常畜誑熱如火燻發熱則惱懷欲吐不吐口中津液滛出嘔之不及此辰身體倦怠面熱如火齒根搖動凡遇勞動更甚於他辰小便頻數大便燥結五年未經斷絕因求診治余見六脉浮大無倫左尺甚微右尺弦急右寸更甚余明知是水衰不能制火少火變爲壯火火剋金

而氣為之鬱氣愈鬱則火愈熾且少婦孀居鬱鬱之情不言自知凡耳鳴目昏齒搖皆腎虛之顯症胸間翕熱乃火鬱中焦蒸廹胃口故滿口流涎胃虛脾亦虛經曰脾虛不能攝涎是也頭痛如破乃真陰水涸不能生血惟火獨炎邪于陰分至夜更寧乃陰得陰助此係陰虛水衰血枯之極余問老醫曰以余之見匯匯全是陰虛氣鬱不知老師明鑑如何那匡復按笑曰賢公之高見與老夫契符老夫從來湯劑惟以四物加知栢倍川芎當

歸兼風藥一二味如細辛藁本蔓荊子之類凡劑用歸脾作凡湯送調治此外無別法也而藥病全不相應或者藥力未到余暗忖曰此醫徒知其標不知其本若余從救本為治恐王道無近功乃深定一方為刼奪之計使十載沉痾收功於一夕方能倒戢乃曰愚誤也大言然擊鼓雷門甚為所耻老醫曰濟物恒心乃醫家之好處何必彼此過嫌願施神手公山逢藥材欠備調停多少一在老醫籍中公成全一德老夫亦植得一恩亦為

兼美願急製方余見老醫一片好心亦不疑忌乃取熟
地八分當歸六分川芎三分童便炒二次牛膝二分生用五味一分粗末研共
作一劑教那婦動作工役以餌其火候見微熱起急將
此劑用水十碗煎至五碗令次頻服偃臥床上期一日
夜服完頭汁二汁每服一次飲薄粥一次以助胃氣那
婦將回依服至數日後見那婦備將家豬粘米酒壺與
禮錢叁緡來謝曰妾依教而服每服則通身浸汗惟頭
上汗發如雨服至數次頭上熱蒸如火至後次飲頭涼

汗止胸理快然精神稍旺想來八年苦疾一夕不知從何處落了不幸晚遇高醫貧因病苦病為貪滋母寡兒孤力不從心小些薄物聊備恒心仰賢公垂心救援老醫初見余製方辰藥味少分君多佐使差殊雖不阻議終有半笑之狀至此見藥病相應如神甚為愎愕乃問余曰老夫數世為醫書典相傳不乏亦無闕見如此方法不知賢公從何奇秘有此方術余曰醫不執方可稱醫意且方者不過做病立方如碁之有勢碁因見娘子

真陰虧竭虚火獨炎故君羸地以補水臣當歸以行脾
氣補肝血佐川芎以開陰鬱炒童便以降虚火使牛膝
有引火下行之捷更同五味以約氣藏元経云火即氣
氣降而火亦降故曰降火在於抑氣之先此做病而立
方也豈可以古之成方而合今之变症哉老醫嘆曰公
之玄奥人所莫及余曰此劑乃折其亢而已然非久服
之需愚倦足躃山已定下湯丸二方望老師精製與伊
婦調服以全我救人之心其娘子盛禮萬乞老師置留

以應藥箱之需我来山半担煙霞詩滿囊酒滿壺不爲乏乏這欵全仗老師餘波一醉足矣何必貪求然老師苦拒不取余不得已量分甲乙而歸

其湯 用養榮去陳皮倍五味生地換熟地

其丸 用六味加歸芍肉桂五味（大抵医貴通變藥不執方所謂當犯而犯似乎無犯）

姙娠霍亂案

一案從事永嘗本營裨員彬素伯妻懷姙八月因食海蟹至暮腹痛大作四肢厥冷腹中獨熱如火辰辰張口欲吐不吐胎懸搶胸臍下薄然如饑環腰如緊束痛如刀割錐刺

坐立倚負於人其夫告急於余及余馳診辰舌已捲唇
已黑眼不能合口出妄言余按六脉沉微惟喜太谿有
神冲陽有力余忖曰痛則不通隧道不行陰陽阻塞故
六脉沉伏四肢厥乃熱深厥亦深張口欲吐不吐乃火
逆上冲食積鬱脹于中焦故胎元上浮而搶胸環腰束
痛乃氣滯則腰疼且海蟹性味沉寒攻廹元陽於上必
上熱而下寒此辰倘以理中或參附經常之用則上熱
格拒何以能入且有形之食積猶在温補何堪今急宜

攻下庶可保全岐伯曰有故無殞正在此也余籌思之
熹方議下手其夫倉涣曰事已急矣勢不兩全願舍其
內保其外余曰是非理也胎未滿期安能得脫若廹之
而下則五內殘傷併為兩失余乃製調胃承氣一劑煎
數沸將大黃酒煨熹以去上焦之熱另磨冲服方及下
咽腹中如雷鳴余見藥力未到再令灌一杯頃間聞腹
中爆發一聲湧瀉而下純是黃水與所積物淋漓床席
余急令摸按胎元果已依歸本位鄰婦忽大叫曰此辰

方知有生痛已失了腹中已覺快了余乃製附子理中湯煎頭汁灌之繼以参术茯苓砂仁炙草作大劑調接數日諸症悉平精神更倍其夫拜而謝曰僕家妻子咸得再生全賴賢公之賜然余此藥乃不得已權宜之用以標爲本以攻爲補然驅邪扶正亦可謂心小而胆大也如初辰以因食積而致腹脹胎懸則又以食積爲命之本以胎元爲標攻去其積以保胎元此亦借攻爲補繼進理中一以去海蟹之寒毒一以温中州於亾陽之

後且能解大黃之蕩滌次以温脾養胃之品調養胎元而獲效姑錄之以見千百中之一二豈是常規

外感挾内傷案

一案余貴舅永營屯守官太夫人年過七旬患感冒月餘因誤食米餅脹滿辰軍中醫藥調護爲大官最信重者惟北客人林氏其次知醫從事者亦數輩更醫調治雖計旬而未獲寸效至是病勢轉劇危症蜂起林氏廢寢忘餐不知所向外面已整理後事大官始命余診視此亦不過或然之圖余入診視辰見夫

人精神慌亂頭頂如炎火遍額汗珠當胸一片烙如火燒煩燥不寧脹滿喘逆俱作兩傍侍坐姬妾亦已啼噓泣下余見兩寸浮數無力兩尺沉微欲絕余知孤陽無依上假熱而下真寒真陰竭雷火獨炎倘有以形之積滯爲事則幾微之氣欲隨壯火力窮乃止若不急爲峻補坎宮從其窟宅而招之納氣藏源水中養火使元氣能生於何有之鄉則援生不及矣火官促余立方余擬以八味丸大劑作湯減丹澤加麥門五味牛夕冲人參服

林醫一見便摇頭曰萬萬不可原来夫人所禀偏陰不嗜熱地若一入口則脹滿隨起余曰先生欲主何方林醫曰急則治標宜服中滿分消湯余曰然然之氣所當急固猶恐不及何可更為消其氣乎余所立方乃治命而不治病林醫又曰不然則服香砂六君湯余曰人參與陳皮同用則資泄元氣凡危急之方古人不敢同隊且半夏之滑砂仁辛香亦非固本之需辰本官見彼此争議紛紜問林医曰其從来調治侍夫人藥餌自非一

日若熟地入口則痞隨起余曰見是症則立是方乃對症之藥大官再問余曰夫人本不嗜熟地之滯哉素知之如此痞脹而更投之豈不速其禍乎公當採擇别方不得已則減半余曰八味丸以熟地爲君蓋重在真陰補水以配火滋陰以攝使玄水充而精血旺壯火歸源又爲少火今病在水衰火炎減熟地則君主弱何以爲驅駕羣品之用如此雖有八味之名竟無八味之寔然大官食糊終爲林氏所阻且在傍亦以熱病熱藥之大

官不能定見余知勢頭不果乃退去將至轅門見左壁官乃大族侄亦知医術余謂伊曰夫人之病勢在危篤余為林医阻議雖我已再三辯折而大官不能見左且林醫所學雖博而不約用於太平則有功用於危急則非撥亂反正之才耶左壁官謂余曰公當再入我亦力折其非庶或有濟余忖曰醫以活人為念目見其非若避嫌疑而不苦告必陰受其禍余入本官復問余復以此為對萬無改易之辭且聲色俱厲左壁官亦苦勸大官始勉從

之余得命乃急製前方親押煎完進服果一劑而汗止
燥寧浮熱盡退精神清爽思食然喘逆之勢微存余曰
氣不歸源也乃製生脉代茶而飲數劑後飲食漸進調
理旬餘諸症悉平氣色可加於前日辰大官甚德之自
此始見余粗知醫理厥後有事雖用林醫至有妨係則
求索於余此案之治昧者無不以外感之邪内傷之積
指爲有形之寔而不察無形之虗經曰人四十以上陰
氣衰其半況七十老人先天真陰真陽其不虗乎經曰

邪之所湊其正必虛不治其虛安問其餘若是邪氣之實乃是正氣之虛急為本原之治本原固則邪氣不治而自去誠哉真陰真陽為諸病之要領求生之根本也

非風卒倒案

一案永營中捍奇捍前船副隊訓武因塗泥治屋卒倒四肢强直身如木熱如火烙手不可近病如拽鋸眼合口噤昏迷不知人所幸二便俱秘口不開眼不直如此二日夜醫已四五輩或以星半括痰或以胸膈通竅易手亂投然無非以中風為定見以風藥為

對症病則全無退減脫勢復来此辰眼更直視口又開二便自遺四肢厥逆身如木石然不能轉側危殆始甚彼家始来請林醫診視（林医本調護官軍甚是敬重）亦曰六脉沉絶死症已見萬無可生之理乃别去彼妻子聞得林醫决以無生之理號哭告歸伊隊已給行路錢辰余因事過此遇林醫問曰先生何往林醫備道診視之故原那訓武為人純謹事我最厚我知中病再挽林医同来省問余見眼雖直視而睛猶轉谿四肢雖厥而身體微温彼

見我来合溪相視余知其昏迷診冲陽太谿則依然有力有神余細問始末知為藥之所困非為病之能且中風之一症無不由虛之所召其間所感所挾雖有不同然其要莫不由於陰陽兩虛五臟本氣自病而為内奪暴厥雖外有風候亦不過假象耳凡内傷者則氣上逆氣有餘便火火亢生風風行水動水湧為痰故氣也火也痰也其寔一源流也終不外肝腎二家蓋肝陰不足本於腎水有虧水者血之母血不養筋而僵直水不制火

而亢炎故東垣主氣言其本也河間丹溪主火主痰言
其標也善治病者於危急之際當純以補陽為要陽者
為保生之首重也危勢漸平又當以填補真陰精血為
去病之根基況風自火出火自陰虧陰血一得風火自
息奈前醫不能審此峻用風藥則血愈耗投以腦麝則
氣愈竄故初辰眼合口噤因過燥血涸肝急而口開眼
搭初辰大便閉身熱因過涼故火鬱而肢厥胃敗而滑
瀉初辰小便閉因氣竄故肺失治節而遺尿雖惡症已

備然腎乃先天立命之本脾胃乃後天生化之機冲陽
太谿猶存誠然可望余謂彼妻子曰此病勢雖沉困然
盡吾之力必可挽回且伊父與我有深情我决不忍去
彼妻子咸羅拜求救林医在傍笑曰公能活濟此病真
神人也吾當執燈追隨不敢為醫辰余聞林医過激雖
活人之心十分而怒人之心又十分矣余亦曰我治此
病不能全活誓亦不敢為醫言了各散余乃製參附湯
大劑頓服二劑自午前至未後四肢更得温熱如故服

已半合舌已伸縮惟臍間熱倍如火余喜曰真陽已回可保無虞乃製八味丸大劑作湯加牛膝杜仲五味頓服三大劑果見眼能開闔口能嚥嚼身能轉側腹知飢皮知痛痒二便稍調但四肢未得屈伸言語尚爾含糊余乃製八味去附子蓋偏重真陰精血加牛膝杜仲當歸白芍鹿茸作丸淡姜湯送下間以歸脾去木香加桂心如此調補一月餘諸症全愈出入行步加故而精神氣力更勝於前此我有更生之功彼之濡恩含德不足言

也惟林醫失於過激後每相遇似有不勝羞慚之態余亦諱之不提益可知治病必求其本治千人無一損信不虛矣昧者一見卒倒便指爲風譬猶樹木根本堅固雖狂風驟雨不易傾倒而至傾倒者靡不由根本（不牢固也）

寡婦鬱病案

一案情艷氾上人（名丁）夫亡未周終日凝眸哀悼之情可掬那婦因冒暑涉泥動作田間初感冒辰惟覺洒然毛聳頭眩眼昏而已頃之復甦至暮則勞倦神昏穩卧片辰發得一身冷汗復如故至明日午後發

一恠病其症眼則連睫口則連嚼如有物懸喉則連呑如蘗甚硬物而不能下面赤如火痰涎壅涌如水鷄聲手足振摇如舞蹈狀自汗如雨半辰間復醒如故惟少倦耳至暮又發如前症至次日未申辰復發如故但此辰兼有乾嘔幸而彼未延医蓋此居窮山絶境知醫者寡肎醫者衆不識者見此振揺鮮不謂中風之症見其原肎雨涉泥誰不指爲中暑中濕彼來求診於余診其脉左尺無力兩關洪數余知其水虧肝木獨彊侮侵脾

土故四末振搖乃風火之象連吞連嚼乃脾家病經曰脾病爲吞眼睫乃肝腎兩虧經曰腎病與肝病眼睫又曰腎水衰則肝陰燥急而爲睫乾嘔者乃虛火上沖面赤者乃陰虛於下逼陽於上書名戴陽是也遺汗者乃陰不爲陽守衛虛而汗且汗乃心之液血之異名腎水虧無以制火故相火兼君火廹心之液燥心之血而遺汗痰壅者雖云脾爲生痰之源肺爲貯痰之氣然脾痰則稠黄肺痰則清稀此乃腎水虧水不生血水泛爲痰氣之

餘便是火火上則痰升凡發熱全在陰分則陰虛可知
禁此皆爲見症之外象也至於求本則少婦新寡哀悼
之至愁鬱之情自可遥觀經曰憂思則傷脾悲哀則傷
肺且鬱則經絡不通陰陽窒塞當以五内爲急顧虚爲
本雖冒暑涉泥則暑濕之邪亦因正氣之虚故得乘其
間而湊入也余審定停當乃以二陳湯於午前投服令
探吐其痰得碗餘午後進服六味大劑作湯加麥門五
味牛膝杜仲頓服至二鼓服完三汁此夜穩然安睡絕

無少動明日再照前劑接服次日製歸脾加牡丹山梔
三大劑調補而安諸症如失精神更倍蓋此余前以二
陳探吐歛以開其鬱經曰火鬱發之木鬱達之且吐有
發散之意一有所挾之邪亦不能留繼之以六味峻補
真陰此補水以配火故壯水之主以鎮陽光且肝腎同
治補腎即補肝也後用歸脾湯歛補後天心肝脾之陰
血加牡丹以清東方之雷火山梔以瀉陽明之鬱火且
歸脾又為補土之外家使足厥陰生手少陰手少陰生

足陽明也此乃余述前人見痰休治痰見風莫治風之句故風濕痰之藥絶無一點入口而風濕痰不知從何處去了是可知虚為百病之由治虚為去病之要見幾者當以外邪為標正氣為本治千人無一損矣

陰虚單熱案

一案本隣人名圖伊亦遠寓卧病月餘祿禱診治備至一日見彼兄來乞犀角自謂那所匿欠因言彼弟病已月餘只有一熱症未得一醫寸臧今一醫調治十日來每劑用黄連至二三ツ方見熱有少衰之勢然

日甚勞倦已五六日来饘粥不能入口惟稀糊以自保而危之機必不能免余聞得熱乎與服黃連病減而倦已暗覩了原来彼弟先天真陰虛甚年方五旬而齒落其半常日每有所苦則来求藥雖外感有強邪余雖少行散逐更尤加意於真陰咸能速愈今彼之熱乃假熱耳醫不知從陰以引陽反以寒凉直折則虛虛之禍速至經曰陽火利於正治陰火利於從治仲景曰壯火可以水折可以濕伏至於龍火逢水益燔逢濕益熾惟從

其性招之則安故曰火〻安其位則萬象泰然蓋甘温能除天熱正此謂也余謂彼兄曰伊乃戚屬人見其禍不忍不告原彼之素禀我所深知廼因伊他往致為庸醫所困若再許犀角譬猶雪上加霜投石下井許汝猶授利刃以殺人也余再三不從然彼兄覩熱退猶惑是医之可治堅心求之余不得已乃許因告曰服此不過一劑必神昏譫妄危症隨起汝切記之非我之不報果於次日見彼兄冒雨而來倒拜求救伊曰彼弟服完其劑

自半夜于斯煩燥殆甚言語錯亂昏不知人二便自既
命在須臾僕等萬受不聽良言之罪願深恕前愆廣發
慈心使僕等兄弟仰荷再生之德余曰乃匡濟人之術慈
愛為心以活人為念不以貴賤而異等不以親疏而異
心胸裏容容然何恩仇之有余豈以此為介懷乎余乃
涉泥而来已見彼昏迷譫妄揚手擲足卧不片安居口
盡裂舌胎如白錫四末雖不甚熱只胸間一片熱如火
格神情驚惕如人将捕辰辰口張似吐非吐出多入少

氣從臍下逆奔而上似喘非喘身如乾柴全無潤意診
其脉果見關寸浮洪兩尺微弱上假熱下真寒不待言
也余乃用布參五ツ熟地八ツ白朮四ツ麥門二ツ五味一ツ牛膝
二ツ大附一ツ龜膠二ツ煎熟微温服完一劑已見似嘔似喘
之症全無惟熱與燥半減再劑諸症悉平只存舌胎如
故余乃用六味丸大劑作湯加麥冬五味牛膝化班龍
冲服數劑外塗百花膏薄荷汁舌胎脱如蛻然神清思食
再製八味丸加牛膝五味杜仲半劑間服補中湯升柴

酒炙月餘兩足與面腫起余曰火之源未盡隆之翳未消故也只依此調攝二月餘康強如故而神色更佳此案余知彼之根本雖虛向是勞役之徒故自中邪之後則汗之清之下之滲之朝張暮李不知其幾而猶能吞藥故雖有危症悉具非本病也皆醫許之也故能挽回之速若是辰前醫有見真熱症如此舌胎如此而慢將桂附仁意肆投無不欲少待以觀其變及見一一應手方悔前醫之誤用苦寒

血熱毒盛氣虛症險案

一案遞

村人名屬女十三歲己卯夏患痘初熱因外感重頭疼身痛無汗憎寒壯熱鼻塞聲重咳嗽煩渴昏迷譫妄大便燥結小便赤澁彼來求治初辰余亦不以發痘為隄防見彼形体黑瘦從血分藥兼表散之雖汗而熱不退再清解微利之熱亦不退乃壯水制火雖未多減而神識稍清煩渴稍止藥過後復如故此辰熱已六日余甚疑之六親来診視果得耳尻中指俱冷其脉沉數且痘脉自發熱至起脹宜浮大不宜沉細此為血熱毒盛之至余

以升麻葛根湯加解毒清血如紫草紅花牛旁川芎之
類以清托之雖見熱而不敢驟用寒涼恐冰伏其毒至
暮余再來看辰燈照始見症影隱隱於皮裏遍體紅斑此
辰又兼腹中脹痛失氣甚臭知其內有積糞與毒雖仍
以前方加酒炒大黃微利之次早来看見額上一片如
胭脂兩顴地閣等處密如蚕種胸背稍分顆粒四肢密
似針頭吞嚼則喉中窒碍如有物而微痛身猶大熱如
火面已預腫余見種種惡症來多倘能以人力挽回亦

必旬日艱闕且辰方盛夏余力不耐煩又彼兒乃最貧
漁户所居小艇蓬穿板裂臭濊之氣濃濃襲人勢不可
近撞鼻風来悶然欲吐余謂彼曰此女乃是最險症症
余不能濟汝當别求名醫終爲可保乃别去至暮間見
彼夫妻携来柳芙與錢五貫羅拜於前曰不幸彼女偶
罹重症家資貧苦無力求醫萬乞廣垂憐恤活彼生路
願將此女爲奴婢以報終身重德日間貿賣漁網辦来
些小薄禮不敢圖報藥需聊表誠意余曰我非爲汝貧

而不救只為力不耐煩汝將來之物宜急取去以為求別醫之禮彼見余拒絕極嚴乃曰從來生死全望在公手如公不能下顧家無隔宿之儲焉能求救於別醫當休了只惟沙前待死而已夫妻各含淚拜別而去辰余觸此光景不覺動了天理人心將曰今之醫乃富貴之醫非貧賤之醫倘見藍縷之形容便不啟齒豈肯不吝藥餌拯濟以望茫茫之報乎且醫仁術也惟以活人為念失我片辰之勞得彼終天之樂雖失亦得也况彼死

裏求生而望醫醫又治其易而去其難則何以醫爲余
乃命藥童急喚彼来謂曰非我厭汝之貧不肯周濟只
爲力不勝勞向尔有衣有食我不医有他医然汝貧甚
必他不肯医故我不得不医然汝女之症十已八死我
令不惜藥餌不吝勞苦庶或挽回於萬一亦汝之陰德
也汝將来禮錢仍再持回以供柴米余乃然燭来看此
辰腹中脹痛拒按又甚余以熱壅於内腸胃燥結若不
急爲表裏疏通則陰陽何由寬暢以鼓舞其毒乎仍以

桂枝大黄湯加升托藥頻服得微利而脹痛隨止不敢盡劑然咽喉乃水穀之關津一身鎖鑰寧容少緩乃用搜毒煎加甘桔牛旁玄參荆芥之類果二劑幸得如硬物者立止惟微痛耳其痘已四日始能出齊正額兩顴等處密無縫隙如蒙頭鎖項不言自知其四肢覲無分地界惟胸背稍稀粒粒雖能鬆起而頂平色紫幸而摸過猶得轉白余思若不預爲清熱解毒尤加意於托送則毒伏黑陷紫陷勢所必至乃以黄連解毒湯雜以芎

歸連翹桔梗山查玄參丹皮紅花赤芍粘米黄芩石羔紫草笋尖桑虫片甲羚羊髓猴孫用日日易服漸得起勢氣得尊於頂血得附於彙紫色漸變為淡紅燈光之下艷艷有神有色然血燥毒壅腸胃秘結每劑各用大黄以微利之則熱緩神清不然則有昏昏不識之狀至七朝來熱勢稍退毒已漸化為膿至八朝来膿色微黄粂始敢投以補氣藥如保元湯加鹿茸以峻補之兼粘米角刺入乳少加肉桂以鼓舞逐毒又顧盼血分藥微

凉補之以杜其抓破之患此屍痘見極臭余喜毒氣已
盡至十朝來忽然寒戰如瘧畧吐二次又作泄瀉至半
日而痘色已有灰白倒靨之勢余知以有限之氣血抵
無涯之毒勢能拘之能載之使邪不得逗留於中聚於
窠囊而化為膿漿則煦濡之力已竭矣且書法以血熱
氣虛而驟補則助邪為殃今余見點後始用清凉漿微
寒始敢温補蓋不清則有黑紫之陷不補則有釀膿之
需滋之寒戰泄瀉俗云回漿之後然此非也蓋血氣逐

海力窮五臟空虛之故內無主持而然譬猶用兵連年雖四海昇平而府庫告竭余乃急為補托重用丁桂姜附以溫之果得立止依部結痂但至十六日惟面上不落余以面乃諸陽之會痘疹毒參陽位又為預靨之兆則陽弱可知至結痂而孤陽之分又不能落則陽無力矣余乃專用補中湯加川芎減黃芪大劑濃飲至二十三日始得和皮脫去窠然加偏磊面一般相似甚可驚恐這案余治此痘日夜不敢相離其間賊痘疔痘則身為針

刺凡每臨着辰則脫去衣服於岸上赤身而入以綿塞鼻含氣如漁家入水之狀一氣着完急出則一身淋汗回家更為薰洗方能飲食不止此也凡彼之柴米燈火有不足處則又加周急計來自發熱至還元前後共一月四日余之藥材調費不過五貫之數而使彼再得有生全體并無廢缺王應震曰醫家有造化之功誠可信於此歟

真熱假寒案

一案本隣鄉老名臺妻早晨空腹冒暑行役忽得寒熱交作四肢厥逆下痢小腹絞痛雖上壓以重

綿下灸以炭火辰當炎天而不勝其寒死而復甦命在
須臾彼家急來求治余意以夏月伏陰空腹感冒邪得
乘虛而入乃以附子理中湯投之片刻復見彼来言藥
纔入咽一湧而吐了余疑其寒所阻以寒導熱方能得
入乃令煎取二汁浸冷許服刻間彼又来告曰此藥下
咽後雖不吐而痛瀉如直射病勢甚篤乃求余就診余
來見面雖青而眼赤如火煩渴浩飲診其脉沉數而有
力余始知火極似水之症然不飲上池之水豈能無疑

乃令以冷水試之與一小杯病人飲了張口作聲稱快再欲索飲余乃以六一散調微温水飲之其寒厥痛瀉並已退減惟腹痛仍然余以白虎湯石羔生用散末調服果一劑而痛瀉二次隨止自頭至足津津汗出遍身發熱如火卻衣求扇腹中絞痛亦止余繼以清暑益氣調之而安按此治初之聞問誤以為寒及後望切確見其熱誠哉寧以不足之法治有餘則可以有餘之法治不足則不可王太僕曰寔症有羸狀誤補益疾羸症有

盛候友濡舍宽試思益疾與舍宽四字誰爲重輕其中已明判了余以冷水試之者蓋水乃天一之精甘寒直走腸胃無傷陽分假熱之症則拒而不入或入而嘔而腹微痛假寒之症則快如琥珀拾芥此乃景岳遺秘余每以此取驗病之真假自無遁情得效甚捷

感冒胎動案

一案漁戶人名著妻懷娠七月患感冒寒熱似瘧頭疼身痛將二旬來熱傷胎動腹痛煩渴殆甚坐卧不能能轉側前醫謂胎元下墜乃升提之胎又搶胸中

而痛愈甚再一醫謂宜降則胎下墜在臍下腹痛愈密小便閉澀勢又倍矣升提此醫曰下之太過則微升之微升不止又大升之大升不能計窮又謂可急安胎爲主已經數劑而痛墜之勢愈甚彼始來余求治備道始末余不覺大笑曰可憐那兒渾然一塊肉耳不識好歹焉知憎愛如牛如馬任人牽携引之則上挽之則下疲於奔命何醫之不深明經義有曰凡因病而胎動則去病而胎自安因胎而致病則安胎而病自去今因感冒

熱甚傷胎則當去病而胎自安何必以脾胃為戰場以胎元為戲毬使之上使之下乎余來看底見那婦年已六七詢之產育已多則天癸虧竭可知且形體黑瘦髮焦面皮慘黯如炲煤此亦水衰火勝血少陰虛之兆況胎元繫於兩腎之間如懸鍾在樑胎之牢穩全在賴此令壯火煎熬真陰樑不牢固而鍾豈能安穩乎血既病則氣亦傷經曰陽虛則外寒陰虛則內熱陰陽俱虛則寒熱交作故外見假象之寔邪豈不內因無形之本虛余以

六味丸作湯加柴胡白芍伐肝邪斂肝血加炒知栢以暫
抑亢炎果一劑而寒熱諸症立止此胎始得少安余知
逐下之故逆於胞脬而作漉投以補中倍升麻提之胎
還本位而小便利再服前方去柴芍知栢加麥味杜仲
續斷二劑以為填補真陰之具繼以調脾養胃丸加意
於參朮以安之不旬日而康彊如故

亡陰潰汗案一

案本居泡下鄰人名卷患感冒於三伏惡寒發熱頭疼身
痛無汗醫投發散已四五日不解此辰身更如乾柴煩

渴殆甚再一醫亦以猛劑解表數日不能發熱勢蒸蒸晝夜無休歇病家見一一不驗停藥二日忽發暴寒戰慄如瘧寒去再熱半辰間汗出如雨而熱退半身以下凉冷如氷半身以上猶稍熱頭痛如破眼不能開胸中鬱熱悗儂寤則自汗寐則盜汗煩渴如故精神更甚慌亂惟兩足心熱如火烙以凉物壓之則可不然則煩冤跳躍不寧彼更求醫救治投以固表斂汗而汗不能止日則愈甚浸濕床席身如沐然彼始來余求治且備道

元末余曰扶危濟急雨夜不辭乃醫家分內事非余畏
勞不行然備聞詳細余已暗知了此乃陰虛發熱之症
雖有所感亦因虛也陰虛則水衰血少經曰寒之不寒
取之陰故有求汗於血之理從陰引陽之法前醫一見
忽寒便云表症猶在而屢汗之不知風藥能耗血血愈
耗而汗愈澁不得不身如枯柴後醫意前醫藥力未到
又峻投之以致陽虛於衛而發寒陰虛於榮而發熱榮
衛交爭寒熱並作似瘧下半身凉上半身熱乃陰已於

下陽脫於上汗者心之液液竭心虛故精神失守而慌亂頭痛如破乃無陰相濟相火氣炎腦將解矣胸中悩憹乃隧道閉塞中土乾枯兩足心熱乃陰虛水竭湧泉乾涸也經曰諸陽脉起於十指端諸陰起兩足心陰虛之症一一可據確顯無疑余乃以熟地六匁布参二匁令濃煎浩飲一日夜而煩渴悩憹頓止精神安定頭痛稍安潰汗半收繼以熟地六匁布参二匁麥門五分五味一分大附一分牛膝二分白朮二分頓服二劑而諸症必退惟頭痛未甚平

余以加滕味麥之八味丸每服ソ七以歸脾湯送旬日間
陰平陽秘而百病自治矣此案余以汗瀆洩雨則五液俱竭
非獨心也腎主五液必玄水乾枯故陰虛之症小便頻
澁以陰不能守也故重用熟地以峻補真陰急生精血
以大補元氣之人參托住中氣於將脫之際次用難全湯
以補一氣化源使火生土土生金金生水源源而來為
不竭之用繼以八味丸兼補先天水火間以歸脾湯接
補後天心脾之陰血人知汗屬陽升陽可以發表誰知

汗生于陰養陰可發汗故可見雲騰雨致之妙用人知
亡陽則汗脱誰知亡陰汗亦脱蓋陰爲陽守陽爲陰使
陰不能守於内陽亦不能衛於外湊理涸然而汗脱經
曰自汗屬陽虛盜汗屬陰虛亦不能守衛之義也余臨
此症漯然不用黄芪防風麻黄根龍骨牡礪之類而汗
自止不顧支離之見而蜂起之症自除惟以陰陽氣血
爲事旨哉經言知其要則一言而終不知其要則流散
無窮何乃惟惟然爲治頭治脚之見哉

小兒咳嗽案

一案隣人曰名孩兒方二週患咳嗽病經數月來每午後則寒熱似瘧遍求湯藥不愈日轉漸甚發咳辰氣絶復甦身熱如火形如鵠立勢在垂危彼父母抱來我家旁寓求救余來看辰眼已半合腹脹而瘀起四肢漸厥啼哭無聲半辰間又見張口摇頭捁腹遺尿伊父母曰此彼咳也少之復定飲乳復嘔便如鷺糞余見種種惡候必死之勢已在然念彼父母之誠以此兒性命懸於我手我不得不以伊父母之心為心而為死

裏求生之計余念脫已具則幾希之氣所當急圖爲問孤狸乃以布参五ツ白朮四ツ大附二ツ濃煎頻灌自未後至二鼓已見四肢温煖腹脹盡止喘息稍調小便清利余知元氣回肺氣下降必有可生之機夜半又發驚搐如驚風狀戴眼直視手足振揺痰壅涎溢口不能合有一醫勸投以黃牛丸余曰若投此藥何異入井下石蓋此真陰竭絶五臟空虛経曰内虚生風凡直視掉揺乃小兒無陰此陰氣未全肝火獨旺相火亢炎水涸血枯筋急而爲此候

也氣不能歸源痰隨氣上而喘壅口不合而流涎而土
虧之兆經曰脾虛不能攝涎是也爲今之計急以本原
爲首重豈可以脾既虛更用牛黃以平土腎既竭氣不
歸源更用龍鵬以竄氣觔既燥急則經絡兼用更投麝
香以疏通凡非風之症誤用龍鵬麝香則引風入骨如
油入麵終不能出余不聽仍以六味作湯加膝仲味麥
濃煎別磨好辟肉桂格口灌服纔得一小杯諸症悉平
余思我欲納氣歸源而氣不肯歸既來復去經曰遇症

之盧亟保北方以培生命且真陰真陽乃求生之根本舍此奚適余以加膝麥味之八味丸每以研服以布参湯送下又間投参芪姜草以為後天生化之机如此調接二日夜方保無虞此辰飲乳已健拂逆其意已知觸怒啼聲漸大余喜曰肺出氣腎納氣肺為音聲之户腎為聲音之本今根本既復故聲音悠長余仍照此調補二旬餘再得扶步倚立喜笑如常這案余以求本為事而諸症全愈蓋小兒純陽無陰乃稚陽耳昧者以純陽

爲有餘之見拳手肆用寒凉旣云無陰而又戕其陽豈不陰陽兩敗乎且陰氣未旺（天癸也）相火專權故凡病易於發熱易於驚搐無不由水衰血少而筋氣無養之故也余見咳從臍逆奔而上知其氣不藏源雖云痰出於脾咳出於肺不暇以脾肺爲事而諄諄以事腎爲根本之地重用桂附方得保全人謂小兒純陽忌用辛熱小兒臟腑嬌嫩不可近治與小兒無補腎法種種無稽之語智者亦爲之橫起胸中昧者必爲之印定耳目天枉無

窮倘遇此稟虚症惡之兒舍此之外無別法矣

小兒單熱案　一案園中人名廉侄女年甫六歲素患熱病形勢黒痩䐇膚甲錯頭痛鼻衂飲水無度小便頻數大便燥結每便辰結秘啼哭遍身瘡疥辰當盛夏忽患暴倒口噤眼閉舌出潰汗如雨四肢縱緩身熱如火痰如拽鋸昏迷不省見者並謂中風之症幸而彼未及藥餌故得無聄麝星半蚕蝎驅風逐痰行氣藥入口之禍彼急抱來余處求治余見六脉浮大無力余知其真陰

虛甚玄水涸竭雷火獨炎經曰寒傷於形熱傷於氣故卒倒之症東垣責之氣虛此兒素患熱病兼遇亢炎之邪氣而然經曰寒則牽急熱則縱弛又曰氣中無血則為抽掣拘攣血中無氣則為緩縱縻弛故筋急者責其無血筋緩者責其無氣口雖屬脾而上下牙床本於腎腎水沸上涸而口噤且人身何處之骨不屬腎何處之筋不屬於肝水衰不能養木而筋亦病也舌乃心之苗舌出則心絕此不治之症幸而猶紅潤出見半收此由

熱騰陰傷血乾纔縱然如此之熱乃假熱也若遇以寒
凉峻攻力窮之炎勢一見水折則自滅而不能反本矣
経曰火即氣不得其平而爲邪若惡其熱而直滅之火
絶則氣亦絶矣余以六味作湯加麥味以救水之母加
知栢以暫抑亢炎果一劑而諸症如失継以八珍十全
歸脾接補後天氣血間以壯水配火爲本事加減出入
以調補之書曰火之有餘因見水之不足若欲去火以
復水則既衰之水未必可復而並火以去之豈不俱傷

兩敗乎如此旬月餘火得水生陰爲陽基而前陰熱燥
結諸症並愈飲食始能爲𦞦膚矣

産後假塊案　一案

藥材商婦名單産後數朝外因遇感風寒暴發寒熱百節
疼痛不能轉側腹中有塊大約盈斗硬如鐵石痛如刀
割錐刺塊墜臍下則小便閉澁淋瀝下血塊搶胸間則
膈悶嘔逆延一醫醫以逐塊爲事投以莪朮與行氣破
血之品經十三大劑而塊愈日愈長脹痛寒熱愈甚辰
辰張口似嘔則氣從臍下逆奔而上如發喘之勢彼夫

見病勢垂危急乘小舟来余求救原来那婦余每取桑材往来情義甚厚聞得有急乃不吝雨夜来救及余至辰拏家甚愴惶診見六脉浮緩無力余忖曰沉微乃產後正脉今反浮緩則真陰虧極精血衰少且伊婦素禀陰虛形體黒瘦詢来產辰醫許服行血藥去血過多余曰醫多執泥產后逐瘀瘀消然後堪補之句以為穩當之法況腹中現有塊痛如此故愈加意於攻逐而不顧本源虛寔凡產乃氣血兩傷之症猶然行氣逐血不知急為求

本待欲補辰恐無受補之日矣以余之見氣虛則滯氣滯則血不行凡有積塊亦不過因虛而假象耳經曰壯人無積虛則有之且人體薄血既不多產的所下已甚醫又肆行攻逐如此則何惡癥之有爲今之計所當急補氣血之根全在真陰真陽爲事凡大益則元氣固水壯則精血生若徒以後天氣血爲事猶如種樹惟知敷繽枝葉不知灌溉根基欲望其暢茂則未之有也然產后惟以發喘爲最惡之症令氣不歸源漸以逆奔而上

所當急固其氣引之藏源緩則難為力矣余乃以加牛
膝炒麥門煨五味之八味丸作湯大劑濃煎頓服果一
劑而脹痛喘嘔並減其半神識稍清又改以迎源救腎
湯加柴胡益母而寒熱身痛隨止乃照前之八味丸作
湯減丹澤加歸芍膝仲每劑煎完三汁混作一汁去滓
煎成稀膠頓服如此調補三日夜而似鉄似石之塊積
不知溶化於何辰去了飲食漸進神體漸旺余始以八
珍歸脾與前劑作湯間服一月而康強倍於前日按此

余以補正而邪無容地若謂塊消方議補與有積誤補則助為殃之說此前人為治實者法若產後氣虛見症既虛而藥又虛之豈不重虛虛之禍乎且如塊方甚大甚硬誰不指為血聚氣積為癥為瘕余特以為虛象假形從此因而治之不攻而自破其捷效如此較之硝黃莪稜與花蘂桃仁紅花乾漆蒲黃靈脂玄胡枳實巴霜種種破氣傷血之類無情惡劣之性其胃壞矣首裁王太僕曰症之實者猶攻為補症之虛者以補為攻全在

不拾正氣為要非参术之能益非硝黄之損盧寔之間識医之巧耳

脇痛脹悶案

一案永營志守官進京奉侍辰當炎熇太夫人年高公子幼稱命余備將藥需護隨途経清華象山潮退舟洄將旬餘余每偷閒携帶詩囊酒壺登山迯玩狂吟亂酌雖一木不足供高興無日不夜歸一日余造清舍談禅僧家有病人商量求醫一云我本方惟有才先生學術精通最為高手余乃盤問那医清往在何處伊曰象山東邊大瀾旁樹木陰森乃先生懸壺之處

也余聞得清幽趣味激動高懷與山僧作別而去來到
山門一望如畫乃攜童直步而來叩動柴扉見一道童
來問曰官人乃何方姓氏來叡廬又有甚麼緣故余曰
先生在否道童曰在竹軒下課兒余曰我乃舟中人因
舟泊迓玩欲投謁先生閒談遣與汝可速去稟知道童
去了余在庭前閒望見庭之西邊種得數老株梅樹雜
與竹石為配青白交加疎影橫斜淺深如畫庭之東邊
上墻內飄出一株大樹施黃鬪綠絲絲織錦條條柔得

往来風庭中架起二敬天臺臺之下遍植奇花異卉香色宜人余忖曰人謂一出茶湯便見妻司此清幽則主人滋味自可知矣頤之道童來曰請官人進步余乃跟之而入来到竹軒下與那医作揖分賓主坐定那醫曰官人舟洄遣悶詩酒滿山小醫無緣不能早遇余曰景少情多難為酬答況獨伴無聊偶在山僧聞得先生抱學深藏拙亦粗知醫理不辭造次自来投謁正欲廣見聞終未及耳那醫曰某乃村野粗工見識疎淺慚愧虛褱

片辰間說去說来那醫惟以氣血臟腑相應相乗爲辯論余以陰陽五行易數醫理道體相関作高尚之談那醫亦以彊愽爲心服余見此醫叚叚言語雖不出醫學一書範圍之外然精熟無以加矣可稱儒醫多晚那医曰其有痼疾已有年来家醫無功遍求朋友相濟亦無退减誰知吉人天相幸遇高医願賜神竒使二豎無藏身之地千里相逢非偶然也余亦無辭避曰不敢不効力以表相知那醫曰其素禀血虚形體瘦薄於前年夏

初因冒雨而得初發辰左脇下見一小塊痛如錐刺意
爲痰濕拔之不効其塊漸大意爲脇癰服托裏消毒其
塊漸消而痛不止至兹已一年餘每遇陰寒則發兩脇
俱痛更兼脹悶連作噦聲膻中惱憹當心一片熱如火
烙口中涎溢噬之不及此辰惟以熱物熨之則少安或
一日半日又如故但左脇微微似痛似悶無休歇然飲
食未衰自數月來口雖欲食及下咽更飽悶大便溏泄
每早晨則瀉一次小便日則赤澁至夜則清利不寐辰

則有頻數無度寐辰則盜汗衣酥辰則自汗合背心中跳惕如驚然余曰望聞問切缺一不可問症以辨其外切脈以知其內則虛實自不遁情那医求診余見兩手左右寸關皆浮洪無力兩尺甚微右尺更弱余曰怯觀體質皮白言語氣短音韻不能接續則先天真陰真陽兩虧自可逆觀而真火尤甚經曰五臟皆有相火惟肝之火獨甚於他火善則發生惡則為害初得辰左脇有塊雖指為痰為濕為癰此有形之疾病名狀非此則被

何必深求總不外火衰氣滯或血或痰或津液凝聚而然每遇寒冷則發豈非氣虛於表陽不能衛乎胸中懊憹熱如火烙作脹作嘈此皆無根之火浮遊中焦經曰諸嘔逆上冲皆屬於火是也口中泛溢經曰火會則水聚又曰脾虛不能攝涎變以熱物得安則此中寒可知又甘溫能除大熱之意同氣相求虛熱已兆口思食而腹不飢乃命門火衰不能上蒸脾土故脾失轉輸之用譬猶釜底下無火力其何能蒸熟水穀乎故思食而不

脉大便溏泄由中寒也下焦火衰則小腸不能滲泄膀胱不能滲入蘭門無主誰其秘別水穀故併歸大腸而日下溏泄每早晨則瀉一次經曰北方黒色入通于腎開竅於二陰故曰腎爲胃關又曰腎爲一身鞏固之官腎以二陰包一陽其卦屬坎旺於子亥半夜以後則一陽生此辰陽不能生坎不能旺故晨瀉小便日則赤澁夜則清利乃真陰虛甚日爲諸陽用事陰愈衰而赤澁夜爲諸陰用事陰得陰助故便清然利多亡陰經曰中氣

虛小便為之變昧者以赤白分寒熱非也不寐又頻數經曰寐辰則衛行於陰而主靜不寐辰陽不藏陰不靜而愈燥故頻數寐則盜汗衣醒則自汗經曰泊屬陽虛盜汗屬陰虛又曰陽為陰使陰為陽守陰不能守於內而盜汗陽不能使於外而自汗心中驚悸乃心腎不交之象心藏神腎藏志經曰火之精為神水之精為志水火不交故神志失守而怔忡驚悸且外憑以症內參以脉算來無不由真陰真陽兩虧之故為今之計全在本上用力

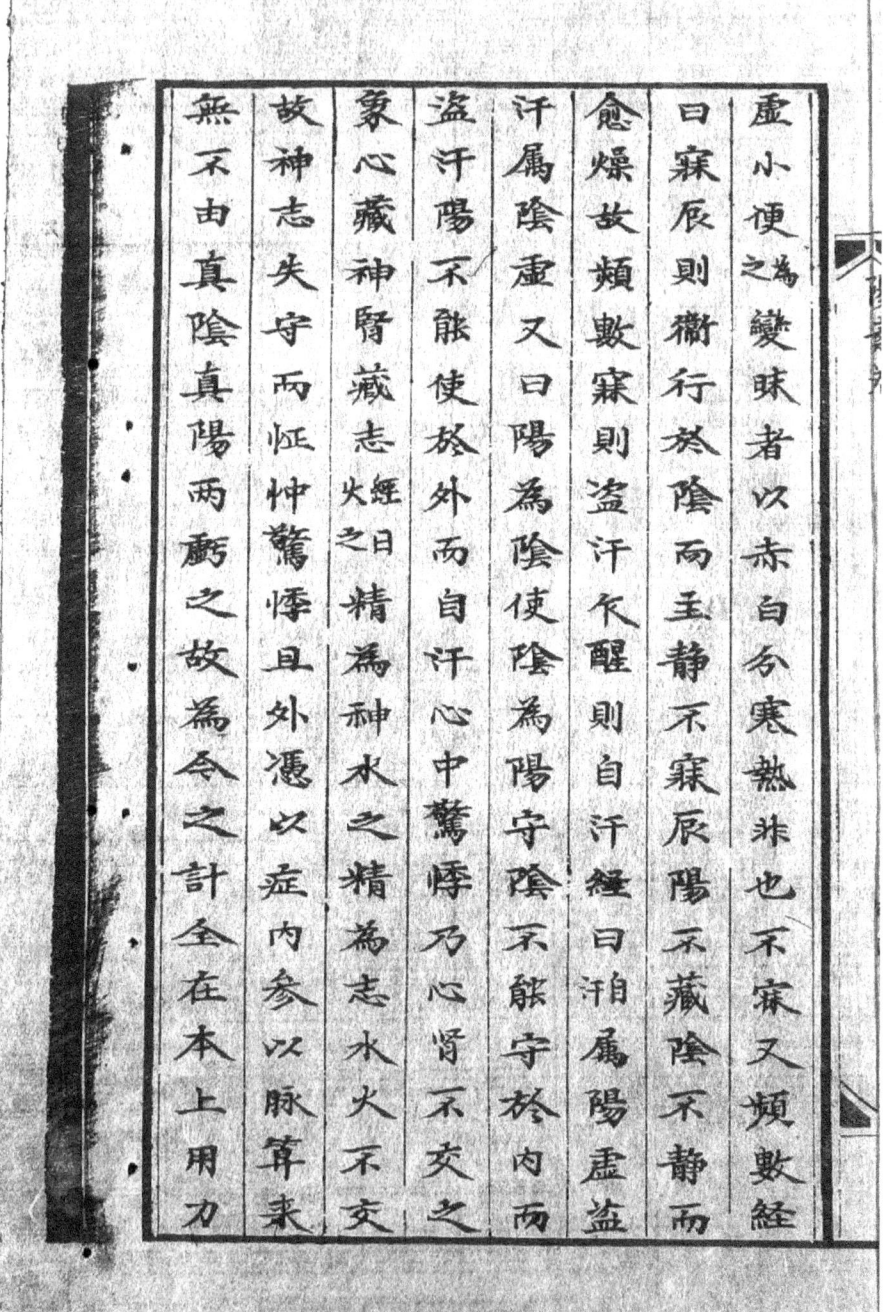

若徒以氣血為事何異隔鞋抓爪那醫嘆曰此辰拙如
蔓中人始能醒悟管中窺天不其大拙在窮僻山巷業
醫數十年來雖未能窮究書典然已為本古聲醫之右
令聞賢公辯析病情深指經義一一有憑有據線索井
然則從來拙之學習聞見已不能在其中矣可愧近之
及身遠之及人身且不能及況及於人乎然所可疑者
譬公謂全在本上用力不以氣血為事從來拙之心事
惟知火陽水陰則水火亦陰陽陰陽亦氣血也余笑曰陰陽者虛名也水火者

寔體也氣血者乃後天有形之寔水火者乃先天無形之虗書曰小病必由氣血之所傷大病必由水火之爲害治小病而捨氣血治大病而捨水火直猶緣木求魚刻舟求劍故曰治諸病以水火爲根以氣血爲用又曰充足空虗者氣血也化生氣血者水火也凡遇虗損之症只當加意本原本原固自能化氣血書曰氣血更有氣血之根陰陽更有陰陽之所故余之用力全在根所二字而已何必區區於氣血哉故曰壯水之主益火之源

從陽引陰爲火中補水之妙從陰引陽爲水中補火之法此皆求本之道也那醫聞這等言語半晌間如愚如癡方能醒悟那醫乃將自家藥品求製劑調服余曰拙舟中備足何必彼此那醫堅求余曰非我有秘第思草木神靈全仗水火烹煉則優劣相宣且拙之炮製或因書變或以意成亦猶兵識將將知兵故多寡險易自能相濟余命家童就舟中取藥箱來調製以顯無私藥箱至余製八味丸作湯加蜜蒸五味末炒麥門生用牛膝

作三大劑許服那醫一見藥品精細贊不絶口曰學之
旣精用之又審非潦草可比辰日將西沉余作別而去
得數日來早晨聞岸上喚聲余推窓看辰巳見那醫立
於溪邊余不要行那醫堅立苦求余知此病巳得好了
余乃携童偕往至那醫家辰巳見家中恷陳酒殽盛饌
那醫笑曰前者賢公偶來失於欠備今特具山殽野味
聊寓微誠余曰爻不深而曉深是何道理那醫曰天以
賢公賜我半載沉痾失於一夕再生之恩無由以報些

小薄物何足介情余曰從服賤藥以來病勢差減如何那醫笑曰痛已失了轉側持重已無微碍了食已進了晨瀉已止了惟大小便與汗始能減去少了然氣力稍加於前似爲多勝余曰久旱逢霖雨未能速潤枯槁之故余乃命製前方作丸以歸脾湯送下余曰依此調接數月間不特去病精神更倍於少辰耳那醫自是無日不供備殽饍身來相邀或在鍾樓或巖前石伴觴飲閒談余不來辰則又携至舟中嗣談愈加親至忽望潮勢

滿彊余來與那醫作別進京那醫以清參一斤上肉桂半刄餞行余曰千里相期何乃如此那醫苦乞笑留余曰人參係是方物敢不如命肉桂如金如玉萬乞奉還再三始應再命運家備將酒物粽魚與家大什物滿担送至余舟中萬萬苦求余不得深受辰潮來甚急舟如箭流那醫立石岸上相送惓惓有不捨之意再餞詩一律頗浪飄風泛泛行舟已遠而一望悵然　其詩云

千里相逢豈偶然膏肓驚走上池仙
千山紅杏難爲報想玉顔辰拜遠天

余見此詩清新可

妄甚得詩家之調恨我晚遇象山洛余經旬徒嗟独而余
反覆吟讀不覺此夜為那醫作夢中之語者數四

關格案　一案余護隨貴舅屯守官進京省里梟社駱旁邑
滁州御官陳某患關格病已七八年来其症當心間懸
格如物有吋阻腹下雖饑口不能食每飯只一二口稍
過則復咂待一二辰晨前食化盡始能再食一二口其
飲水亦只一小杯以漸下咽則可過則胸瀝瀝作聲如
腸鳴而痛勢不可忍則低頭向下其所飲水又出而安

小便閟澁大便先燥後溏彼心友守府官以余相告彼因来求治於余原来彼之堂兄堂叔現皆内院良醫自家調治旣久不效亦已遍求院中諸醫方論亦不應彼見余千里遠來炎途可畏必不要行（辰當盛夏）乃使親弟皆来（那人亦習医）并將從前諸醫所許調服不下四五十方方之下又詳註服幾劑病或增或減與某医所賜之方一一遍述遍来余看盡彼期於必愈不以難醫爲心余遍觀諸方無非行氣消痰升提之品倘有補者亦不過四

君六君補中之類余笑曰非我畏勞不行葢此症我已歷諳了經曰陽不得升曰閉陰不得降曰格然此症有噎隔翻胃關格各各不同病源逈異今觀之諸醫方一槩混治不能分上中下三焦之所因且關無吐出之由格無食入之理陰陽之氣不升降耳寔則暫通為補虛則暫補為攻然其要氣虛不能運化而生痰血虛不能滋潤而生火東垣云治痞隔用行氣藥而不能通者正不知有此也故前哲深戒誤用香燥之藥今見前服諸

方純用行氣消痰無非香燥之品則徒有散氣耗血之害且氣虛則痰易生蓋脾虛不能運也血虛則火易熾此陰虛不能制陽也若徒用行氣雖名治病適足以助病王太僕云飲入即出是無水也食入反出無火也無水則壯之主無火則益火之源為今之計只當急補命火以扶脾母本草云中焦為寒所阻陰陽之氣不升降須重用附子方能自通蓋命門火衰譬猶釜底無薪下無火力其何能蒸腐胃中水穀耶故腹中脹滿安得不

吐醫不知此徒以山查神麯平胃化食益速其禍耳余
乃製八味丸作湯減澤瀉加麥門五味牛膝大劑濃煎
又戒以頻頻少飲待得隔通不發吐則仁意浩飲至次
日果見彼家備將辰物來謝曰服盡頭二汁胸膈快然
飲食無碍小便清利今日方知去死已遠念此再生之
恩無涯報答敢請尊公辱來敝居以伸一拜余曰余以
活人為念扶危救困為心倘得有濟乃分內事何敢言
功不必相擾余堅辭不肯行余又曰我南畝在迩不能

看護巨公家累世醫我安敢弄斧班門然同道相求敢
陳管見余乃寫出前方毫釐詳悉許與伊弟使服完十
劑後再照方作丸與歸脾湯去木香加甜桂間服彼見
我公心無隱愈加嘆獎余登程日又盛將方物餞行余
因忖曰我退居山僻十載攻醫廢寢忘餐寒温不捨雖
有稍得之處亦耻井蛙之見不知其大也及余臨此症
見羣醫方論皆是御院各医不下十輩而病情藥品脟
絭如此不過治頭治脚之見甚為可嘆況其他乎天下

之廣人才之衆意者醫道有難哉抑諸賢不暇研究乎余自此難勝快挹之懷歸心如箭来到故山辰又謝絶松竹閉戸攻書蓋念醫乃司人之命生死存亡在於反掌智可不方乎行可不圓乎卒以心不大膽不小如此等輩可謂醫云乎哉

產難案　一案本國人名連妻懷孕五月患病其症或寒熱或咳嗽或浮腫腹痛胎漏動大小閉[redacted]重[redacted]重虛症蜂起不可枚舉余見此婦所禀欠厚惟以求本為治彼見日多

效少數更醫煞病勢日甚毫無退減月餘轉劇彼又愴惶来求診此辰惡症已具余不敢旁顧支離全在本上用事如參芪乾姜灸艸為後天之需救水補火補陰補陽為先天之用日夜更減補接得五六旬来源本漸固諸症悉平忽一日腹痛綫半日胞漿已破胎不来多余深戒用力送下及洗婆於腹上揣摩之弊使服氣血藥聽其自然又一日夜雖痛而不密胎元寂然無動產母劳倦氣乏昏迷彼家惑於愚見以為死胎求余攻下速救

母命余馳看辰只見唇口舌如故六脉浮洪有力惟頻
頻㖃氣忩然余忖曰大病後元氣虛甚未有母氣血已
虛而胎元獨盛且此辰如陸地行舟只當㖃補氣血以
爲決堤之水然補氣血乃後天之資焉能速生莫如急
求氣血之根方爲得策余乃以八味丸大劑作湯倍加
牛膝濃煎冲參頻服果覆杯而產下一孩兒這案余以
水火藥爲催生之用使母子精神接續運行得力不催
而催不事温經開痳而道路疎通誠法外之一也倘心

不大膽不小執持不定惑於羣口而能兩命保全其已

難矣醫爲司命可不謹哉

醫陽案卷終

武江縣統善社正隊長阮㫌五貫　舊副里陳文智供

叁貫　舊副里阮文勺弍貫舊副里阮文穎壹貫陌副

里阮文分壹貫裴文良弍貫文陌弍貫車壹貫弍陌

盛壹貫　同輟社阮登豪弍貫

新鐫海上醫宗心領全帙脈案卷之六十六

海上懶翁黎氏纂輯　後學唐郿武春軒奉較

小引

醫為仁術業醫者必以濟物為能事有活一命即擎拳扼腕以顯揚之一有蹉跌輒自藏匿未有不諱已惡而敵向人敢議也於余敢稱脫此風味者耶只以蹉跌舉業不能為家庭肖子既托子醫必思所以醫其所當為庶幾俯仰宇宙而無愧豈容推避毀譽使分內有遺憾予余弱歲棄儒而醫青燈黃卷將十載餘夢寐推

求優遊道術諄諄以博濟一事而役其心用於膏粱者亦不能動其利欲用於蓬華者又不敢蔑其死生深念夫醫爲司命存没在乎掌握禍福判自指端豈可智不方行不圓心不大膽不小而敢摸擬於是裁嘗於臨症轉凶爲吉挽死回生曾有許多人而束手待斃者亦又不少或者曰一飲一啄莫非前定醫病不醫命余曰不然休咎乃虛應之徵緘殞滅爲目前之惻怛凡遇不可爲之症絶不敢以不治爲辭但以實告患者而横心困

慮湯藥調劑爲死裏求生之計竭力挽回直至陽敗陰亡而後已嘗語人曰凡目危形而擱手乃市名避謗之徒他以畏死而丐醫医見死症而不治何以醫爲且医理浩瀚自非𭧂究淵源者不能但患能與不能爲何如耳乃不自恥陋於活人陽案之外別述一卷種種雜言之辭名曰陰案後之君子有志於醫者見余之善處雖不足法見余之不善處深以爲鑑不可一偏愛我而指爲醫病不醫命之訛乃醫道之一幸耳是引

黎氏別號海上懶翁原引

目次

目次終

陰亡陽竭案　一商人名彝大病後因傷食感風吐瀉暴作四肢厥逆氣短欲滅自源頭南回已一日夜馳告於余

來看㕍六脉沉微似有似無神情昏亂余見脘勢已備
勢若無能不肯下手彼妻與彼岳母嗚咽哀求且彼妻
已懷胎三月日月生涯全賴於彼倘無存則三命亦不
知托身於何地目此情景天理人心既不能掩余忖曰
醫司人命吝惜名譽計較物利薄人死生何爲仁術乃
急以參朮附與之大劑濃飲三劑後吐瀉隨止脉勢漸
起四末稍調始能知人繼以救陽湯連進每藥一次間
飲濃粥一小杯如此一日夜胃氣漸復飲食漸進更發

大熱自足底而起勢如火燒煩渴大作此大吐傷陽大瀉傷陰雖參附回陽然陽無陰斂何能久藏火無水制難免浮越熱自湧泉而起乃陰火上冲也余以熟地二刄丹參ㇷ三麥門ㇷ二五味ㇷ一大附ㇷ一牛膝ㇷ一加燈心濃煎浩飲果一劑而煩渴立止熱勢仍然又惡寒更甚戰慄不堪經曰陽虛則惡寒陰虛則發熱此陽亡於外陰竭於内乃以八味作湯去澤瀉加麥門五味牛膝鹿膠大劑啖投一劑減半再劑熱退身凉診其脉則洪數無倫一

息七至乍見乍伏無神無力余知挽回垂絶之速乃藥力之猛耳熱退而脉不和此陰陽離絶水火無根余謂彼母妻曰我雖竭力抵住然勢在無能汝可別圖免遺後悔乃彼家見病已康復過半而余固辭意以為無厚利故半途見止乃將舟中衣服器皿来曰彼家饑苦惟有此物願置藥需此辰余不勝慚愧之至彼視我為嗜利之徒不知我一片苦心乃謂彼曰此我真誠非有厄人取利之討彼曰一命生死全賴我公之手豈敢他求若

我不肯周濟則惟待死在津頭耳余見堅求若捨之海
枯終覩難明我活人之心且不免嫌彼輕財不供重藥
凡彼之物一無所取又以前八味丸與歸脾湯間服得
數日精神倍長飲食倍加病家歡喜不勝然余以效速
横於胸中恐為假象蓋凡大虛之症用藥接補以漸而
起方為吉兆此猶家貧年久室內空虛非旦夕間事耳
若倍見驟功必為假力何異油盡之燈有復燃之焰況
倍入則倍出倍得則倍失亦常理也果得數日後忽然

脅倒氣絶呼吸不能急來告急余投以參附到口喘逆暴作而亡余念醫以濟物為恒心經旬勞碌而夜不辭雖藥餌所失彼無償處亦不足計喜余一片真誠與鬼神相對亦無慚於仁術矣余因占一律以叙情云竭力挽回汝又死薄命難酬我厚心情在豈堪寧到底鬼神敢謂我爍金此案余雖見死而不能捨勉彊為死裏求生之計然浩理難窮恐不免虛虛實實之禍或者病深藥淺終為隔難抓痒之見具事以質高明

傷暑單熱亡陰案

一商人未名溯源行商辰當炎夏暴暑

妻感冒患病其病頭疼如斧劈身痛如被杖憎寒壯熱
煩渴浩飲自汗盜汗大便堅硬胸間填脹兩脇拘痛其
夫陸田求藥余見傷暑挾濕表症裏症俱現更詢形體
則年已四旬產育已多髮短性急此陰氣已半人不敢
純用攻逐許以清暑益氣補其裏加香薷羌活解其表
盡劑而頭痛身痛胸滿脇痛自汗盜已差減七八惟惡
寒盡除然壯熱身如火燒煩渴倍增更加神昏譫妄氣
短倦怠此熱勝者陰必病書云治熱必以血分又曰久

熱則傷陰經曰傷寒以救陰為主今之煩渴浩飲此玄
水乾枯求水自救心火妄行故神昏譫妄熱則傷氣故
氣短倦怠舌焦唇裂者此龍雷亦能焚焦草木故也余
投以補陰歛陽安神方神識稍清倦怠漸除又繼以六
味倍熟地加牛膝以退浮陽麥門五味以滋金水炒梔
知柏以暫抑亢炎作湯大劑濃飲一劑諸症稍減其半
再連進二劑去知柏煩渴譫妄頓止壯熱減得七八然
氣短更甚呼吸不能布息神情更昏斟飲食俱廢煩燥

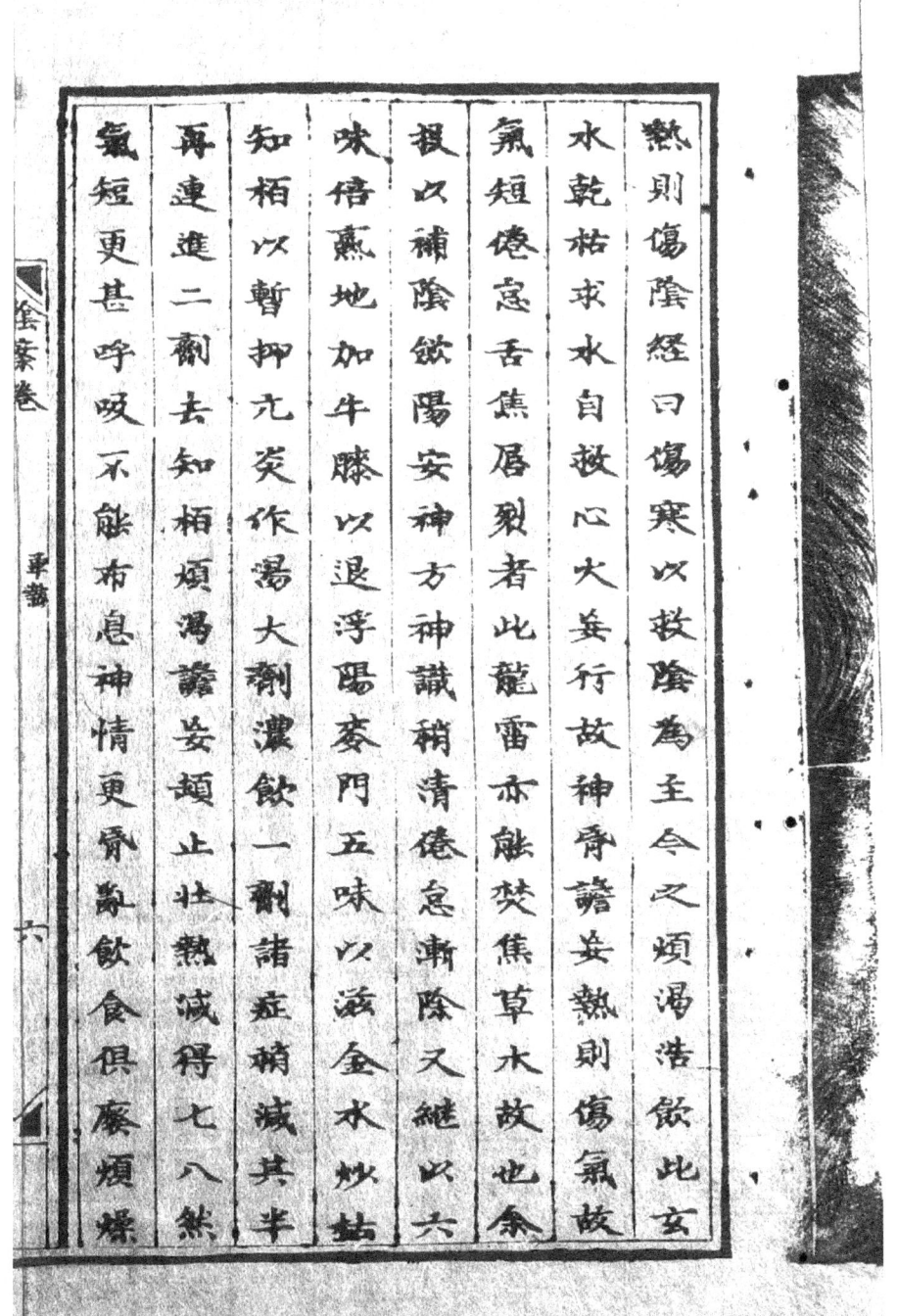

不知人自汗淫贓拭之不及此真陰内竭陽無所依且煩燥乃精神耗竭之機又汗出而熱不减者乃陰先亡也余見腫腫懸候来多虚症蜂起此長彼消謂彼夫曰病勢去不遠汝可急截回余得晨夕譫視盡力調停偶或可圖萬一彼依命馳去往返一日夜始至余津家来看辰見呃逆間作診其脉則關寸洪數無倫中按則散漫欲絶兩尺俱無其形則肌肉暴脱體似乾柴口氣甚臭勢不可近謂彼夫曰病勢十分沉重以余之力决無能處且

路途不便汝可急回本鄉別求良手緩則不救彼夫號慟曰家居懸隔雖有醫等數輩亦不足恃某行商在此已數年來雖未曾拜見然每見許多危劇症雖已死去得公救屢得生還倘某妻斗限難逃在此而死亦無憾矣且彼夫諒是純謹人出言多厚味道理激良心余不能推調彼夫曰汝妻病篤無起勢汝既專心守一我不得不罄竭心力以報汝之誠期在死而後已乃以八味加麥冬五味牛膝作湯煎布參湯沖服又間以薄粥以

救胃氣一劑而呃逆止呼吸稍調煩燥稍定再劑諸症盡除得半日来忽四肢厥逆當心一片熱如火燒急以救陰湯救之立安得一夜忽呃逆又作四肢厥逆潰汗如雨四肢拘急身作反弓急以參朮附湯滿口連灌幾得一二小杯許忽痰涎湧上喉中拽鋸勺水毫不能入余謂彼夫曰醫能救人惟賴藥餌以療病至此藥已無路可入人事到底矣作別而回得三更餘氣絶彼夫再入拜別辭去余詢之果氣已絶而身猶温手足猶軟被

問以故曰此陰先亡之理也這案余不有隔垣之見兩豎遁八膏肓致彼鸞分鳳折哀慘之情露暗雲昏失於始耶不謹於終耶盡陳醜陋以求斧正

水竭火炎案

辰初秋雨蒸溽酷於三伏泡上人各論妻患感冒母來丐藥問症則頭重如負石痛如斧劈身熱如火手不可近要卧泥濕地膚如塗丹顴紅眼赤渴飲冷水下咽後則乾嘔或復出所飲之水小便清利合眼則妄見鬼神譫語喃呢四肢倦怠不能轉側昏昏默默如

尸然細詢其形則年方三七髮短焦赤身體黑瘦酷嗜
酸物自天癸滿至此経行不過三四度余見一般真陰
衰竭之症雖有外邪感觸亦不過發病之端不敢毫用
表藥仍以全真一氣湯去人參倍熟地麥門加酒炒杜
仲使走周身以袪風濕投服至次日絶早彼夫叩門丙
八辰余因瘵一危症徹夜調停至鷄鳴始少睡彼來余
猶夢中言語問某症減某分彼云毫無退減余聞得驚
起再逐一一細問則彼有辰曰增有辰曰減或既曰增

再問又曰減余見言語不一且身疲安能隨說樣因厭
煩而怒謂彼曰我以此病而投此藥以為自家對病之方
汝既云不效來我亦無好處當別求救治彼猶數次堅
求余亦不許再就枕睡日已三竿後醒來藥童云彼堅
不肯即去留連片辰後方回余忖曰此病有許多兩兆
蓋濁陰僭于陽位陽與陰殘故頭重而痛真水乾枯火
無藏身之地肆其炎上之勢故酷烈難近火廹血於皮
膚故渾身叁丹顴紅眼赤乃陰虛于下廹陽于上故見小

便清利能浩飲冷水者非寒熱也此內水虧極而急求外水以自救乃下咽喉即乾嘔或又見拒而出之此龍雷逢水益熾之故倘寒火則又快然而下豈有逆上而作嘔之理乎凡火妄行君失其令故妄見譫語火盛尅金金子虛而土母亦虛故脅脅倦怠酷嗜酸物者乃肝虛不能藏血欲酸以斂其耗散也亦猶胎婦三月厥陰養胎木虛而酷嗜酸物也天癸滿而經不辰下此仁脉乾內無所餘故外見不足誠然[redacted]重[redacted]重敗竭之機恐俗醫認

外感有餘之症全不顧正氣衰弱之辰見熱投寒以痛
爲風以重爲濕以塗丹爲瘫以便清爲表病蓋龍雷之
火非可水折非可濕伏若不急爲歛納爲水中藏火之
源使遂其升騰之性力窮乃止則火去而氣亦絶矣況
陰既亡於内惟有孤陽浮越于肌表寒凉肆進又戕其
陽則陰陽俱亡禍不旋踵矣余想來認去難免噬臍之
悔要命藥童追躡奈離弦之矢已遠含無盡之情惓惓
不能自已至暮間忽聞欽妻已死此夜余悔恨之至展

轉于庭不能合服明日使人來擲其事彼母曰彼夫因
妻病惶恐言語不真以致大公不許藥餌前其取一劑
則諸症並有退減其頭重已止倘得再劑必不至死亡
如此彼夫不得藥四辰不知所向偶遇一行脚醫許服
一劑則煩燥暴起再劑則喘急呃逆而亡余聞之益加
嘆恨蓋以事言則死雖在他人之手以情言則我難逃
殺人之責醫以司命爲業以活人爲分内事遇症之易
者反覆詳問投藥症之難者不可以貧富貴賤而易其

心隨所當急急之寧耐煩勞不辭雨夜親來診視雖力非神聖工巧然望聞問切一不可廢辯認病情真正方敢投以藥餌豈可草菅人命兩猜摸以為嘗試哉若有蹉跌則冥冥之中含冤之鬼能無恨於九泉乎余自誓志以為深誠每病則加意審確不吝勞苦虛心求應惟以濟物為良能到底心為己任倘勢在難回必備告病家以免後謗在我則橫心困慮盡其所見以為人死裏求生之計同則喜異則言不忍緘加束手待斃則俯仰

無慚可甘心所事也因録之以為自家監戒願同志者以為前事之失深知警省其為醫道亦大幸矣

產後浮腫案 丁亥孟夏鎮寧賊悉衆寇香山連營數里象馬成羣辰官軍狃安無備且衆寡懸分因致失守倉卒間余只携得家小捨命奔迯幸而全家脱避僑居城山阿與仁村惟以醫術為養生之策一日登遊菴霞寺留題姑録之以記流離之苦（香山回首路茫茫植杏園中作戰場鳥韻松風吹別恨好將衣鉢八雲鄉）辰有縣中通朗社田富翁妻患產後浮腫累

醫無功遠求診於余來看辰病勢十分危篤陰亡陽脫下半身絶然無氣朧冷如冰上半身雖有微熱然無根之火已盡浮于表病人要亂扇不休氣短言微腹中脹逆二便俱秘六脉沉微欲絶冲陽已見全不應手兩尺接猶有往來於肉裡跡影如絲似無似有余見勢頭不好了然神識未至昏迷有辰思食此胃氣未絶或者医拙非本病能且彼家養有力服藥庶可挽回余謂富翁曰此辰只可治命不可治病蓋陰陽並已離脫難圖且

夕建功第念寸誠遠来邀請余亦盡心挽回或可僥倖
中之萬一余仍參附投之初服彼家見病由陰熱歊扇
不休更投熱藥似有疑懼及見再劑而無根之火斂藏
於水土之中四末温和却扇惡風反思蓋覆其胸脹遂
始得少寬仍以前方加乳汁白术炒乾熟地以補脾陰
蜜蜡五味以納氣歸源炮乾姜炙草以温中氣數劑後
胸腹快然飲食漸進如此調接旬日間峻用精血有情
之品凡甘温甘凉隊中更偏腫用桂附補火回陽鼓舞氣

血陽漸回則救陰陰漸旺則救陽水得氣而行腸得血
而潤小便雖短澁大便雖燥結然已得辰下無如洒洒
點滴不通病家不勝歡喜惟病人一兄稍知醫理見余
因症變方本上求治不事支離而邪無容地深自嘆服
悔其晚遇及知余者賀之曰吉人天相公被難攜家南
投清風兩袖皇天將此富翁許爲路上盤纏耳異哉至
理哉先師曰凡危症遇一醫治療而醫治療一危病皆
前緣湊合非偶然也余初來彼家辰兢兢業業活人自

有不勝之念經旬後心中如火燒坐卧如針氊却有不
如意處不知何從而怒填胸欬厭於治療余謂富翁曰
令堂病機已有幾分起勢可保無虞為今只有調補而
已計在徐圖余家小僑寓他鄉不能久留在此當即返
田隨使親信人辰來丐藥彼家聞得各有疑惧彼夫跪
下千般言語惟是苦留余見之益加忿怒無言相答促
履登程彼見勢不能留慌將四五个簪頭急備軟床餞
四余歸寓數日亦不見彼家丐藥後聞彼家糊思亂想

或謂何人欠恭或具饍欠美自將起忿惟彼兄一心苦勸再來求治云服此藥而不幸者是命也不服此藥而不幸者非命也然彼惑於衆議尋請一家傳老醫内投攻下外事洗浴一日一次反覆攻逐纔得二旬餘而告變余聞之益加驚懼暗忖曰余初來如何憐念不日間如見慢怠豈是惡生况在枯皎辰雖非計利且潤枯槁而奉奉不姑待者益信醫之療病非偶然也倘此辰余不自捨亦必變生他歧此婦終不能保其有生矣古人

云醫能斡旋造化起死回生必能歸美於有緣之處乎

臌脹案 漁戶人名巴患臌症數年來遍医無一效求治於余診脉左右關寸浮軟無力兩尺更沉微而右尺更甚此後天氣血並耗先天命火又弱不能上蒸脾土運行之職乃癈焉得不為凝聚其形則面色暗黑目白齒焦肌膚如燃煤手足如乾柴腹大如箕言微息短此皆精血耗損之外兆也問其症則午後發熱至夜半始退自汗盜汗腹中脹悶食後則四肢横解倦卧昏睡腹中有

一積塊長大盈尺上搶攻心下抵小腹大七八寸前遊半腹後夾脊骨小便短澁大便有辰溏泄有辰燥結余見種種虛症係在脾元必過服尅削以消脹破積為良覩故後天生化之機耗竭精血無以發育書曰初病以消為補中病消補並施末病以補為消古人有養虎遺禍之嘆此謂補之則邪盛攻之則正虛為兩難也大抵寔則無積虛則有之倘命火亢固丹田則蒸腐有力鍵運不停那使死血痰涎食積得以羣聚為害哉然治則

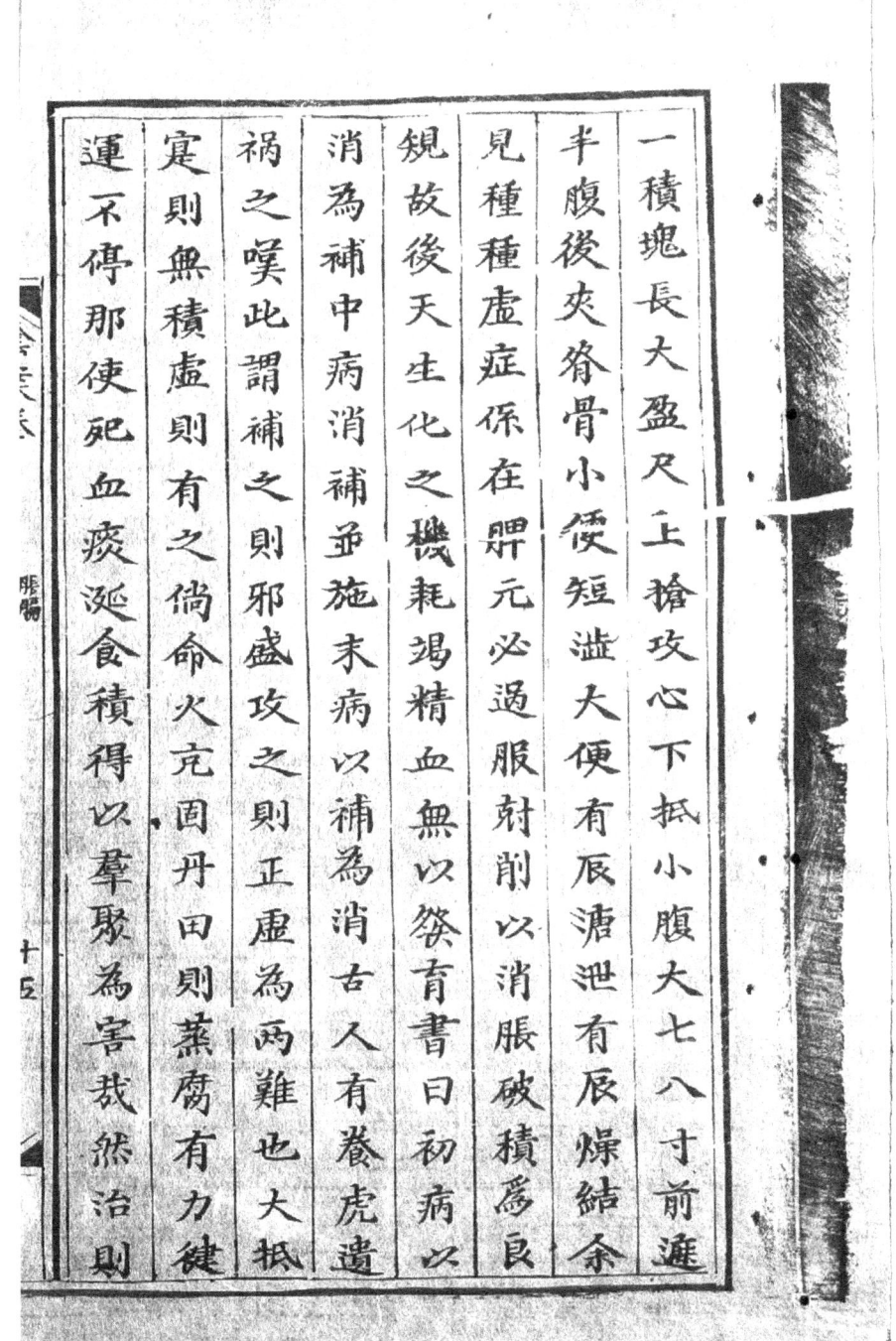

者徒知香燥以健脾之陽而不知柔潤以補脾之陰使
土無雨露之浸滋反成亢燥之壞埠欲不中滿其可得
乎余乃以密炒白朮一兩為君炒乾熟地五錢為臣人參三錢
炙草三錢為佐炮姜一錢大附五分為使濃煎頻飲二十餘劑
後諸症如失飲食倍進氣力稍健精神改換惟腹中積
塊仍然不動余以鷄矢炒黑每料約一斗和半酒濾淨
合與前方間服得十餘劑腹中之塊不知從何消化僅
存一蚌売耳其飲食精神更倍加於平昔乃去鷄矢醴

使早晚吞服金匱腎氣丸四五十丸以歸脾湯送下将
二月來於午後見彼家慌悵来言曰彼於三日前有食
白鷺肉再晚間乘凉感風暴發寒熱鼻塞聲重頭疼身
痛緫得二日乃見退減至此夜再發寒熱自鷄鳴至玆
昏迷不省言語失措四肢掉搖遺尿不知余想是熱勝
神昏製補中湯加麥門五味防風大附姜棗許服未及
煎完忽四肢厥逆喘起痰湧彼家又来告急余投以参
附大劑加白术五味緫得下咽而已這案余最為疑懼

不知所指命耶醫耶余之用補則精力以漸而進疾病自非速勝速敗之機余之用消則腹減塊除漸摩以日月病去過半則純用先天水火之需後天氣血之品補而逐之此余之愚淺學術只如此而彼命至不起者從何剖判深願高明正之然余臨症十數年来惟此最為疑惧不敢忘懷更可恨者萬仞之山功虧一簣而其中別有可疑之情姑畧陳之以開疑竇原来彼生得身形短醜彼妻頗有姿容本以勢迫成婚正謂駿馬常馱對

偶好妻偏伴拙夫今見病勢已有六七分起勢每每切戒彼母兄不許彼夫妻同舟恐乾柴近烈火難禦其燃柰彼家不能慎終至彼歿後彼家族中亦有以起悔

吐瀉案 余家兄之女年十四歲因暮浴食生菜又當風而眠至夜二更忽發腹痛吐瀉交作辰余有一心友陳某侯管水兵屯禦香山道家小亦同居軍間幼女患重病邀余調治已有起勢不意在家侄女染病雖里中亦有數醫而家兄不敢輕服要待余回是夜余熱念思歸

明日堅辭其候乘小舟馳回午後至家已見家兄立待
津頭道侄女被病之故即馳入看視此辰吐已畧疎而
瀉猶甚瀉來之水赤如痰血腹中辰發陣痛如絞按見
左人迎十分倍于氣口六脉俱洪數有力余以為外感
重宜畧散之乃投以藿香正氣湯服完一頭汁乃見諸
症退減仍去之不敢盡劑書云吐則傷陽瀉則傷陰吐
瀉乃陰陽兩敗之機繼投以八味作湯令煎取三汁調
匀許服以救陰陽之根余以乘舟勞倦且回家少憩至

申後見家奴喚去侄女病又暴發余急來接治見六脉沉微軟弱備狀已非前之洪數了此辰病發煩燥言語亂妄神識昏迷余問八味湯已服否家兄曰始煎完未及服曰脫勢備來陰柔之品切不可近乃急用人參二兩白朮一兩大附八分以回陽如此徹夜接續投之不勝兩數惟有腹痛血瀉甚㝡且以如此壺天大力之藥而臟體冷然如冰煩燥愈甚或哭或歌要卧井泥脉則沉微似有似無知欲絕余精思憔悴不知所為投以陽藥則煩燥

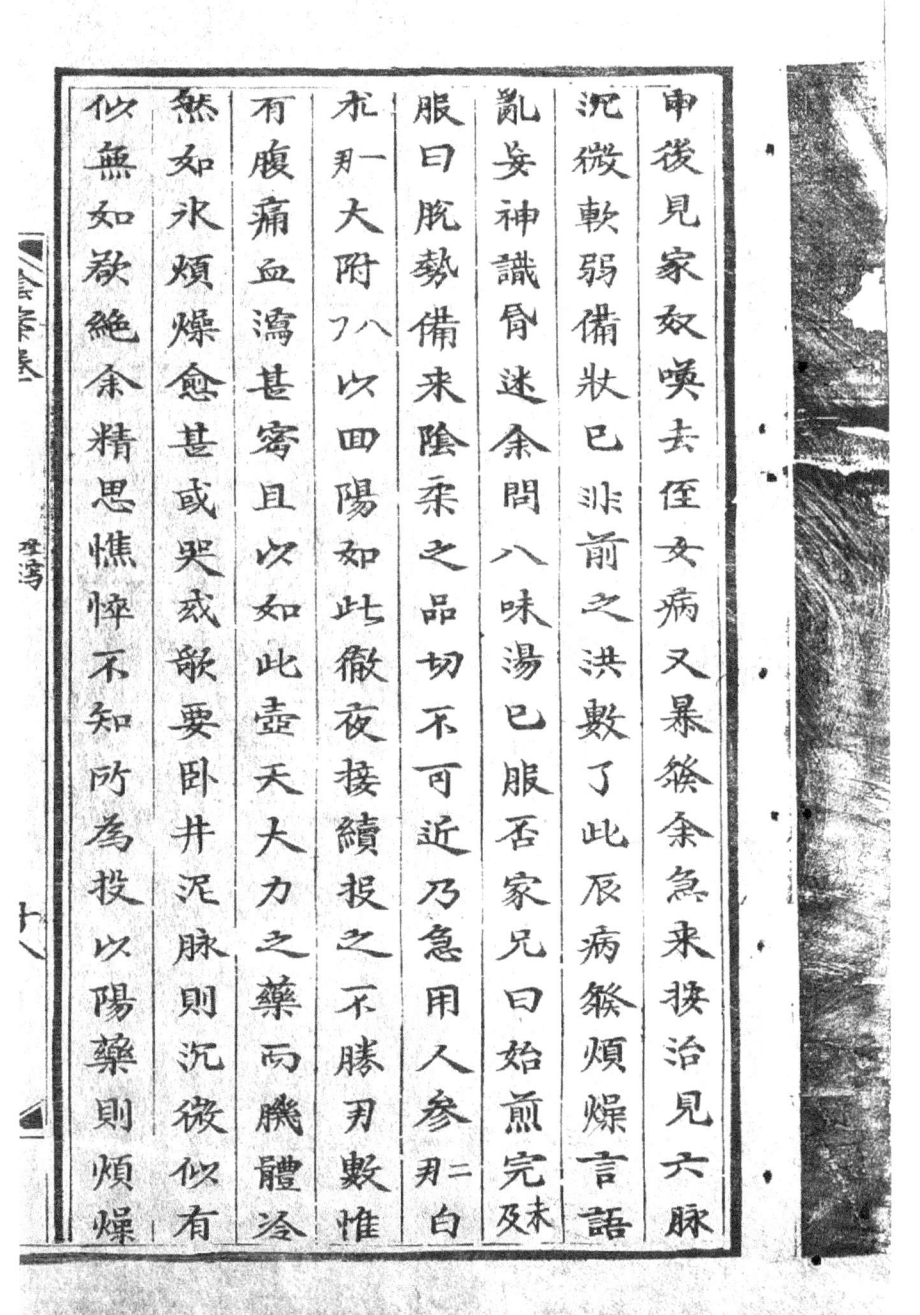

為碍暫用陰方則恐沉微欲絶又用人参白朮重滋胃
氣以回陽脘之遥冷為君鹿茸斑龍峻補精血以救陰
亡之煩燥為臣加炒黒乾姜温胃守陰為佐作大劑濃
煎投之辰有神借巫人口判云此係痘症之兆暮來痘
出即安是日猶有隣里發痘家兄且疑有之余曰縱然
有痘初報如此是乃最𣱵之逆兆治法亦不過峻補陰
陽以圖托送然萬無是理矣是日燥妄昏迷更甚家兄
傾諸醫理謂余曰狂妄如此或是火極之機莫以外寒

為是余曰症有假象脉豈無憑煩燥乃亡陰之兆燥而身熱者猶為假熱可以陰藥濟之而此症偏重於亡陽書云陽脫之機一毫陰藥不可近況於寒凉乎陰旺則陽消之故也兄若要試凉藥當以鹿角膠可峻補真陰降虛火之聖藥且無傷陽之大害畧投之以驗應否家兄欣然從之仍以鹿膠五ソ重湯溶化投之不應復以凉水試之與前煎八味亦皆仍然如水投石余計已窮不知所措謂曰竭滅之勢難以挽回宜遍求羣醫以圖萬

一家兄乃急遣分道求醫未及至而氣絶矣這案乃家
親之至計不但調停罄竭心力而哀慘且類裂肝腸矣
余惟憑脉用藥不敢旁求區區以治命爲良法是歟非
歟備記以明公議後聞家兄以其事質之别醫一云宜
以腸風下血症治之一云不以六淫傷風例治之紛紛
起見家兄亦惑之乃覡愁悲閒吟嘆之辭似有非命之
恨余見之然難明之言但付之無奈而已又一年來家
兄之子得陰虚单熱病初因感風余猶以解散治之未

效乃偏聽一醫見其極熱症以黃連正治之余屢苦諫不聽蓋家兄之心以前事見忌余心不以用舍為好惡旣從事於仁術惟以活人為深念覂於他人猶無恩仇況於家親乎忖曰寧極力諫之不聽不忍坐視其誤謪言終得六七劑後病勢日加脅沉烙熱愈甚譫妄不知人家兄憂懼始許余按治見六脈浮數而無力兩尺甚微仍以大劑陰藥投之如羸地斑龍麥門人乳人參加桂附以鼓舞之之類果一服而困熱盡退神識稍清不

敢晝劑以陰主殺之故改用陽藥以保胃氣無如久被
寒凉尅削元陽已衰故假熱一退真寒便生神情又覺
疲倦骨骶臟體甚凉口中氣冷足以下發厥甚至尿來
之水亦如寒冰脉則沉微欲絶乃急以大劑參附加白
朮以挽救之峻補一日夜來始漸得身温精神爽快思
飲食調補滋陰句日而愈此辰家兄始知藥有王伯殊
途見熱不治熱而功力更判天淵以五六月之大附而
挽回三四ㇷ之黄連幾至不救寒凉之為害明矣情且

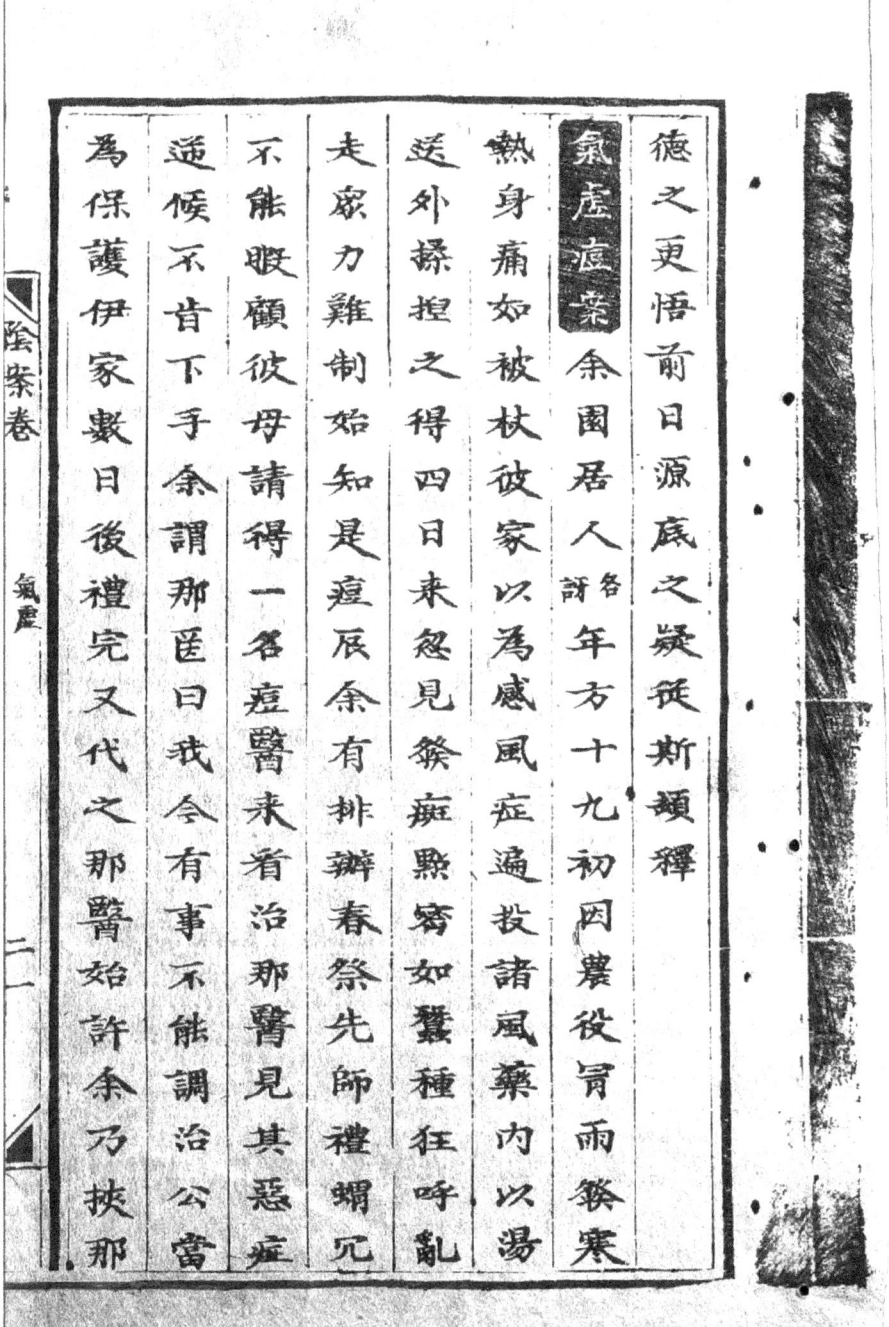

德之更悟前日源底之疑從斯頓釋

氣虛痘案

余圃居人名詳年方十九初因農役冒雨發寒熱身痛如被杖彼家以為感風症遍投諸風藥内以湯送外擦捏之得四日來忽見發瘢點窩如蠶種狂呼亂走家力難制始知是痘辰余有排辦春祭先師禮蜩冗不能暇顧彼母請得一名痘醫來看治那醫見其惡症逆候不肯下手余謂那醫曰我今有事不能調治公當為保護伊家數日後禮完又代之那醫始許余乃挾那

醫来看見六脉沉微遅而且軟雖發狂而身凉面青不渴余謂那醫曰此係元氣大虚之逆症故脉微身凉氣虚不可托送故毒壅而狂走惟急補其氣氣和煦之血亦濡之氣血得力自能送毒勿以三日禁用人参為定例要得毒盡出方無陷伏之虞凡一毫清托之品切不可近余乃與那医定一方用人参一ヲ白朮二ヲ黄芪五ヲ酒炒大附四ヲ肉桂一ヲ膠棗二枚煨姜五片余別回那醫以狂甚不敢用桂附改以清托之藥投之纔一服而呃起余令以

藥滓來看乃是升麻葛根湯加連翹牛蒡乃許手札使
彼母秉燭來那醫求改藥且曰元氣大虛更投以寒涼
清托故呃逆乃大欲絶也依照前方庶可挽回那醫始
依前方投之數劑後果得身溫狂定神識稍清而思食遍
身之痘猶有顆粒不成片者漸得聚峻粗肥是日禮完
余始來代看治至灌漿期惟以保元湯加鹿茸肉桂與
炙草熟地大劑投之至十二日來胸腹處有顆粒者已
帶得稠膿五六分通身結片者雖太半是清漿亦皆鬆

起外雖得頭腫眼封鼻合然內則食減便溏咽痛腹脹
腹痛亦以保元湯增損投之幸各隨愈膿至蒼蠅辰聞
臭氣余喜其毒以外泄矣表氣固必無痒塌之虞中氣
充豈有陷伏之患仍照前方連進數劑至十七日來忽
發燒癥熱成葉粒者頭焦欲靨余以藥力如此膿厚氣
血運行已無內潰之禍然片片水泡雖保其外剝之患
乃不俟其自由內許服五零散倍朮加參外用銀針挑
開水泡出以去其水辰見水如潰堤浸溢衣服床席且

多有剥脫處余令以敗草散厚敷卧之至二十二日並已結靨而不落痂有顆粒者亦有得落然痂甚薄而白加四知此氣虛之甚惟以補胃藥增損調之有可用陰藥者烹地則炙香歸芎則酒炒焦至二十四日通身痂痂並得脫落膿無完膚惟兩足心靨中之水未乾病人苦於污臭以精力日加飲食漸進要得洗浴余切戒之不可蓋以痘本於虛服此藥力氣血化爲膿漿則五内養生之物已告竭矣凡飲食風寒洗浴各宜十分謹慎

至二十九日暮忽見彼母来告急云彼子暮食一碗飯
猶未飽再食一碗粥臨卧屄發寒戰彼就灶烘之寒甚
又登床覆衣而卧忽見四肢拘急舌卷不能言余聞之
不及憑按急以參附大劑投之繼灌得一茶碗痰湧而
氣絶矣這案可惜余一月辛勤費了多少藥餌工夫念
他母寡兒孤只得一子十數年来依靠於我爲弟子幾
度勤勞盡心於所事故症雖十分兩逆不問成敗惟悉
力挽之九仞之山功虧一簣內中轉吉吉中反兩症誤

是耶藥未及耶仍備陳之以質高明後余又詢知彼家對房門有一後戶於申辰見非辰之風（春辰秋風）彼立門當風灑然毛聳身覺翕翕微熱故至暮發寒戰余聞之愈加悔恨彼雖疎而我更不謹矣

陰虛喉痺案（附虛痨案）

同縣松舍社丁解元乃縣中名儒一不樂仕進閒養于家庭教習學徒千餘凡縣中咸名者多出其門偶得重病遣其子來邀同辰亦有南溏縣自持社人患急病遠來求治余已許之乘舟而往至半途始

聞知丁解元亦遣其子來迎而不遇自忖曰丁解元文學
中人以道理相尚則敬愛何加焉自持人業已先許之
不特費了他一段辛勤孤他懸望然活人為念無人我
別無貴賤殊一片慈濟公心置之何地若以不遇而去
於同氣相求自可愛惜得此失彼寔為兩難辰從行道
徒有黎校生進曰吾師宜先入解元處一看以知病勢
淺深投藥一二劑再別去且指示所往之道途名號如
機在可圖病藥相應則彼不日尋來自持再議調治如

此則兩得矣余喜曰汝言甚善辰日已來後乃移舟拋舍津頭韓解元家片刻間見解元親屬弟子盛來津頭迎接余乃入按見解元天柱已傾倒不勝驚訝其四肢腫甚硬然如木石寸口皮脹急如鼓面六脈部位絕無消息無計可施詢其症則曰得病已七八月來胸膈間似脹滿非脹滿飲食有辰滯有辰通喉中如物阻飲食見碍遍用行氣消痰降火諸藥皆無功愈日愈甚中間惟有四物合二陳湯將至百餘劑雖病日增而胸中清

怏可能耐病自一月來喉門已甚狹小飲食艱難每食
厄只得輭飯如一二小碑凡不敢倍倍則停於膈上脹
滿難堪凡飯入又以羹水灌送之方能下咽不然决不
能入余聞之嗟悔不已曰令公平昔素有飲量故真陰
甚虛陰虛則水衰水衰則火炎凡空中脹滿喉嚨閉塞
皆火虛假象之故非有物也此火非寒凉可降此痰非
行氣可除況深用陳物二陳之燥真陰並枯四物之柔
脾陽愈損胷膈難撞痒不知病之本矣嗟乎五液之源

已枯竭精血之海已焦乾六七月来不得一毫塡精補
髓之熟地以救垂絕之真陰一分補火引火之肉桂以
補將亡之真火惟徒事於香燥日加消爍待至燎野焚
源而後已他曰諸醫以胸中膈四肢浮不敢用熟地諸
火逆冲喉中痺閉不敢用桂余曰失楫中流挽之何及
然今之無脉可憑難堪下手乃以退浮刼硬諸藥如硝
硝海藻烏龍甘遂桂枝之類塗寸口間令揉揑之而乃
得軟余反覆按之於左三部全然不見右三部微慥中

似有似無此陰已先亡矣無根之火不能長明陽無所依壽亦絕矣於解元面前余雖不明言然見其沉痾愈加憂懼解元謂余曰深願老公念同道之情悉力救援偶得生還不但救僕一生僕之孝事得全（其母始喪孝事未完）皆老公所賜言罷啼噓惆悵之情可掬余出来外堂攙藥責謂他親屬曰我與令公同縣相家亦不為遠僑於數月前我得一看雖未必建功亦且力阻其香燥必不至令日之危篤矣今邀我来勢已竭絕治之無益且風中之

囑其能久乎公等宜急備後事了余當辭去辰解元諸
子與親屬見余不要下手萬般哀乞救命堅求不捨余
不得自由而依之且忖曰或者爲藥所害非本病能畧
試投之以盡人力余謂伊曰目令肆用熟地以治浮膈
桂附以治喉閉若能退減公等當以吾言爲然衆皆許
諾余乃以八味作湯倍熟地至二月桂附各半ソ去牡
丹加車前牛必五味間與回陽藥白术一刄附子ク三另煎
人參ク五冲服二劑各服完頭汁至夜半各有退減一二

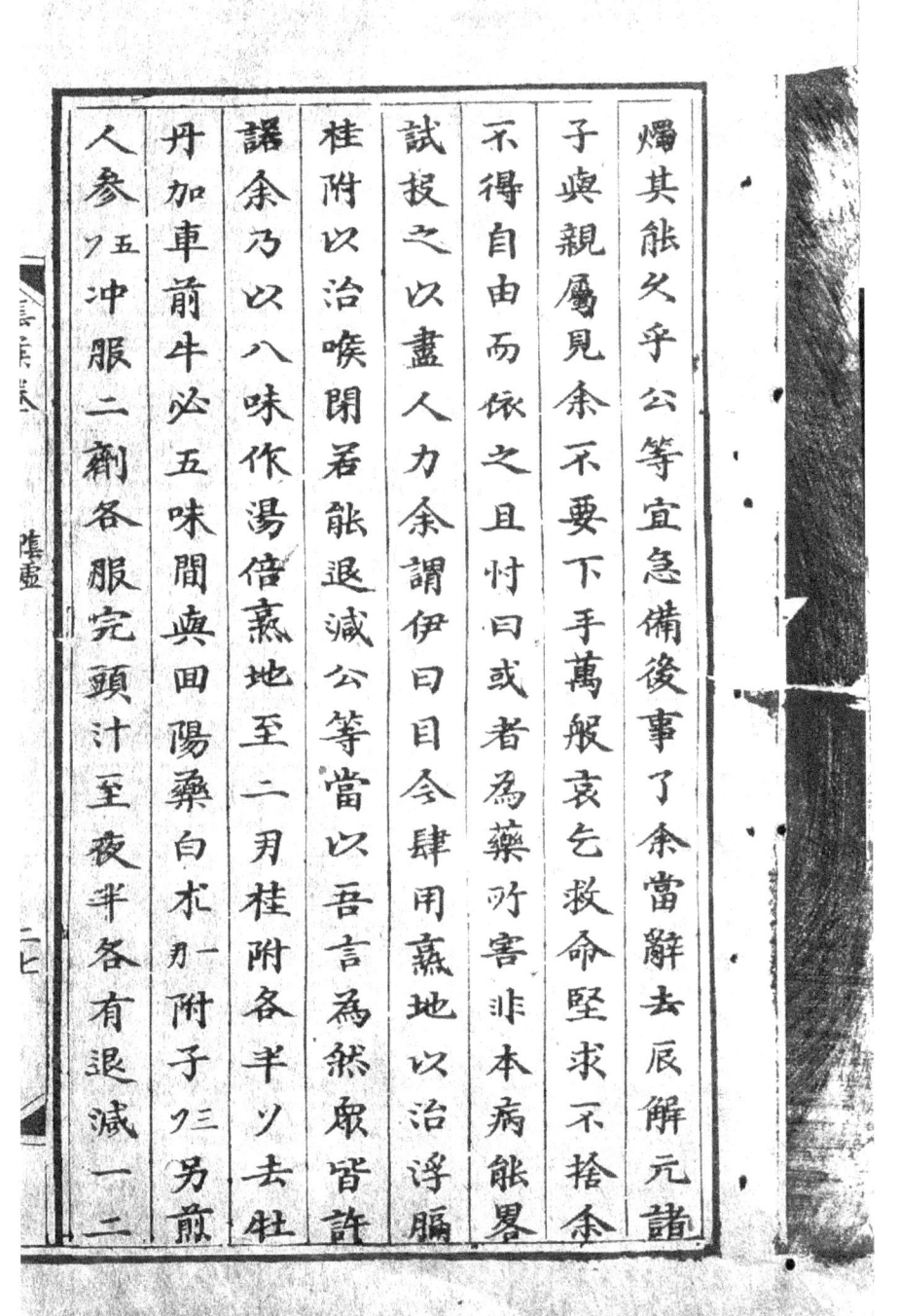

分惟喉龍甚寛快至六七分辰衆人洛嗟不已各有悔
惜之辭余又照前製二劑留許之辭行衆人猶吾留余
曰令公乃文學中師表道理相尚誰無敬愛之心彼乃
遠方人従来無半面相識若以高下親疎自懸絶矣第
以彼初来余亦許之行豈有半途而反脚夫醫稱仁術
者惟以活人為念不以貴賤别其心自無恩仇異其志
博施濟衆是恒心故曰道也諸公當此情際願代我區
處之如何而無咎衆人見至情出於無奈唯唯不敢相

阻余乃指畫道途與病家名號依別登舟而去辰兩岸羣山藏霧嚢一輪明月湧江流鷄村咿喔唱深更漁火殘明眠遠浦琵琶寒光侵客梲瓢瓢蘋浪送行舟平明過城山江岸日暮始至洪市江津病家以肩輿來迎秉燭而行至二更就病家原來彼婦得膵痨病年餘前已請余山丐藥似有差減因病日革又邀余來調治辰見形肉已盡脫言語無聲音外則朦熱如烙内則寒結便溏六脉沉微細數陰陽兩敗余惟以八味救先天源本

又間胃藥以救後天化源或補陰接陽或補陽接陰分番調治得數日來再見解元親往沖泥冒雨而來喜動眉宇曰家叔自服數劑後日減一日目今四肢腫脹已退減七八分喉中通暢飲食已能頗進精神漸已清爽舉家親屬以為指日回生余聞之甚加疑懼謂伊曰治法於久虚大虚之病倘調補得宜其尚以漸而進則根本方能鞏固若一旦暴見奏功恐是假象伊曰願老公勿過疑丁萬分取勝必矣家叔使僕遠來邀請望老公見

許即馳回以肩輿来迎以千伺山路来一日可達余謂
伊曰我自来彼家辰按見病勢沉重不可復為矣彼家
雖知是命絶但廣出藥資㪘窮人力耳念彼寸誠不忍
遽捨公且暫回我非無心於令公但業已許在此料彼
危機亦不可見敗自去待事去後方可起身余有一心
友乃是安邑社阮先生結廬於蕉山下道學精通可代
其任公宜急往那處備道前情必不見拒伊笑曰原係
是別人先生長子已試中貢舉亦是家叔門人先生前

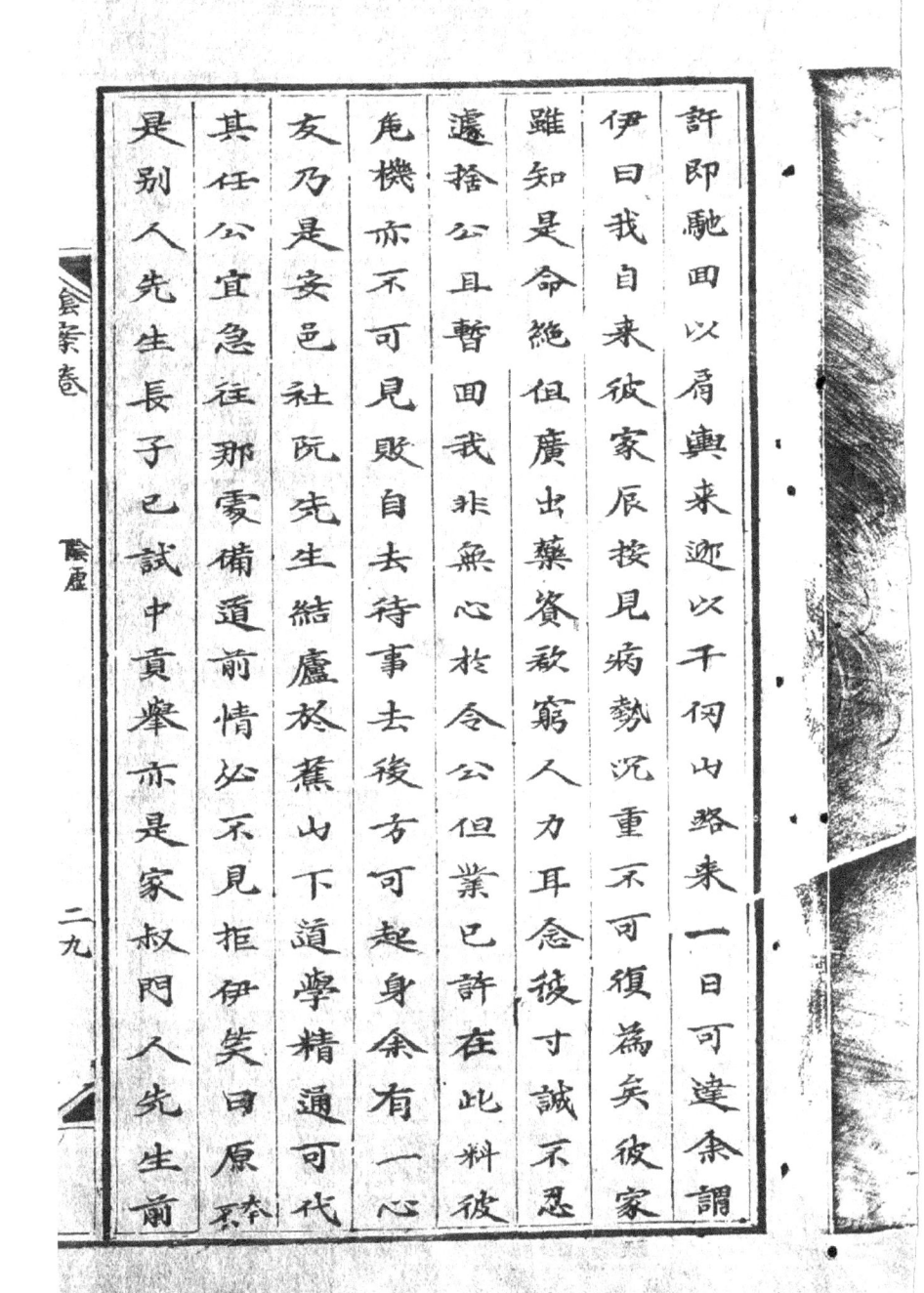

已来省陳一藥方服之亦無功余問何方曰六君加味
余忖曰先生乃是明醫此症對此藥其中必有緣故余
曰阮先生學術右於余病當盛辰藥難急救多以前方
為蔥公當急回邀請可以托命決不致誤伊乃唯唯而
回果至五日後彼病將告竭余令急備軽舟来不分夜
而馳松舍津頭使人通報解元親屬與阮先生喜不自
勝並至津頭迎接余與阮先生相攜而入伊家已洒掃
一静室邀余與阮先生閒住製藥余問阮先生曰數日

来用何方藥先生曰不外水火兩竅中余笑曰掌中水火二字所見畧同余又細問曰前者先生許他六君湯嶶治何竅先生曰他以庸醫見待不得不以劣藥待之余笑曰以國士待必以國士報分上分明矣阮先生又問余曰老公前治已退得七八分後數日又增一二分其自来治又退一二分約令差減十分之半余曰乍旺乍衰症因於藥誤明矣若執可圖必以漸而進然峻補一投十分暴去七八恐是假象大勝必有大敗余未敢

以為喜故馳回要看一看以別真假先生曰如此可急
看說罷已見伊家盛酒殽至原來先生性量豪飲況酒
逢知己那嫌於奢與余各暢飲數杯先生曰我等當乘
此高與来看若至酩酊辰我之五内亂自浮沉安能知
脉理之浮沉哉余笑曰阮先生言正是乃同来診辰解
元見不勝歡喜謂余曰僕無緣相遇於數月前已邀来
迎請康議紛紜乃至沉困若此深望老公畢力救護再
生之德刻骨銘心余按見左三部絕然如前雖前大剤

陰藥峻投終無起勢解元詢其吉凶余佯曰當保無虞退來密謂先生曰此陰已先絕矣惟存一線孤陽無根之火豈能長明命在旦夕矣我等坐此無益於事先生曰諸症盡已退減且投藥猶見應驗余曰多以此爲含糊縱有一二分起勢亦是假象宜急去矣阮先生曰若然當以計去解元公與某稔有師弟之情晉去不得自由願老公留爲殿陣則某始能脫身先回余許之阮先生托言家人有急病要去不日復來病家見我猶晉任

乃以肩輿送阮先生回縣半日去余乃謂伊家親屬曰我欲効力盡心以圖挽救然病勢已脫絕了萬無可回之理我留此亦無補於事徒增相撓耳可備一小舟來送我回山矣病家見病人飲食精神較前猶差勝疑無厚報不肯盡心乃以重貨爲言請寫禮詞爲約余笑曰諸公輩不少量我心向有圖利之計於自特家幾家相邀不顧馳回惟念公爲深念耳奈天不從人雖竭力救之終無起勢我決回矣諸公多㕘見留辰解元諸門生

分番来宿視中有一儒生名貫知余耽吟咏乃賦詩二律以留之

其一

側聽尊名灌耳雷承顏今幸惠然來福星在坐緣非淺絳帳施砭弱者諧不假神丹經久練決舒妙劑起生回從今道脉千秋壽國老仙公大矣哉

其二

書中扁鵲不浪虛傳趁逢山也是仙投轄勸留今亦寫繫駒笑倒古葩篇非信宿也茲雙宿人一天分我二天座上冒呈希見採高山仰止萬斯年余聞之亦無言相答即援筆以復之益得岐黄半壺傳膏肓猶笑上池仙懸壺每恨無能處司命偏驚有道篇盡孝厚君心上事徒勞薄我管中天三更苦思看流水王樹塵埋恨晚年門生見余不假思索一揮而就亦讚其敏但見詩中言語知其不望生矣乃備一輕快漁户船送余回山

得一日夜後解元謝世這病雖已失於前藥之所害而致危困余憑脉用藥抵力挽之而不能回不知生機已絶或古法未然姑陳之以彰是咎

寒熱似瘧案本居士人有急病彼親弟来丐藥問其症則曰初因感冒辰氣發寒熱似瘧頭疼身痛買市上風藥以指天葉煎湯送病不見減又詣一醫求治那醫以為勞力内傷製陶氏補中湯增損治之一服而發寒熱煩燥要卧井泥神昏譫妄發渴浩飲痛瀉數行彼弟然

不敢盡劑急来那醫處備問那醫曰無妨令再煎滓服
宜彼弟曾已棄儒習醫頗知醫理以為藥病多疚堅不
肯服求改藥那曰外則寒熱內則傷瀉宜服柴苓湯彼
弟曰熱極昏迷燥渴異常議欲六味作湯加麥門五味
那曰亦好乃許之一劑而諸症悉平身凉神清起居如
故彼見功效多連進二劑至次日復發寒熱燥渴昏妄
知前但無痛瀉耳彼弟始来余丐藥備道顛末余曰原
來那病人前日余曾有數番按治知其本於陰虚水衰

肝火獨亢他更以晚嗣爲甚憂梳席間困鬪愈甚精血
海爲之益耗又辰當炎暑陰不能藏與陽氣浮越于膚
表而熱熾縱有彊邪感觸亦爲本病之所因既誤於風
藥攻逐再失於補中升提書曰陰虚毫不可升以其陽
無所守也諸陽隨天氣已浮于膚表所存者依希之真
陽更搬運而上焉得不爲神昏譫妄燥渴痛瀉幸有數
水之神劑病得漸平倘知中病即止而急投胃藥使陽
生陰長奈何狃勝連進數劑過用陰藥胃氣必傷而復

簽余又忖曰雖症源如此然究他一番似瘧之寒熱則陰陽相殘一番益虛其虛標重於本仍以八珍湯去川芎倍參朮歸芪加牡丹柴胡黑姜緩一服乃見呃起彼弟疑懼於暮又來質治余晴思曰病因誤於升提或者氣鬱而然歟以逍遙達之又疑呃乃陽絕陰亡之兆不敢輕投謂彼弟曰姑待明日我來按視不敢議藥彼弟以夜深山路虫獸出沒不敢輕易往返堅求藥餌余不得已製二劑許一是參附湯加五味一是全真湯謂彼

曰如呃逆見身凉則以參附救之見身熱則以一氣救之至明日彼弟被肩輿來迎余赴看辰見病人在迷在瞿身温肢冷浸汗微渴呃聲則撞肩拮腹自丹田逆奔而上按其脉則左三部沉微遲而且弱右三部洪數如釜沸重按則散漫無倫此是陰亡陽脱之機備至矣余謂彼弟曰不意病已脱絶至此無可挽回之理又問夜間所許二劑已服否彼弟曰夜中見病不寒不熱呃有辰止故未敢輕服余見今之勢陰陽已兩亡計惟補陽

以接陰乃以人參為君白朮為臣炙乾薑地為佐大附
為使煎服一更餘並無退意又按之右三部雖洪數無
倫已無咢沸乃令以前一氣湯投之亦如故謂彼曰勢
已絕矣不可復圖我當回去彼家老母妻子含泣求救
余曰十分尚危猶有一分可救倘若不捨敬竊於人力
當不吝藥資作大劑唆投倘藉福緣存則立見起勢若
斗數盡亦從此判矣彼家各欣然從之乃以肩輿送余
回彼弟亦隨回取藥於行間彼屢以為問如何而有可

圖之概余曰說人之所短非好量也事已如此知之不
弟無知原此係是誤藥而至沉困如此倘元氣未至摧
傷庶亦可圖若根本已敗絕則束手待斃矣余乃製八
味作湯加五味牛夕麥門鹿茸膠與大劑參朮附間服
彼田至明日又来曰煎服一夜接續無間亦仍然如故
再乞別劑余曰兄弟之情不待言也然勢已敗絕投之
無益徒取損耳宜急備後事了彼家堅求余終勸曉之
而後去至次日彼兄始沒這案於誤中改救終亦無功

得失不知所指盡陳之以明後鑒

陰虛咽痛案

本居人年二十二歲未有妻室與兄同居因勞役冒雨忽發身熱如火咽中緊痛外無紅腫求藥於余乃以四物倍生地加黃芩牡丹防風許之病又倍發咽喉緊閉飲食不通余疑是火虛始親來按治脈見兩寸洪數浮而無力兩尺沉微左尺甚弱如此真水衰而相火炎之症故不堪於風火正治乃以大劑六味加玄參五味牛膝一劑至二劑已再以八味加五味牛膝

生杜仲補先天根本間與歸脾補後天化源各盡劑而
安四五日後因誤食寒物又發重痢甚劇腹痛如絞所
下純血余以人參理中湯加木香厚樸猶如故裏急後
重愈增身發壯熱腹熱煩悶悩憹更甚余思滯下乃所
食之物不能下而滯雖力於行氣而後重不除且暫通
之而後補乃以四物加枳実酒製大黄謂彼兄曰服一
頭汁差減如何便来報我彼兄見一服熱退痢減裏急
絞痛畧寛三四分且夜雨泥濘不肯来報再煎投之至

明日湧泄如筒凡有飲食則自咽門滚滚作聲完物而下神情急甚彼兄急來報知余嗟呀不已乃急以大劑參朮附加破固肉豆蔻連進止之如水就下勢不能遏至暮痰湧喘起而死這案以彼乃壯健山夫偶有所傷亦寔中暫虛之故且前已服得調元固本之啖劑雖因誤食而滞痢則通用畧投之無妨不以為意不能至囑彼兄見一效而盡劑投之故從前之陰虛元陽不能固一遇寒凉而盡將真陽元大驅逐之力窮而立絶噫先

哲有曰寧以不足之法治有餘則可以有餘之法治不足則不可又曰寧失於温補不寧失於寒凉蓋遇熱則病增猶可改救遇寒則生機自敗勢如弦絶挽之何及自此旬日間余終夕不能安枕一月餘言語如有所思舉措如有所失念余之不謹致彼之不能有生天地鬼神照布森列余之罪過無容議矣余每見今世名醫家其後子孫不能振起或至貧乏敗絶者或云他乘人之危計索利物余忖曰為他勤劳取他重報雖非仁者之

心又猶愈於訟師從空說出無憑之是非扇起波濤令
人破家蕩產何鬼神不以為深怨而獨移怨於醫師栽
蓋害生之大罪莫如殺人醫既名者則求治之人盈門
填戶其間豈能一一中理而無冤咎乎然不獨此也如
症該按視而後下藥或以雨夜艱難不肯親往草畧加
治懶之罪也如有是症而宜服是藥方可挽回但彼家
貧之不能叙本而以輕藥待之吝之罪也如症具見死
候不明言之托言糢糊以為半吉計取財利貪之罪也

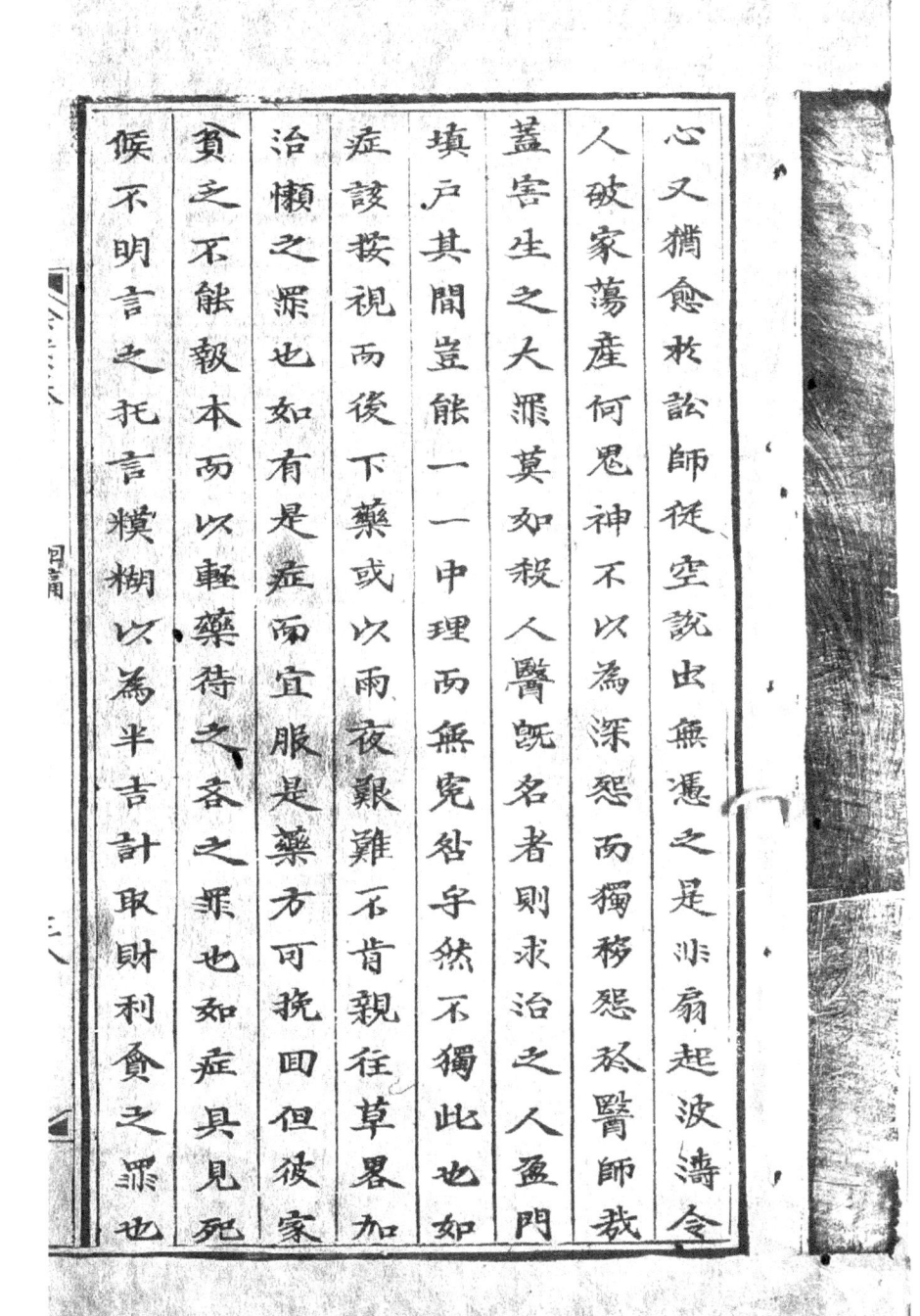

如見易症詭言難治吐舌揚眉嚇人危懼以索重報詐之罪也如見症之難當直告之而效盡心力然恐冒不識症之名且未必建功自無厚利堅不肯治致彼束手待斃不仁之罪也如平日稍有足於我者有難相告思仇之念起不肯盡心無量之罪也如見孤寡賢孝門楣而貪病者以為徒勞不肯盡心周濟失德之罪也如症見似是而似非學力偏淺攻補亂投愚庸之罪也如此一想醫非仁明德智量誠廉勤不可以為醫也余嘗識其徒

曰為醫而不以慈濟為恒心活人為深念區區圖利計功取財害命與盜賊何異後之君子以余之失為前車以余之言為改轍無愧於仁術矣

氣血俱虛痘案

園居人之女年始二歲生得肥白如一塊肉於辛卯年春患痘發熱昏迷潰汗如雨經二日見點一湧而出齊者通身上下密如蠶種連地界色如塗朱望之嬌紅可愛身冷手足冷大渴無厭小便無度腹腫便溏辰發嗽聲里中有一名痘醫見之不肯下手彼来

来治備道源由余燃燈来看且按其脉則浮數無力来
脣散漫恍如風吹鵞羽之狀余見此症逆脉絶亦不肯
輕議下藥彼父母百般哀懇余曰此症決無生意汝等
當遍請一二名醫来姑試之若皆自棄然後我再圖之
彼依言延請數醫来並曰死候不治彼以寔告余曰我
作此要使汝知其勢在必死汝家不吝藥資我亦不惜
一度辛勤期於人事到底使汝骨肉之情自無終天之
恨彼閩頭便拜曰情願如此死亦甘心原来余見彼女

渴飲無厭受盛有力必藥餌可能乘此峻補且粫爲危
之痘症余曾有僥倖十中之一二故以彼父母之心爲
心寧救之而不活不寧束手而待斃又忖曰胃虛則脾
弱脾已弱則腎亦虛此女脾腎兩虛一湯而出者必中
氣不能主持任毒攻冲也色之嫩紅散漫者乃血既虛
不華其色而氣亦虛不能拘之圓暈潰汗者乃表氣不
固陰無陽衛而津液耗泄小便數者乃中氣虛治節無
統陽不上升而陰亦下脫簽嗾聲者弦絶則聲嘶陰陽

相離之兆身凉肢冷陽亡也大渴津液竭也腹脹濁氣填也便溏者土敗也故應犯而犯雖三朝無礙乃重用參一両朮乳炒四錢炙草三錢固中爲君大附八分肉桂一錢温經兼外達爲佐作大劑濃煎如稀糊接續調之得一夕朝來漸見粗肥起頂余思血不歛束於窠囊何以爲膿漿之具仍用人參一両黄芪四錢山藥五錢肉桂五分白芍酒炒二錢盡劑乃得盤暈束結地界明白自無散漫矣其間雜出遥死症如頭摇足掉頭面頸腫口中出極臭氣環口瘡焦

咬牙弄舌無物空嚼發喘發呃無一而足余區區以調元固本為務朝暮憑痘用藥並不旁顧支離蓋以毒能能一攤而出豈不能一攤而入乎果此毒勢在外急為填補中氣使元氣充以杜外攻之禍且氣血有煦濡之德則膿漿不謀而至矣此辰增損用藥如人參一月山藥五ノ黃芪五ノ炙乾熟地八ノ鹿茸膠二ㄱ冲入肉桂一ㄱ之類至八九朝來雖通身水泡相半凡有膿漿雖不甚稠並帶蒼蠟色忽見腫消目開余思此痘諸惡症雖備惟有小兒

症多小舟不能重載必難保其無沉溺也幸因彼之渴故藥餌得以大進服此藥力嗚之濤之轉運不停使毒聚於外為峻形為萃色為稠膿然以有限之氣血抵無涯之病雖攻城畧地所向皆捷然府庫空虛芻糧不接餉道一絶衆散於前敵乘於後必不保其無敗亡想此峻補而猶有倒靨之勢則中氣尚餒仍急用黃芪刃一人參フ五白朮ク三肉桂フ一鹿茸フ一川芎托住以杜內潰至十五朝乃得從上結靨奈甚遲將半日靨至胸堂而住神

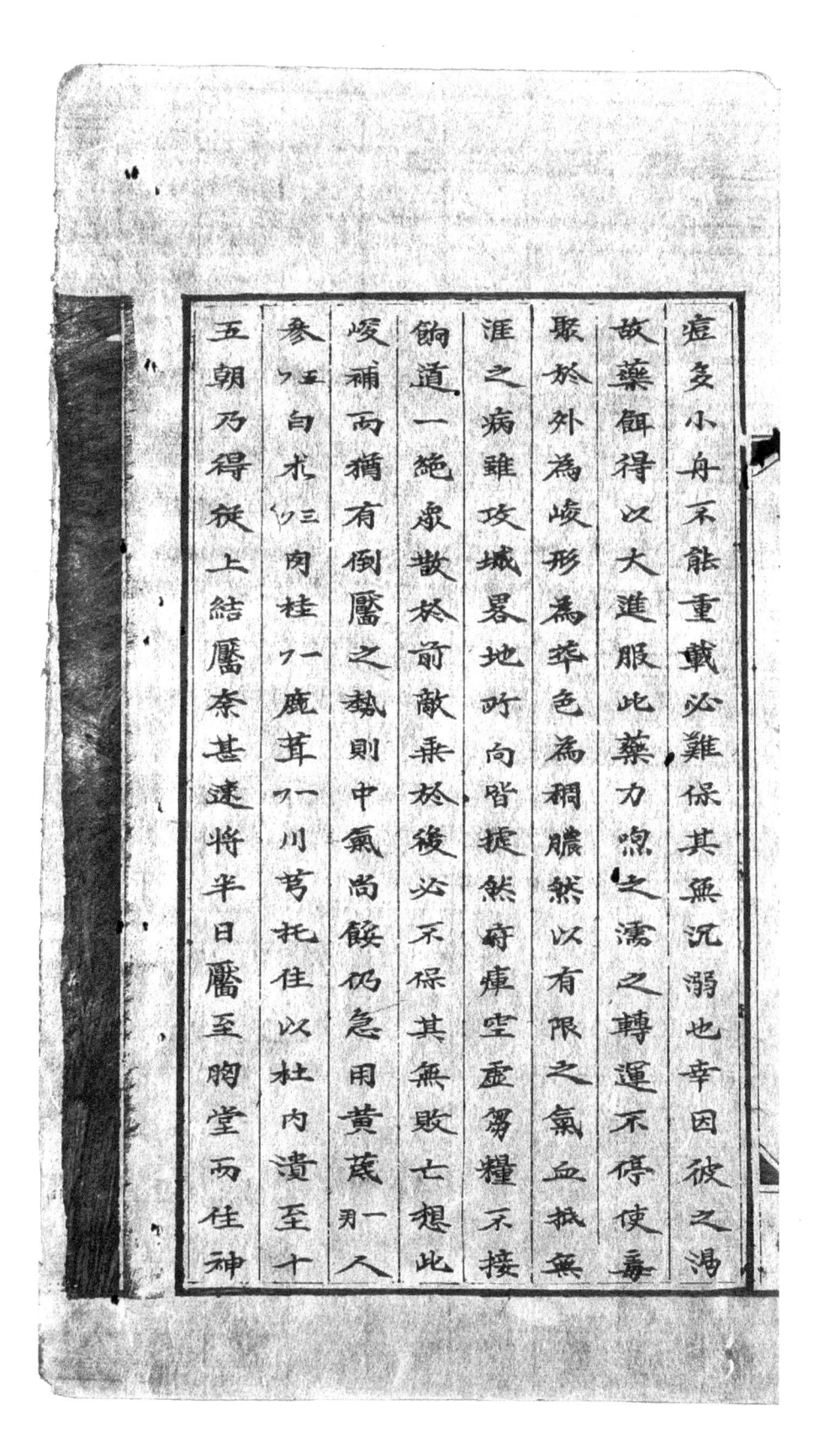

情日加昏迷氣息短少外見身熱如火口中含乳覺冷如此冰辰余惟以獨参湯少加朮附與軟粥互灌之維持至二十七日而氣始絶這案余忘餐廢寢曲盡精神因症用藥不膠柱於痘家尋常求治外爲活法最重於氣血以始終其功不敢仰奉先哲禁戒之條以二其心不敢擬何吉何凶二旬餘惟知俛首以撑持之知者無不以九七日爲期以其氣血不能接續至此必告竭矣而余培植至此始終顛倒姑備陳之以明巧拙

虛癆案 興元縣福完社陳校生年方十六富學多材藝舉人名之因母傳染乃得癆病數年累醫無功日甚危困伊父迺舟來香山邀余求治原來伊父與余有半面相識念他情辭哀至不得不往是夜四鼓登舟乘月而行辰萬籟俱寂浮雲和月影寒光瑟琴亂江心余坐在船頭滿腔豪興獨酌數杯閒吟數句以助清風

萬籟波濤靖堤邊露氣濃若雲連樹色海月落山鐘
明滅三叉大沉浮千仞峯沽高情思重塵外一醫翁

至暮造其家按見兩尺浮數無倫散漫不能按右關無力兩尺甚微其症身熱肢冷腹脹泄瀉咳嗽則痰涎壅盛唾不及余思虛勞係是精血衰損陰虛而熱今又肢冷腹脹泄瀉陽亡之機備矣兩寸散數陰虛之極右關無力中氣又虛兩尺無根陰陽兩虛矣夫人賴以生稟陰陽二氣而已宜平不宜偏偏則病病則死如陰陽離脫之際則先補而後接接而後補以平以秘為期則可也若兩相虛極投以陽藥則爍陰焚焦益熾投以陰藥

則絶陽滑脫愈增勢猶恡然藥難兼用書云土旺則金生勿拘拘於保肺水壯則火息毋汲汲於清心此特治於未甚也今者症見外則膚熱如烙咳嗽吐痰體似乾柴內則氣短食靡大便滑瀉肢冷腹脹此辰務補土則焦爍何堪欲壯水則利下難遏試懼熱畏寒而束手也古人云陰虛難補正謂此也余乃曲盡精思製為二方如救陽則君白朮三兩黃土炒而臣熟地一兩有脹滞炒乾救陰則君熟地三兩而臣白朮一兩乳炒通用人參一兩半氣中血藥從

氣藥則補氣芝血藥則補血以為元佐分配二方用白芍ソ二以斂其陰且借童便炒黑使火自降以佐陰方用炙草フ四以入脾更助参术以托住中氣以佐陽方炮美ソ一能引血藥入血分氣藥入氣分仍用為陰方報使附子半一ソ臣参术則補氣臣熟地則惟有向陰引火之能用為陽方向導如此用陰不失其陽用陽不失其陰補中能接接中能補使陽有生陰之力陰有化陽之功燥潤不偏氣血互用似已無碍惟用憑陰陽偏勝處朝暮

增損用之旬日間諸症漸平飲食漸進余因山居有事不要久寓伊家亦不敢苦留乃備行舟載病者隨服藥余令借一鄰室居之日夜按視調補其藥如八味丸歸脾湯峻補精血膏五臟均滋膏或補陰接陽或補陽接陰凡諸精血有情之品並重之日勝一日經二旬餘復見精神日乏諸症又起余來看辰校生命決求救具以高堂白髮縊絲留啼為嘆恨余曰念公文學中人才行可惜余日夜曲盡底蘊劾盡心力變方合法以法為方

廣投藥餌然參猶重舟之上急磯進未足許而退已太險公乃讀書人豈昧於理凡一飲一啄猶云前定况大命乎顏回大賢不享遐齡豈不諒是命耶佛經曰此身尚不能保妻子何足惜此妙真色相之至理也辰校仕聞之不勝啼啼之狀余乃令借一行舟急將回家得與妻子相見旬餘而斃這案雖係百中之四難然余見他才學之兼備言之情義哀至不忍遽捨欲盡人事以圖斡旋而終不能如願或者心雖盡而藥未及耶顛末陳

（此頁據中國國家圖書館藏本配補）

之以明後鑑

桂陽縣慕道社酉里長阮文仕供錢拾貫

御老阮德元供錢弍貫　阮文圭供錢壹貫

謝光議供錢五貫　阮徂供錢弍貫

醫陰案卷終　山陽太保院弟子奉書

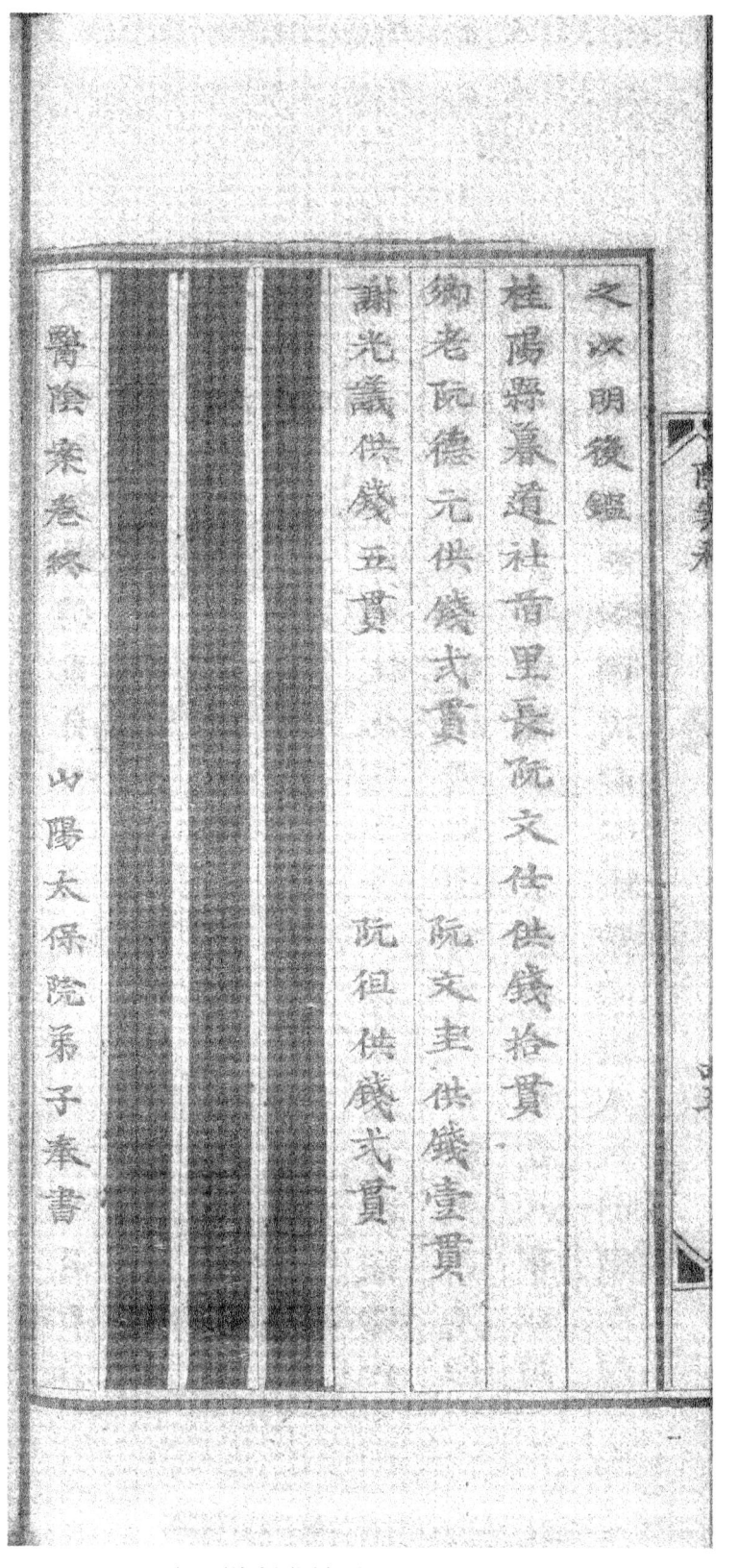

（此頁據中國國家圖書館藏本配補）

R.1172

新鐫海上醫宗珠玉格言卷六十三

小引

長方長夏南風之薰兮南風之和兮余閑倚書窓適有一名醫来陪席而坐芙茶欵待既而見余案前新撰一集摘取闕之数遍徐問曰公知醫乎余前席改容荅曰夫丈夫爲志當以致澤自期庥不爲虛生耳柰遭和不利托跡林泉瘴氣山嵐染成多痣凡医學諸書無不䟦躐求其身医也家医也豈敢沽高尚異而自爲穿鑿哉

客曰吾觀是書議論精髓破剖心肝言前人之所難言發古人之所未發真金玉其音者也余曰医理甚繁散之則理皈萬象會之則理皈一源况讀書繹理莫要於窮理令余所言要窮乎理外之見煩公命名是書庶表其知己也客曰唯乃援筆題之曰珠玉格言篇緒而贈之曰医理也一以貫之者其是書也夫謝而皈余因分爲上下篇二卷使井井有條庶備高明之未暇處也

黎氏别號海上懶翁原引

珠玉格言上篇　　珠玉格言下篇

珠玉格言上篇

命門火、白竅火、均為相火之名，見症所當異治。

六味丸、八味丸、雖是腎家之藥，其中自有分方、

兩腎中是命穴，名為龍火，其為病端於色慾過度，陽火虛，乃見腎中陰水盛，龍畏寒而飛，上熱下寒，諸症見矣，故以八味溫其穴宅，使龍火下歸，書云引火歸源是也。右腎旁白竅穴，名為相火，其於為病，原於左腎點竅

真水衰火無水制乃得妄行上熱下燥諸病作矣故以六味補水水旺自然制火書云壯水以鎮陽光是也第以方書通稱為相火何則一火也有卻畏寒而飛騰有卻侮寒而抗拒此不深明腎中有左右之二穴也使學者淫然混治救水於冰凝補火於烈焔亦未知六八之有分

火既虛偏壯龍無藏身之地火不歸源而陽斯絶矣水既虧偏[illegible]陰無斂陽之能陽無所附而氣亦亡矣

腎中陰盛龍火無藏身之地畏陰寒而飛越若不知温其窟宅引之皈源見其上熱以六味補水水愈盛則寒愈甚火去則陽亡矣腎中水衰火無所制乃得妄行若不知峻補真陰以壯水見其燥烈用八味補火陽愈旺則陰愈消陽無陰斂無根之火豈能長明力窮而氣亦絶矣此二聖藥中有最忌處慾亡陽則禍遠陰亡則禍遲盖桂附雜在陰隊中水竭石出故暗害不顯矣

救五臟之傷到底莫忘乎腎

治久虚之症愈宜愛惜其痰

腎為臟腑之源十二脉之根立命之基有生之本精血之海心之神肺之氣肝胆之决斷脾胃之運納大小腸之傳送膀胱之施化三焦之升降皆賴腎中一點真陽為之祖耳書云五臟之傷窮必及腎又云百脉皆根於腎又云遇症之虚亟保北方以培生命如到底莫忘乎腎真陽甚可忘乎

痰乃人身津液所化具於人生之初亦氣之糟粕養[illegible]

之一物耳。書云：痰本不能生病，寔因病而生痰，治法當因其所因而調之，善而撫之，乃為身中有用之物，不宜妄行攻逐，以損其真元，耗其津液，況於久虛之症，可不知愛惜乎。

熟地炒香，引陰從陽，堪作脾家之妙品。

白朮煮膏，化火就水，誠為脾血之良方。

李梴珍曰：地得土之正氣，黃得土之正色，寔脾家之要藥也。此發其所未發，然觀方書，每見脾藥並不重用金

匱凡亦減半此可見脾不健運之爲慮也余以胃火過
亢脾陰偏損之症要在坤柔生物則用之炙至乾香乾
以葦滯使無心於故家之胥香以舒氣令貪戀於易地
之脾化柔爲剛寔補脾之要藥也
白朮性甚剛燥書云脾間藥氣禁用殺人以其陰虛毫
不可近余每臨脾家之陰陽兩虛者外見陰熱蒸蒸内
則泄瀉有作欲補土以止瀉則消燥難堪欲滋陰以清
熱則滑泄爲殆且白朮乃脾家之要藥欲事中州而務

倚仗於白朮，誰其建功？故煮膏從其水火烹代，雖芳香
之氣尚存，而潤澤之形太半已向陰矣。此從陽引陰，真
為滋脾血之至妙。
人參質潤，故能滋血，分之神功何惑於陰陽之大數？
黃芩性涼，可以補胃家之燥液，勿以為寒藥而小嫌。
無陽則陰無以生，又曰陽生而陰長，此係陰陽之大數。
未究者乃曰氣藥有生血之功，而憑於血脫之症用獨
參湯補氣以生血為定例，一聞之詞理淵源，無可擬議。

若回思之則未也、而向云氣藥有生血之功、則於臍間動氣禁用殺人之說、如此氣藥獨必忌於陰分哉、且曰血脫之頃、幾希之氣所當急固、何則、用參而不用附、豈非追復散失元陽之大力乎、是則知人參之能補血、乃其質之潤澤也、白朮傷陰、性之剛燥也、不敢用附者、以眞陰既敗、陽亦隨亡、大附健悍性走、安能靜養於陰増之秋乎、又如補中湯君黃芪、亦曰氣藥多有生血之功、方能補血、以芪之氣不能補血也、芪之質有綿軟也、大凡藥之厚於氣者補陽厚於味者補陰氣多味少者陽中之陽味厚氣薄者陰中之陰氣味淳厚者兼補陰陽讀書者要得書中之理豈可牽强陰陽之大數而槩謂氣藥有生血之功乎

黄芩性涼尅伐之品也何以補為蓋胃本惡燥而喜涼故凡見胃陽獨亢胃口乾枯之症也可以黄芩補之盡觀補中益氣湯加黄芩蒼术益智等味則曰參术益胃湯加黄芩神曲二味則曰益胃升陽湯與其君台大

安胎則補胃之深意自可以逆覩矣
觀形以稟弱稟強確其為虛為寔而治
察脉以有力無力明於可補可瀉之機
匡道之關健莫切要於虛寔矣若虛寔既明則補瀉無
差而去病自易大要稟厚年少體強氣血充滿骨肉相
稱者偶有疾病當以寔治稟薄年高形弱或大病久病
產后婦病晚年生兒者一有所傷首尾當從虛治書云
當先察元氣為主而[illegible]求諸疾病誠治療之深旨也

脉乃氣血之波瀾一息之中各有陰陽玄秘若非心領神會安能彷彿於其間哉王喻嘉言脉要訣云不問何部浮沉大小惟重按至骨而猶見有力有神為寔無者為虚初觀之似乎淺畧余屢經試驗每於虚寔疑似之間寔是毫髮不爽先哲之言信不誣也

以泄燥之機深明於無火無水

憑乾渴之症當辨其有陰有陽

八味六味之顯症萬無差忒無如泄燥乾渴四者以辨

之便之泄者此下焦無火以秘別也便之燥者腎水既虧無以潤澤也書云渴症有陰陽渴之與乾為大異也渴為火燥有餘乾乃津液不足故浩飲無厭為渴頻飲而不能下咽為乾渴者内水虧求外水以自救乾者液竭喉枯口燥要當滋潤以為功耳

火虛症候惟從氣血之分調補之亦足建功

大虛機關要求水火之源療治之方能取效

凡治近病小病稍虛病責在後天有形之氣血雖未有

形之真藥如四君四物補中養榮歸脾等方足以建功治久病大病大虛病宜深求先天無形之水火如六味八味衛生之聖藥方能取效書云小病必由於氣血之所傷大病必求水火之為害故治小病宜求氣血治大病不外乎水火也

辨溺濁之病名分别男女之症憑於稱清望黑白之形色明知水火之虛補其氣血

凡溺濁之病名方書通稱帶下見症混而不分療治者茫無所措大法女病則曰帶下白淫或曰赤帶白帶總

為一症所下之物稠貼是也男病則曰遺精白濁又曰赤濁亦是一物所下不甚稠貼是也水虛之人必形色黑暗而瘦削水者血之母血乃肉之充色之華既虛則損安得不黑暗而瘦削乎火虛之人必形色瞙白而泥滯火者氣之根氣生神神不外揚色無神而暎白雖肥白者亦是水勝而兼滯也

酸痛乃骨髓之深病　吞酸因陵汁而殭飧

按方書有酸痛之病夫疼痛固懸何形狀而有酸味乎

余讀書外十年間而未究其義後因疾走爲横木絆注脚臉而跌倒痛入骨髓痛者悶悶可哭還可笑無奈之苦難堪乃忖曰酸之狀正在是矣故方書每於骨髓之痛則曰酸〔究不〕者以痠字易酸非也噫不幸中之幸意者神明憐予苦心於求道每得疑義則憂寐求之故假横木以教誨之也不然則終天無發明之旨矣

凡吞酸之病方書絶無顯症蓋虛火上冲逆氣隨火上而作變胃汁亦隨氣而升泛溢於咽門吐之不出不得

已而噯呑之其味覺酸苟無內因則何物外来得呑之味而知其酸乎

血脱者色白淡然而不澤不但是陽虚

氣脱者神昏洒然而悪寒豈期於熱盛

血脱色白淡然而不澤然不但陽虚之症而有色白也要之淡然而不澤之義當深求之血脱之白者必如錫如灰血者色之華既無血也豈能光澤乎較與氣虚之清徹朕白大有不同書云精生氣氣生神氣既離脱則神必昏勿以熱盛神昏而熱誤治盖氣既離脱則陽虚火敗可知故身不温洒然而悪寒為甚别也

亡脱之機已備急補元陽之子以回陽腎不若脾
大虛之病久纏深求水火之家以培本脾不若腎
凡見症陰亡陽脱四肢厥冷額汗如珠神明昏亂擡肩
而喘氣脱而呃惟宜急投參附以回陽挽脱胃氣將絶
者加白术以托住中氣又如精血不生而陽事反衰更
當取重於胃胃強則腎充也夫腎爲五臟之源立命之
基有生之本稱爲先天君主位在至尊不虛位也第以
陰陽離脱勢如破屋漏船不得不委於壯夫勇將之參

附，安得不卑辭委曲曰閫以外將軍制之。此辰脣不若脾也。
凡大虛之病，久服氣血藥而氣血不見日長者，當急求水火之根，如六味八味峻補其真陰真陽，根本一固，則枝葉敷榮。又如脾胃不能運納，宜急補命門之火，此釜下加薪，與久瀉久痢，事脾無功，當救其腎，以司開藏。雖土稱爲萬物之母，然化源之機，腎爲先天之祖，到此地頭，正當處左以讓之。此辰脾反不若腎也。
四物非補血之方，婦女伯海乾枯，專功無益。

四君乃純陽之品，小兒形體瘦黑，久用爲殃，陰本不能生陽，凡陰分之藥，惟以純靖柔潤爲良，能用之使陰靖而生血也，此養其陰而血自生，則四物湯謂其養血則可也，謂之生血則不可也，然草木之性，只能補偏救弊而已，至於無何有之鄉，而使能生出有形，續斷填空，莫若鹿麋茸膠河車乳粉酥酥，有情同類，乎精血之需，方爲妥當，經云精血不足者，須補之以味，則日用資生之五味，尤爲重焉，故有補血滋精，半是收功於

胃藥乃其深旨也此余之心得凡欲計事於精血者自無餘蘊矣無徒以四物為生血之必需也

小兒純陽無陰言天癸之未至也凡有所病不宜偏技真陽況形體瘦黑肌熱陰烝而真陰之根又因血液乾枯而更虛矣陽旺則陰消必然之理也四君乃純陽之品氣味香燥豈利於無陰之質乎凡小兒之病最宜於四君者除寒吐久瀉與身涼腫滿慢脾慢驚等症各當慎用若已見消爍而黑瘦仍久用之必然津液日乾而

為大禍矣司啞科者可不深知此理哉
歸脾湯與補藥間服宜去木香惜元陽也
補中湯以提陽為用重用升柴行舂令也
凡命門火衰之症而兼見後天氣血兩虛既用八味凡補
火又用歸脾湯間服使水火氣血兼補且症係在火虛
火即氣有一毫動氣之物切不可近也況木香行散之
品通天徹地故去之以保全其氣也
陽虛則下陷補中之旨在升提出陽氣於九泉之下如

冬至一陽生以布發榮之春令萌芽甲柝氣滿乾坤故云補中湯重在升柴奈何不究其理率将升柴蜜炒举使輕清之陽氣已被井泥留住了或至盡去之則佐参芪之功誰其向道於左旋右轉之兩條路乎如此則盲瞶之輩不足以言用方之旨矣

兩腎中乃臟腑之根源治奇怪病宜為要領

六味凡乃啞科之聖藥緣諸虛症係是無陰

命門居兩腎之中為十二脉之根臟腑之原人身百骸

豈能外乎陰陽之間哉凡病至於虛而諸症蜂起雖有奇形怪狀書之難名人多不識也但憑陰陽偏勝處以水火之真藥投之根本一固則假象之標症不攻自破凡小兒天癸未旺故曰純陽無陰此孤陽即稚陽也安得妄謂純為有餘一見陽無陰斂虛火易動則曰小兒之病易於發熱方得策於純陽之旨肆用寒凉攻發可勝嘆哉本既無陰而又滅其陽則兩敗之機勢所必至第觀所傷易生發熱者火無水制也易為攣搐者木無

水養也至於虛極而為痛者真水虧而液竭也及龜胸
龜背解顱顖陷天柱骨倒五軟五硬五遲靡不由於乙
癸水衰也衰虛而筋骨之症現矣大要治小兒因症處方
之間惟拳又不忘乎無陰二字故以六味丸料峻補其
真陰寔亚科之聖藥也
單熱乃亡陰之顯兆津液竭係是危機
元神見失守之藏凶水火方成為对藥
凡單熱之症面黎舌黑體似乾柴肌如甲錯口燥喉乾

浩飲烙熱大便結燥小便無度煩燥譫妄或昏沉而不知人此皆亡陰之顯症也書云津液竭則死當此一團邪火內熾流金爍石溶化真陰真水玉液玄漿蕩盡精血之波瀾翻成陸海耳且陰亡于下陽無陰斂陽亦隨脫于上離脫之勢若此死何遠哉柰何人徒知厥道爲陽脫之近憂獨不念單熱乃亡陰之遠慮陽脫者參附回陽此萬全之策也陰亡者古人無一計及此何哉余經治此症每欵撐持求活全無故套不得不曲盡其愚

秉以圖善後乃制保陰方應酬之間亦多全活敢云補所缺庶備先哲千慮之未暇也陽脫者參附回陽陰亡者保陰方用凡人之飲食起居如常形容強壯或言語彷徨行立失措此元神已先離散情思却模糊了故有暴病卒死之症深念夫司命之職於此甚疎無怪乎古人方論絕不啓齒夫人身有生之本血生精精生氣氣生神精氣神乃人身之三寶也較之則神為重焉[illegible]於此逆觀微機欲先防於未禍遍閱博求寔[illegible]諸方書[illegible]

鎮心安神寧神等方撿其藥亦不過菖蒲遠志神砂酸棗栢子蓮肉庸常之品至於絕處求生者誰爲大力之品耶偶讀景岳書有曰水火不交則神色敗始自悟焉蓋心雖藏神寔由乎真陰上奉而剛柔正位當易之旣濟也故欲補其神無如八味凡以補陰陽之根以資神明之用

無陽則陰無以生血藥多氣藥少方爲氣藥有生血之功倘偏於剛燥徒損真陰

無陰則陽無以化氣藥多血藥少誰謂血藥無益氣之

理若重於陰柔恐傷胃氣
古人云氣藥有生血之功血藥無益氣之理此無陽則陰無以生是矣然無陰則陽無以化蓋陰陽之理陽根於陰陰根於陽互為其用水中無火則為氷凍之極何能潤物火中無水則為烈焰之灰安能照物景岳云氣藥佐血藥方能補血血藥佐氣藥則能益氣深得至理也以愚觀之凡氣血兩虛之症方可合用若要獨純用須求陽中陰之氣藥亦能補血陰中陽之血藥亦能補

氣如此則建功尤穩慮不及此則氣藥耗陰血藥傷胃豈能無愆乎

用補氣藥合佐通行深得一闔一闢之旨設滋陰方宜使滲泄誠爲有補有瀉之機古人制藥設方用補氣藥宜佐以通達之品設滋陰方則使用滲利之味若純用則滯瀉火補多則補既得力而易於建功此有補有瀉方得乎陰陽一闔一闢之妙理如四君之茯苓補中之陳皮歸脾之木香此行陽也

四物之川芎、八味之澤左、遡元之燈心、此滋陰也、
調難補之勞、更有難中之最難、莫若溏泄而減食
治久熱之症、勿期熱清於盡熱、須憑胃氣以滋陰
夫一勺之水、難救車薪之火、與陰水難求之説、古人以
治陰虛勞症爲甚難矣、蓋勞之爲病、靡不由於精枯血
竭之所致也、治之之法、不外乎峻補精血二者而已、若
症見徹骨陰蒸煩渴浩飲大便燥結、則專用重濁黏膩
之品、滋培潤滑之方、一向調救真陰於焦頭爛額之

[illegible][illegible]原之勢此外無他策矣然更有難中之最難者莫如外則肌熱如烙肉脫神昏內則飲食俱廢大便溏泄斯辰也欲投香燥之品以急救元陽之于杜其走泄則黃廷脾也消燥這勢何堪欲投純靖之方以挽回精血之海而定其沸騰則中州泥濘所當見忌誠智者不知爲計惧熱不前思寒又止而并束手矣余嘗涉此深淵因制補陽接陰補陽接陰二方雖难回造化之機然恒中求長無能出其右也且發熱之症原於火也火即氣

氣即火去其火絶其氣也魚一刻無水即死人一刻無氣即亡氣之可絶火之可去乎凡久熱之症真陰之分爛矣無形之水虧矣津液竭矣精血耗矣不待面黎舌黑形脱骨蒸而後方認其為陰虚也余臨此症不知幾度憂思委曲圖全得一活法真不訓不傳之秘訣耳蓋陰血既衰陽氣豈能獨旺陽既虚則胃弱矣故宜属意於胃氣為先如飲食未至減少大便猶調和者則壽又以滋陰退熱為務熱不清則五液枯竭陰敗則陽亡矣

若食飧便利，而熱勢又十分憔悴，當用陰藥，如熟地、生地、麥門、班龍、冊參、乳粉之類，或全料六味以救之。若熱勢已稍清，得四五分，則急用陽藥，如人參、白术、炮姜、炙草之類，接補胃氣，見胃氣漸旺，飲食漸進，而熱又不減，又易以陰藥退火，一二劑，見胃寒而食又減，則又以陽藥換之。然此熱與食二者為对待，分陰陽之藥，為更番迭戰，以調停之大法。陽宜勝陰，陰無生物之能也。雖專於清熱，切勿以熱盡身凉為可喜，尤要留幾分之熱在火乃生身之至寶，熱為我用，傷陰者猶能挽回，從容定策。敗陽者勢若絕絃，挽之何及？醫者勿以速功為巧，病家切莫厭遲為疑，彼此堅持，方可保其萬全也。

暴熱則傷陽，宜清火以滋肺氣。

久熱則傷陰，宜壯水以補腎元。

熱則傷氣，故治暑諸方專功於補氣之藥，又云熱則傷血，而清火諸方偏重於補血之藥，何則？既云熱傷氣，又云熱傷血，是一熱也，而氣血俱傷如此，蓋言治熱者從氣乎從血乎、血虛而誤補氣則血愈枯氣虛而誤補血則氣愈欝要知熱傷氣者乃暴熱外来、東結氣欝之熱也、熱傷血者乃久熱内起、薫蒸陰分之熱也、如此則補血補氣陽藥陰藥自有分岐、経云暴病非陰久病非陽可不理會旁通于其間乎、

合氣血藥須求中陰中陽方能同隊、服湯凡法、宜於半饑半飽、乃速建功

夫治兩虛之症既用陽藥以補氣虛又用陰藥以扶血

損然剛柔之勢本非相宜溫涼之情自難協力必須求
陽中有陰如人參黃芪煮膏白朮之類補氣而兼血也
陰中有陽如當歸川芎炒香熟地之類補血而兼氣也
如此者方可使之同隊彼此相親各無異意自能建功
服藥之法古人以上病下病有食前食後之分以近理
推之若甚明顯以化源考之似乎未穩夫食入於胃運
溢精氣下輸于脾脾氣散精上歸于肺肺爲之市百脉
朝會于肺然後各皈所喜以此知飲食之入於身中未

有不由此道也而後分布之內臟腑外之四肢百脉也倘
投藥於食後以治上病亦必待前路之食先化而後藥
可行投藥於食前以治下病亦必俟上厭之食先行而
後藥始達豈有上病下病而藥不至於胃由此以傳脾
脾焉能通達於他臟哉是欲速而反緩也余有一別法
凡服湯丸各宜於半飽半飢之頃盖太飽則爲飲食所
阻太飢則爲脾胃虛弱不能護送藥力惟此甚爲穩當
誠不疾不徐中庸之旨也

琢玉格言下篇

身不熱而神昏倦卧係是危機莫喜謂身凉而渴睡朦如烙而額汗脉微此知陽脱切不可見熱而滋陰凡大病久病前後之困熱如此忽得身凉熟睡况又如醉者極力呼之方醒醒則神昏懶語倦怠难堪不知者以為熱去身凉元陽回則渴睡否極泰来之為喜也要知熱邪去則神清豈有昏蒙倦怠之理元陽回則睡有神安有沉迷呼之不醒蓋久熱則傷陰陰既虧則不

陽所妄陽無所依而欲脫者矣不然則見熱誤投寒涼之藥以伐火或投滋陰劑而陽消故忽見昏沉之脫勢也余曾經歷此數次因前醫肆用黃連仍急以參附回陽不知幾劑峻投始能使元陽漸復真氣真神穩定言語輕揚不復倦睡矣大哉爲命之司者杜漸防微見幾於未露逆覩於未形必無噬臍之悔莫愧於所事矣凡症見肌熱如烙面赤如裝或欲扇不休煩渴譫妄額汗如珠或喘呃但見脉則沉微欲絕與細弱而數者此陰亡

于下陽脱于上故無根之火搬運而去盡浮于肌表也
切不可見熱而雜用一毫陰藥此是風中之燭以参附屑
蔽之猶不足以建功豈可滴一點水以救火乎
若見脱勢兩来陽脱者補陽以接陰陰亡者救陰以續
陽調停間無宜差謬
雖有諸症蜂起火損者求氣之與血大虚者責水之與
火周旋裡固本為先
凡症見陰陽離脱之勢兩采用藥急宜接補勢虚極者剝

用陽藥以補陽更求陽中之陰藥以接陰或間服陰分
陰虛極者則用陰藥以補陰須擇陰中之陽藥以接陽
或間服胃藥大要陽主生陰主殺調停間服須使氣分
十分健旺方可補接六七分陰分勿圖速功務在細心
詳察接續勿間要得陰平陽秘而後已
凡症屬虛而外症蜂起切勿以治頭治脚而旁顧支離
惟以根本為務根培則枝葉自茂本固則標症自除矣
書云治其一則百病消治其餘則頭緒乱故少虛之症

者責後天有形之氣血大虛之症者求先天無形之水火書云小病必由氣血之所傷大病必求水火之為害治小病而舍氣血治大病而舍水火真緣木求魚胡可得也以氣血藥調水火病功難成而禍難掩以水火方治氣血病效愈緩而益愈深夫四君補氣藥四物補血藥水衰則火失便燥煩渴譫飲桔槔之狀見矣火虛則水盛中寒泄瀉液乾求水上熱下寒諸症見矣此皆無形水火之狀非有形氣血之

藥可及書云真陰乃腎水而非心肝之血也真陽乃命火而非脾肺之氣也是以滋腎水重用熟地而不用芎歸補命火重用肉桂而不及薑朮况水乾火熖之時苓朮之燥滲人參之動火若誤投之何異抱薪救火功難成而禍先及矣可不慎哉

六味真水藥八味真火藥凡血病諸症皆起於陰虚氣病百端悉由於火弱真水乃血之根真火乃氣之祖書云化生氣血者水火也故欲療小病之氣血而以水火

之方治之歡其安全雖旦夕未見速效然根本培固則
枝葉繁茂愈日愈盛必無痿黄之狀傾倒之虞也
覇術之學臨離脫之大危汲々乎治病而舍命
王道之醫治瘡疥之小疾諄々然救本以圖全
嗟乎医之爲道固爲大道而其中自有王伯之殊途學
於王者曰医道學於覇者曰医術道之與術天壤不侔
盖医術之見用也徒知見病治病雖陰陽之機已將離
脫見其陽脫之暴熱猶屬意於芩連液竭而湧痰益[illegible]

心於是半與其無根之火絶而呃丁香柿蒂重若神丹倉卒覩乱手摸之已撮餘而猶嫌其少逆奔之氣脱而喘蘇子橘紅珍如仙品得萊處鼜囊投之將兩許而未以為多此皆舞劍殺人之手故病勢已至如此不知顧人生命量用陰陽之藥接續以救之猶且行之散之何其大胆量之若是哉

医之王道則不然雖治瘡痕之小疾亦以肌熱者責之陰虛怯風者知其氣損少食者知其胃虛弃者爲氣虛

痛者爲血虚雖有因於風者本於血虚之所生也倘用一二味輕揚亦以氣血藥爲之驅駕決不以外見皮膚之小疾而内殘氣血之源至於成功也不惟肌體潤澤而精神氣力反壯於未病之前書云治其一則百病消此之謂也氣大虚血火虚并温之味堪作久需放心大用且宜兼補血每以胃藥而收功陰甚虚陽無損重濁之方亦宜節用中病少停雖長於救陰難免傷陽之所短

凡氣虛多血虛少者則參芪苓朮炮姜炙草并溫之品
隨病深淺而峻補大用堪為久服之需雖一二分血虛
然補陽參胃氣強飲食進則日用五味之精華輸歸於
腎以滋精血之海何憂陰分之不生乎
凡陰分大虛而陽分原無所損者雖熟地芍歸麥門牛
必陰柔之品亦不宜過用中病即止蓋陰寒為肅殺之
氣本不能生物余曾經治陰分大虛極熱之症勢甚然
眉不得不重用大劑陰藥峻救以救金水之將竭至於陰

分稍旺，漸見身凉，則氣脫神昏，敗陽之兆旋踵立見。此
又當急將參附極力挽回，不計兩數，然後陽復而身溫。
是故聖人貴陽而賤陰，其好生惡殺之心可見矣。余幾
度誤蹈前車，雖不待至身凉，已預將陽藥先救胃氣，然
左衝右突，破得一陣陰凝之殺氣者，亦且折兵損將，費
盡多少心思，極力始得一陽回矣。願明言之，以爲後車之預防耳。
陽脫之機，顯症見厥逆，人所共知。
陰亡之兆，徵身猶燥熱，医多忽畧。

凡陽脱之症脉則沉微欲絶四肢厥冷額汗如珠抬肩
而喘出多入少氣脱而呃自臍下逆奔而上神昏舌卷
遺溺知危篤之候悉見人則知之至於陰亡之症脉則
細数欲絶或浮空如釜沸肌熱如烙皮紅甲錯形脱骨
立體似乾柴煩燥熱渴譫語不眠小便活利無度或頻
数大便燥結發渴浩飲此是君火相火三焦之火五志
之火焚燥真陰精血乾枯五液涸竭且陰既亡于下陽
亦隨脱于上何医者到此危機甚多昧畧見其大熱燥

動言語粗壯，不救大虚見其盛候，不以為慮，不知峻用大補陰藥挽救其真陰腎水，以為燈絶加油之計，間或有治者，必有以寒治熱，自謂水能制火，不知龍雷之火遇濕而益燔，逢水而益熾，一服愈盛，則自家想像藥力未到，隨作大劑確然投之，忽然火去身凉，而氣亦絶矣。此輔方用參附以灌之，則一點餘燼決不復燃，如此害生，何其慘哉。余有單熱亡陰殺人甚速之論，辨引危機頭緒井然，想此甚可畏也，願有志於活人者，已見單熱是症係是亡陰之機蓋陰本寒陽本熱陽虛則陰乘之而獨寒陰虛則陽乘之而獨熱故単熱明知其為陰虛也治者一見其機當分熱之微甚以急救於未敗之朝方可及也若至五液乾枯則無根之火不能長明力竭不能為熱則措手已無及矣

治傷寒以救陰為主寒能泣血血虛而久熱

治中風以壯水為先風先入肝肝虛則筋急

音哉治傷寒即以救陰為主蓋寒能傷榮而泣血每見不能急散寒邪血損陰傷而為久熱之症觀之古方如

人参敗毒散以治風且風傷衛氣故以人参率領諸藥速到衛分以祛風九味姜活散以治寒是寒傷榮血故以生地驚驅群品急至榮分以逐寒不知者謂散藥中有補乃匡正去邪之義此不知古人立方之微旨也凡中風之症得於陰者十之八九十分有八九分之陰虛也而因於内虛生風者居多經云風先入肝肝主筋肝藏血血枯而筋攣急且血以水為母乙乃癸所生故治風之要法無如六味凡以峻補真陰重加精血之品標症差減

則兼用風藥中之一二潤劑庶可萬全也書云治風先治血此特風之小病也若見偏枯癱瘓喎斜之大症則當急求根本于真陰真陽之處以圖之方能必濟或勢可兼於血藥者亦當并用之耳豈獨任而能責成哉

病有大虛小虛偏虛兩虛之别症

治有峻補滋補調補接補之分方

凡所禀最弱而得病與久病重病者此大虛也恃強不節而得病與新病者此小虛也氣虛血未虛血虛氣未

虚水虚火未虚火虚水未虚與素禀陽虚素禀陰虚者
此偏虚也氣血並傷水火俱衰陰陽離脱者此两虚也
故治法於大虚之症者急求水火之真藥直探陰陽之
穴宅以峻補其立命之基以為有生之根本小虚者惟
以氣血之藥責於有形之陰陽以滋補後天之化源也偏
虚者四君補氣四物補血六味壯水八味補火平其偏
救其弊以調補之两虚者氣血虚也則八珍十全水火
虚也則六味八味誠対病之藥也惟其陰陽離脱之[illegible]

陽亡則補陽陽分已得十分健旺始得補接陰分五六分以為陽守陰亡則補陰陰分漸旺又急補胃氣使陽生陰此皆兩虛症條分縷析治療之機細此余之心得顧公之以為術生之術

血枯之症最嫌四君藥與香燥之需

陽亡之機切忌八味凡與陰柔之品

凡衝任血海乾枯之症必有陰蒸之熱用藥宜至純至淨使陰淨而生血勿以氣藥有生血之功為定例而妄用四君湯或香燥之品易曰動則生陽靜則生陰可不究諸

凡症見陽亡之機惟宜參附挽回切忌雜入一毫陰藥
雖八味之有桂附終
為臣使之功豈能為用急當遠之
雖有雜症一二切不宜分治
參芪朮熟甚為大附之駕驅
滑脫潰崩最嫌肉桂之香竄
大附乃衛生之聖藥觀其真火欲絕方為長夜之秋
追失散之元陽燃一星餘燼而復見冲天之光焰其斬
關奪旗之能誠萬夫不當之健悍真為壺天大將軍
虛名也他如驅直中之寒邪散陰凝之堅積乃其小試

耳不費多力而自見功何昏曠輩誣為久飲遭凶之醜
行不知其美如冠玉矣使昧者畏縮待至元陽絕竭之
勢方議少投悔已無及倘有敢用者必幾度水火蒸煉
徒留無用之形全失有能之力只可議者性走而不守
奮不顧身難於獨用故委文武全才之參芪朮熹以監
制之智勇全備扒乱之功不旋踵而取效矣
滑脫之症宜急閉之亡陽之機宜急回之潰汗之時宜
急斂之血崩之際宜急止之想此閉回斂止之機皆有

燃眉之急肉桂本香竄夾非固守之需豈宜久近勿以
下寒之洞泄愛其温中而投之勿以虚火之厥逆信其
補火而用之勿以衛虚而陽脱惑其温表而求之勿以
統藏之無主幸其補陽而用之如此見脱只可用附其
曰有此症則用此藥亦宜明確此義也
人乳最多情血之所化也有補虚潤涸之神功
猪髓雖常物精之所藏也有代茸補精之妙品
人乳本於衝任未孕前爲水貝既孕前留以養胎產

變赤為白化而為乳汁此造化玄微之至妙故制料以為却病延年之聖藥也余嘗制煉為粉以佐六味八味丸與陰藥之方或氣血藥而堪用者其填虛補損之功寔為精血有情之品非草木之可比又最宜於陰分極虛虛火妄熾火熱如燒體似乾柴面黎舌黑五液乾竭煩燥大渴小便赤澁或大便燥結與心火起湧泉而炎上或五心困熱如焚欲扇不休或要涼物厭熱之甚則兩手足沉水而可堪者余以乳汁乘熱浩飲之綫下咽

閒病人称其快妙，而焦燥之酷熱，如失。或用以化開班龍膠，或以生地汁合用，其滋陰退火之功不能盡述。此辰雖以金漿玉液名之，亦难盡矣。古稱為仙家酒，不愧其為蓬壺之佳品也。惟泄瀉者切當忌之

猪髓雖為常物，人皆慢視之，余曾以佐補陰凡其補助真陰，塡精益髓，彊腰膝，退蒸熱，可以代茸藥，雖淺而效深，可應酬於無力處，足以濟人，誠醫囊中之妙品也。

鹿角膠、麋角膠二者同功，固皆精血之有情之異用。自無山澤

人參、凡肉桂、凡衆力相聚以救蓬蓽之無力堪為假借之奇功

書云鹿性陽居於高崗麋性陰居於濕澤鹿為山獸麋為澤獸故冬至一陽生而麋角解陽生陰退之象夏至一陰生而鹿角解陰生陽退之象此鹿茸麋茸有陰陽功用之殊也余以角煮膏用之則麋鹿自是同功觀其壯陽補陰填精益髓強筋骨潤肌膚令人久服必多生男而且輕身延年長生不老寔峻補精血有情之聖藥也更可愛者滋其陰而火自降多服無犯胃之虞益其

血而液自生常服免乾渴之患若産後血虚發渴獨用之其效如神與其大熱煩渴之候不問陽虚陰虚邪乘火炎嚼下咽喉則五内清和之氣爽然如秋風一至而炎㷔之氣潛銷矣又如治毒破瘻瘤消瘖腫潰膿生肌是其所長也無陰輩黒瘦人甚爲久服之需虚火吐血胎痛不安一服建功易如反掌惟有陽虚胃寒久瀉者暫宜忌之倘土虚不能藏陽而虚火動與真陽虧闕服用之無礙若胃火亢炎脾陰虧損者與四君合用庶爲

補脾之要藥也余用此二十年来救囯扶危而立功岀衆誠非草木之可及也乃有獨龍二龍飲（在餘集中）其義尤詳然古人創造之法恐未盡善如古法云截作寸許置在長流水七日則臓羶之質自減去矣如云去其骨則角中之精華所聚去之必力薄矣如云解角有毒不可用余屢試之煮膠則多得於全類用粘腫毒則消之愈速又其人行暑中渴甚許含一片和津液咽下覺腹中清涼津液全生卻不思一滴水下咽有如此效耶膠

得多則味厚也腫消速則力峻也能止渴必是生陰之功獨多也腫又亦有用處較之生角雖差勝亦不為減何忍棄之且古煮法旋又加水角軟為度去角取水熬煮成膏如此既被火消又為滓滲故膠膨少余經歷煮煉深為法外之妙願悉陳之以資後用

煮斑龍膠法

以鹿角或麋角不問生角解角浸置長流水數日夜條小鉄鉤鉤去角筋積垢洗淨鋸作數寸許並削為薄片

其角內骨乃精血之物得膠多者在此切不可一毫費
落入砂塌內用滿水煮水乾加水爐傍仍設小塌煮水
令熱頻加之每一日夜取膠水一度以另器貯之貯器
置在通風處勿蓋又常頻煮熟不然必變醒醜味又入滿水者
一日夜更取一度隨火力動急不計日數不以角軟為
度宜斟煮水已無臟滓者則止仍將從前所貯各度水
另入淨砂塌煮膠煮至沸又津有紅色者急取起不然則焦
寫四旁粘結膏澤再盛入另器作重湯煮之宜頻又以
乃致焦枯

著旋繞膏底以免脚澄焦枯如冬天暑嫩些夏天暑老些最宜於寒節膏雖若太嫩已成而多得免於老煮更損其看成法以箸取膏試之如絶出火和見箸上膏已成衣必能老成矣膠成先以芭蕉葉布置盘内滴膠𦙍葉上以箸排匀令無厚薄處待膠面成衣以角霜散末篩入膠面置一夜初取起棄芭蕉葉將膠切片方圓而許先將陰風乾之再置薄暑處晒之膠漸乾則置麗日中晒之使乾以堅好為度貯入瓷器中永無軟敗之𢡟

或曰煮膠有當歸杞子人参之類方是班龍不知書云鹿六十年則角下懐瓊鹿純陽為龍故曰班龍余惟单煮角膠以便因症合藥盖膠雖本於補陰更可補陽不宜雜煮故也又古法用桑柴者然火力浩多余惟以膠成於重湯煮者始用桑柴

人参大補元氣肉桂大補真火醫方重用常用寔起死回生補損填虛之要藥然二者草木中之佳珍况醫為司命以活人為分内事倘逢蓬門華户病在必需而無

力辨用者何以濟之束手待斃何忍心哉余曲盡精思得一要法乃制此二味使衆力相聚而有群猴之勢自以賑救貧乏者屢又建功雖爲假借之名然其濟物之心圖全之念真無愧於所事矣

人參膏製法

南國布政州人參爲上清化人參次之以一二斤或四五斤愈多愈好仍切片入砂堝内滿水煮至半減取起頭汁留滓再入滿水依前取二汁三汁以參味盡爲度去滓將三汁濾淨入砂堝内煮之見沸津起紅色急取

下再盛入大鉢作重湯煑之成膿膠為度取起滴入芭
蕉葉上晒至半乾將杵搗為丸貯瓷器中咱用其用法
另煎冲服投煎成藥汁中入丸藥則別煑和糊為丸

製肉桂法 以我國桂枝或薄桂官桂要得有肉者削
去外皮取肉為末量取五味子必煎取膿汁浸桂末晒
乾再浸再晒二三次為度再為細末煉白蜜為丸以重
紙隔架火於上高烘乾藏瓷器中咱用蓋用五味子必
之斂降桂其橫行走竄之性也用白蜜之味甘資其溫

補之用也如入煎藥者或磨入冲服入凡藥共為末
治瘧要旨惟憑寒多熱多或单寒单熱以為氣血之偏虛
勿法方書泥於隔日間日與發陰發陽而分遲速之難易
治瘧之要法凡熱多寒少為血虛宜四物合小柴胡湯
寒多熱少為氣虛宜四君合小柴胡湯獨寒者此陽虛
極宜八味凡補火单熱者此陰虛極宜六味凡補水並加
柴胡為佐更憑元氣之強弱量加常山以急截之其瘧
自止然後調補勿以久瘧而用補中湯之說者無益而

有害也且勿泥間日而發與發於陽爲易治速愈隔二三日一發與發於陰爲難治遲愈大要胃氣強能食則易胃氣弱少食則難故弱者宜先補胃氣胃氣強飲食進而後截之寔爲穩當之至理也

陽藥補陽陰藥補陰本以剛柔之異用

陽中有陰陰中有陽方爲氣血之同功

陽藥者如白朮茯苓山藥炙草炮姜之類氣味純陽故能補陽（凡辛甘者屬陽溫熱者屬陽陽者主生）陰藥者如熟地山茱白

芎生地麥門牛𠑽沙參之類氣味純陰故能補陰九寒凉者屬陰酸苦者屬陰陽者主殺陽藥中之陰者如人參黃芪白朮膏之類既補氣又兼補血陰藥中之陽者如鹿膠麋膠當歸川芎生地枸杞熟地之類既補血又兼補氣

益脾家之品滋腎水之藥投之合宜方能取效

補精血之靈益精血之使用之得法方能建功

凡補脾之品者惟白朮之燥濕健脾進食峻補中州之聖藥人參大補元陽之氣使胃能納脾能運茯苓補[illegible]

脾得燥而健運炙草和中溫中健脾能留住諸藥於脾
蒼朮健悍脾家濕滯者宜用之留白陳皮行脾氣之滯
使健運耳山藥性緩能助脾和中止瀉要得飯上蒸炒
方能得力薏苡仁本能去濕健脾官桂溫中氣去胃寒
助脾健運炮姜能溫中去冷滯煨姜溫中治胃寒而嘔
生姜助胃氣方中用之以運行藥力砂仁和中溫脾緩
胃消宿食丁香溫脾去滯止嘔逆木香健脾氣行滯氣
要飯上煠煨使速入脾扁豆助脾氣和中止瀉肉豆蔻

補中氣開胃健脾止瀉之聖藥草豆蔻溫中進食止嘔山查消肉積藥積麥芽神曲消穀積胡椒去胃寒消食白豆蔻助脾消積　以上諸品四君外各有助脾之能者更有宜中之不宜且芳香之氣於脾家濕滯則宜之以培中州助乾健若胃火亢炎脾陰虛損則白朮膏炙乾熟地班龍膠童便浸白芍以滋坤柔之德方能生物若徒用香燥則津液竭胃口乾必至翻胃關格之太渴疾

凡補腎之藥者獨專熟地填精補髓滋腎水壯真[illegible][illegible]

要藥山茱補腎彊陰興陽添精固髓蘂補脾陰枸杞滋
補精氣彊陰壯陽肉蓯蓉補命火益精強筋止遺精溺
血肉桂補相火煖腰膝從熟地而引火歸源此是水火神丹大
附從熟地溫龍蜜引火歸源牛膝滋精血潤枯燥壯腰膝
引諸藥下趨入腎最速杜仲治腎冷腰痛生用入腎甚
速酒炒則行周身祛風鹽酒炒治筋冷骨蒸者也茯苓
伐腎中邪水停畜治淋瀝遺濁破故紙補腎以資閉藏
壯丹清東方之雷火以靖真陰兎絲子益補脾腎之陽

又補腎之陰地骨皮入腎瀉骨蒸之火黄栢瀉下焦隱伏之邪火玄參瀉腎中無根有餘之火吳茱萸能温腎以治下焦之寒症　以上皆腎家之正藥要當因症處方不究者乃遍閱本草凡有能於精血者率意混投甚至增加又勝於本方以致客疆主弱何能取效凡補精血之需如鹿茸麋角膠河車乳粉之類此皆精血生成之品同氣相求故能峻補精血培固本源此無情純有情寔為有生之用而非草木之可及也兼為氣血之

向道者如大附從人參則追失散之元陽佐白朮則能固中氣而補脾土使黄芪則速至衛分補皮毛而温表邑熟地則失其強陽之性有向陰制火之功肉桂在八味則温命門補龍火引之歸源在四物則鼓舞衛任之血海在四君則温中益氣止虚火之神功與炮姜能引氣藥入氣分引血藥入血分蓋用方而無佐使之藥者譬猶行兵而無向導者間行襲擊其難哉

清火不如降火之無損瀉火伐火切不可妄嘗刑者不能復續

行氣勝於降氣之有傷散氣破氣亦要當慎用虛中豈能更耗
治火之法有清火伐火降火瀉火之分其中各有輕重
清火者如石斛除胃中虛熱逐皮膚間熱木通利小便
通膀胱熱閉及小腹積熱燈心利小便以退熱滋陰方
多不用之竹葉清心解熱除煩竹茹除心經煩熱不眠
茅根清胃間客熱止煩渴貝母清心火消痰天花粉降
腸胃結熱葛根除客熱止渴。降火者麥門清肺火以
生金更能清心熱以安神天門瀉肺火又能潤肺其[illegible]

何害牡丹清東方龍火瀉陰中伏火去無汗之骨蒸有瀉有補之功見矣地骨皮能清火治有汗之骨蒸陰火者虛火也既能清虛火必非寒凉之可比車前子去有汗風熱久服有子之称豈無強陰益陽之力乎玄參瀉腎中無根之火雖曰瀉虛火必有補意存焉梔子引火屈曲下行從小便而降雖寒而帶補故滋陰每用之枇杷葉能退虛勞之熱其補可知藕節解胸中熱毒止煩渴更有兼用補五癆之能。瀉火者黃芩瀉肺火黃栢

瀉三焦隱伏之火黄連瀉心脾胃火并五臓諸火犀角
除火熱畜熱發狂龍胆草瀉肝火與心中伏火青黛瀉
肝火地龍瀉諸火熱毒臘雪瀉一切熱毒知母瀉諸熱毒
伐火者連翹散心中之火藿兼瀉胃熱大黄去腸胃壅
熱及一切積熱朴硝破諸結除火熱石羔瀉胃火與三
焦火熱滑石瀉味火雖有利小便以燥脾濕然泥寒之
性必害元陽。夫謂之清火者乃火勢渾濁而澄清之
減火其力也降火者乃退其炎上之勢使仍還歛土予

矣蓋物也瀉火者乃遏其橫行之勢而削去其半也伐火者乃要燎原之勢斬伐以直絶之也是以清火猶使之劣弱何如降火之無傷然二冬之輩雖有帶補之功柰寒未馴終不若熟地生地牛必班龍乳汁之重濁峻補真陰使陰能斂陽水能制火此滋其陰而火自降不必降火也瀉火雖不至絶之然伐火者遏其彫残資生之用似已減半矣倘必用暫用病去隨補以急救之猶可填償若多用久用必同歸於絶矣噫夫火乃生身立

命之本人之至寶必有虚衰培之補之猶恐不及何可毁之損之乎但不究乎火即氣氣即火氣不得其平而爲火也火有餘之補氣不足之日既不足而又不足之火絶氣亦絶矣書云刑者不可復續珍生之計可不首重於此哉

法例　治氣之法有行氣降氣散氣破氣之别用藥要宜調停行氣者如陳皮行脾氣有滯能導引之腹皮疏通脾胃有餘之氣蘇子行滯氣降逆氣而無傷氣山查開結氣生姜行滯氣化逆氣散寒氣藿香下氣順氣寸

香補胃氣除積氣行滯氣木香補脾化滯氣沉香補相火煖胃下氣。降氣者薏苡下氣木瓜下氣和滯氣收脱氣散氣者如吳茱萸下氣最速厚朴泄五臟之氣白芥散冷氣烏藥疎氣順氣甚能宣通。破氣者青皮破滯氣枳殼破上焦氣枳實破下焦氣蓬莪破痞氣檳榔破泄氣瀉至高之氣有鐵石之重

夫謂之行氣者導其滯也降氣者抑之使降也散氣者不許其黨聚也破氣者攻蕩其積也大要氣宜疎通無

壅、又則致病、不行則行之、順其性而無傷、便勝於降、盖氣屬陽、陽好上行、虛則下陷、降之無欝遏之情乎、散亦消耗之弊、又不若破者殘敗之為甚也、書云調氣者和氣者也、泄氣者敗氣、破氣氣也、土為萬物之母、脾胃為生化之源、凡計欲補脾胃者、宜急重此氣、倘不知慎用而妄行耗泄、則填虛難寔也、

珠玉格言下篇終、

附録傳心秘旨補遺

一治吐瀉，先分寒熱死生。若厥，一身盡冷，惟手心手尖俱温，甲指赤，為熱；若手心手尖俱冷，甲指白，為寒。暴吐暴瀉為寔熱，輕緩者為虛。五岳温為輕，者生；五岳盡冷為死地。闕冷為重，兼兩顴及鼻俱冷為最重。

凡吐瀉，先用皂角燒去核，細辛平分，研極末，吹鼻中。不拘寒熱虛寔、轉筋，皆宜用之。

吐瀉治法

凡禀虛之人，偶因風寒外熱、飲食内傷，胸

腹脹痛形氣俱虛此為虛中挾寔不妨壽為疏導不可
過下或欲吐不吐欲瀉不瀉腹痛之甚也絶無燥結喜
冷欲扇等症畧宜正氣湯吐之佐闗煎消之痊其半而
止不可過劑若已吐已瀉內兼滞者急胃闗煎加藿香
砂仁陳皮茯苓畧消利之是猶寔症治無难也若大吐
大瀉傷及津液㕠医投正氣胃苓等湯以致陰将亡陽
將脫者其症六脉俱無陰虛於下氣不能達乎太陰也
手足厥冷陰虛而發厥也發汗發燥津液内亡也[illegible][illegible]

拘急血不榮養也声啞失音虚陽熏肺也發汗欲扇陰虚不能藏陽也見此危劇之症但得太谿有脉氣海尚温氣息不粗精神未脱者是謂一線元陽幸存猶可復命此辰用藥毫不可犯書云初瀉而渴温藥忌投則似宜其涼久瀉而渴寒涼勿用則似宜其温然此二句亦當活看不可執一不拘新久凡久瀉而燥渴温涼俱不輕用只宜其平滋陰藏陽而已清陽上虚非洋参不可陰水下枯非熟地不能他藥隨症加減但可為佐而已

其間加減隨宜豈可執一定之成衣以限無窮之病變一大吐大瀉欲飲水喜冷而隨飲隨吐吐苛勇猛湯藥難入而手足厥冷六脉俱無發熱發燥坐卧不安揚手擲足筋脉拘急此吐多亡陽瀉多亡陰陽虛於上陰虛於下腎氣奔豚胃難容受不得不吐也此症嘔吐非善治者不能誤投理中回陽則陰絶而亡誤投竹葉石膏則胃敗而斃雖理陰胃關金真亦是互相牽制難望成功大抵不宜辛溫又不宜寒凉當如何治之余先以黍

地三錢，姜酒炒 洋參フ一 麥門一錢，米拌炒 牛膝三分 濃煎頭汁先與之，借熟地之靜重以納陰氣，則奔豚鎮定而嘔吐漸寬，方可隨宜加減。燥渴声啞，加五味十四粒；渴而筋急，加山茱肝徐，胃弱忌之；瀉未止，加懷山フ一、茸草三片。不可用參、附、香、术，以其陰火大虛，忌用辛熱與滲利，此純用補真陰也。

一症吐瀉無脈，厥冷嘔吐噁心，渴而飲湯，飲冷則吐，發煩發燥，此陰虛而胃寒，宜參姜湯而止。參一錢 姜三片 或加胡椒一粒 緋服納藏湯 熟地三錢，姜酒炒

懷山一匁　參一匁　姜炒黑三分　茯苓一匁　杜仲五分炒納氣　五味十粒

下寒者用　胃寒者加附子一片　小腹連綿痛者加枸杞而虛火亢動者去之此補陰而兼求陽也此與前治不同不可不辨也　向上二法俱用小剤頭汁濃煎溫和而服一汁一看隨症加減庶免增症藥湯既投又出則連服服以務使藥氣不斷調和脾胃以平為期但得吐瀉安燥渴止身温脉出方可望生其脉漸出者生暴出者死漸出而有胃氣者暴出而絃強氣息粗此為假復是

乃少陰死症不可治也方列于左　新製滋陰斂陽湯
熟地三ㄱ姜酒炒　洋參一ㄱ半　麥門粳米伴炒一ㄱ　五味十五粒酒蒸各半炒研用
牛膝三分　怀山一ㄱ　山萸五分蜜炙　炙草二分　大吐去怀山肝強
胃弱去山萸五味　藏陽納陰湯即全真去术加怀山焦姜杜仲
熟地姜酒炒三ㄱ　怀山一ㄱ半　洋參一ㄱ　麥門一ㄱ　五味十四粒
乾姜炒黑三分　牛膝三分　杜仲八分　附子一片漸至三四片或去之
大補元煎服滋陰斂陽湯愈後服此方　人參一ㄱ　熟地三ㄱ　歸身一ㄱ
枸杞一ㄱ　怀山一ㄱ半　山萸一ㄨ畏酸者去之　杜仲一ㄱ　炙草三分

此方去當皈枸杞惟小腹寒痛連綿者宜之
參姜飲 參二フ 焦姜四五分 胡椒一粒 按胡椒微嫩而
耳最宜胃口非如他味之劣酸鹹能動胃口也
纂要医學回元飲
人參一フ 熟地三フ 附子三フ 陰既回陽氣方
病無逾此方 五福飲 服藏陽納陰湯愈後服此方
熟地三フ 當皈一フ 人參一フ半 白朮一フ半 炙草五分

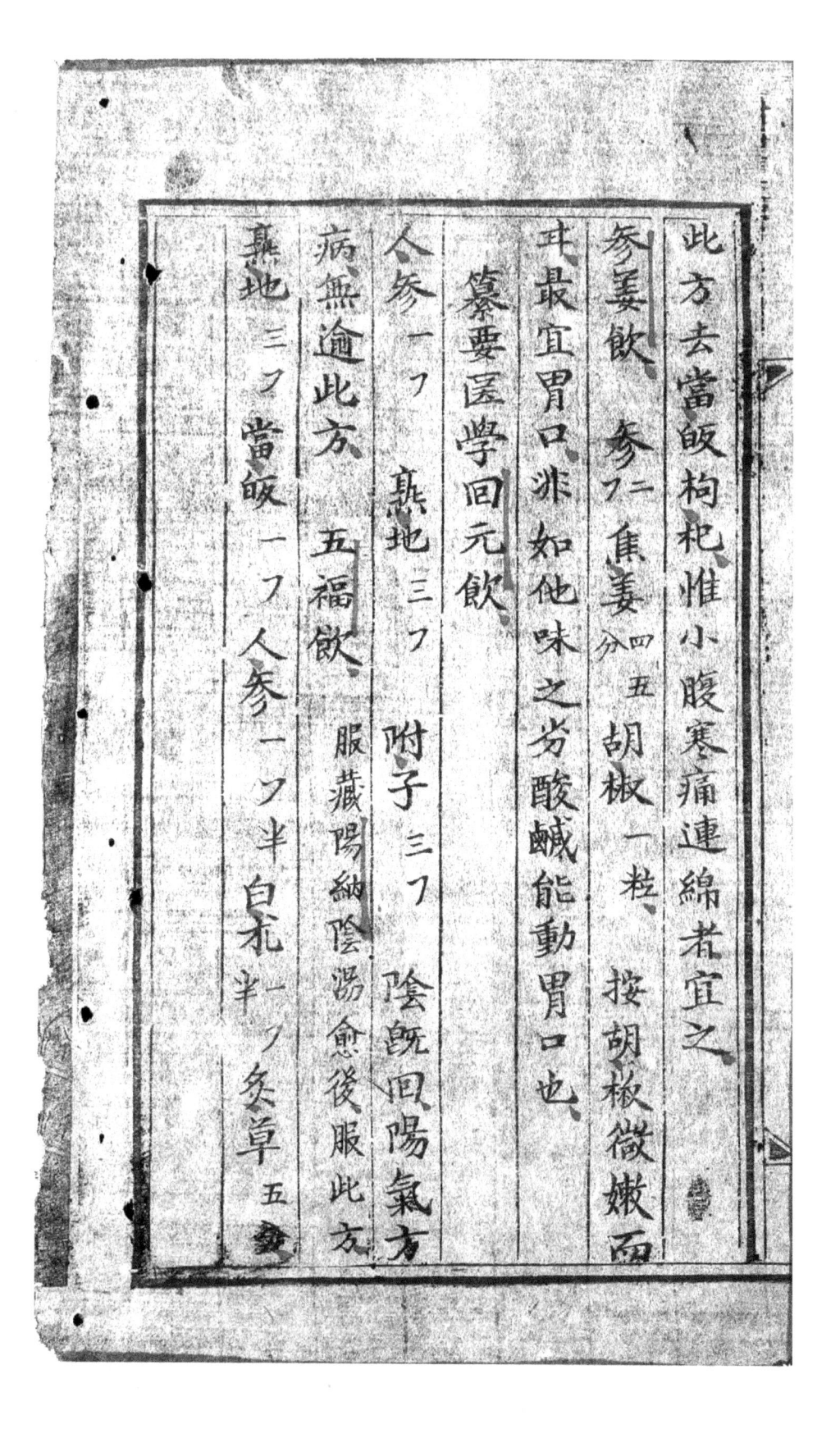

新鐫海上醫宗心領全帙上京記事卷之尾

海上懶翁黎氏纂輯　後學唐鄖武春軒奉較

序

辰方序丁夏長節届秋成玉露兮悽凉金風兮慄烈鴻飛避渚鴈陣驚寒爾乃静坐書窓潛觀物理厭見蓮殘玉井好看菊綻金園驗得萬象之數榮隨天運寒暑陰陽而無差錯也矧天生人綿薄空花娑婆地藐多戾風沴氣之薰蒸少得噫風之潤澤得不月六淫釀百感未能攀納於和氣中良可嘆也毎欲深明性命之學而

未能造其淵源友人授以懶翁心領一帙僅能湊齡心
法指歸及其尾於醫案繼見上京記事卷莫非取用醫
中底蘊其所從來及所隱居學醫二十年于茲不曾著
脚城市懶翁命蹇豈不洵歟壬寅仲春因舊本鎮官目
以知醫仰　聖旨傳本鎮官給兵護送上京奉侍湯
藥纔年餘始得放回彼世之人有寸長片善猶修纂記
之以爲一家之矣誠況公是行咫尺天顔榮遇殊甚而
其中有辭兵民瘼給累啟年老乞回幸得俞允何有書

捲之力哉至如公暇嘗著三數詩章無他生平以詩自娛不避音韻聱牙或緣登覽而興懷或偶應心而拈管擬諸前輩李杜諸詩集陽春白雪高雅難尋格調品程僅窺宮墻之萬一辰有胞兄從弟及親朋皆來恭賀一以是司榮行爲之品題一以綺句逞之和答雖有失於過褒或流於俗詠公不欲屏蔽各存之以記其事此亦均善之可取也歟

蒸景興甲辰秋孟上浣　　蕉山居士號小竹齋拜序

景興壬寅四十三年孟春春光明媚花草爭妍余幽齋
庭前數樹開花結實含香帶雪疎影橫斜如湘妃危立
凍蛟葦中逐陵而行每聞異香西園半池游魚出沒握
持月影水中吞波轉流鶯含滑天梳頻向濃陰織弄辰
携童登山縱目煙靄以供玩興或垂鉤於迎風亭或撫
琴於僻喧廬或在最廣亭觀書或於傾真堂對棋打騷
隨意取樂日常帶醉而歸是月十二日見本處署鎮官
差役目二人至庭具道本官恭賀未知何幹拆開視之

見二道文書一是抄来旨傳云內差兵番澤忠侯奉
旨傳乂安處署鎮官琨嶺侯孫唐豪縣遼舍社前尚書
黎子黎有卓俗號朝點徙居母貫香山縣情艷社應擢
問姓名量差鎮兵即刻衛遞赴京侍命欽 旨傳
景興四十二年十一月二十九日一是署鎮官手書致
賀其畧云草萊之士一旦名達九重誠前程萬里不勝
欣躍又言王命不俟駕應即日登程至永興鎮鎮兵各
已齊備聽候進行那来人又密語云這事係正[illegible]奉

知視東宮王世子久桒重恙此行非同小可當不令日
夜倍道而行為上余見得一場利害不勝驚怖如呆如
癡者半晌家人聞之知我者為我喜憂不知我者為我
作喜一辰喧鬧自不必説原來正堂官於四五年前奉
鎮耀州曾邀余診治待以上賓坐則接席飲食優禮寔
踰後平海寇有功回朝位列三公信用無比余聞之數
年契濶如懸一物隱有深憂嘗與門人嘆曰我必不免
一番勞碌進京居耀王畿負故山花草今日之事懸念

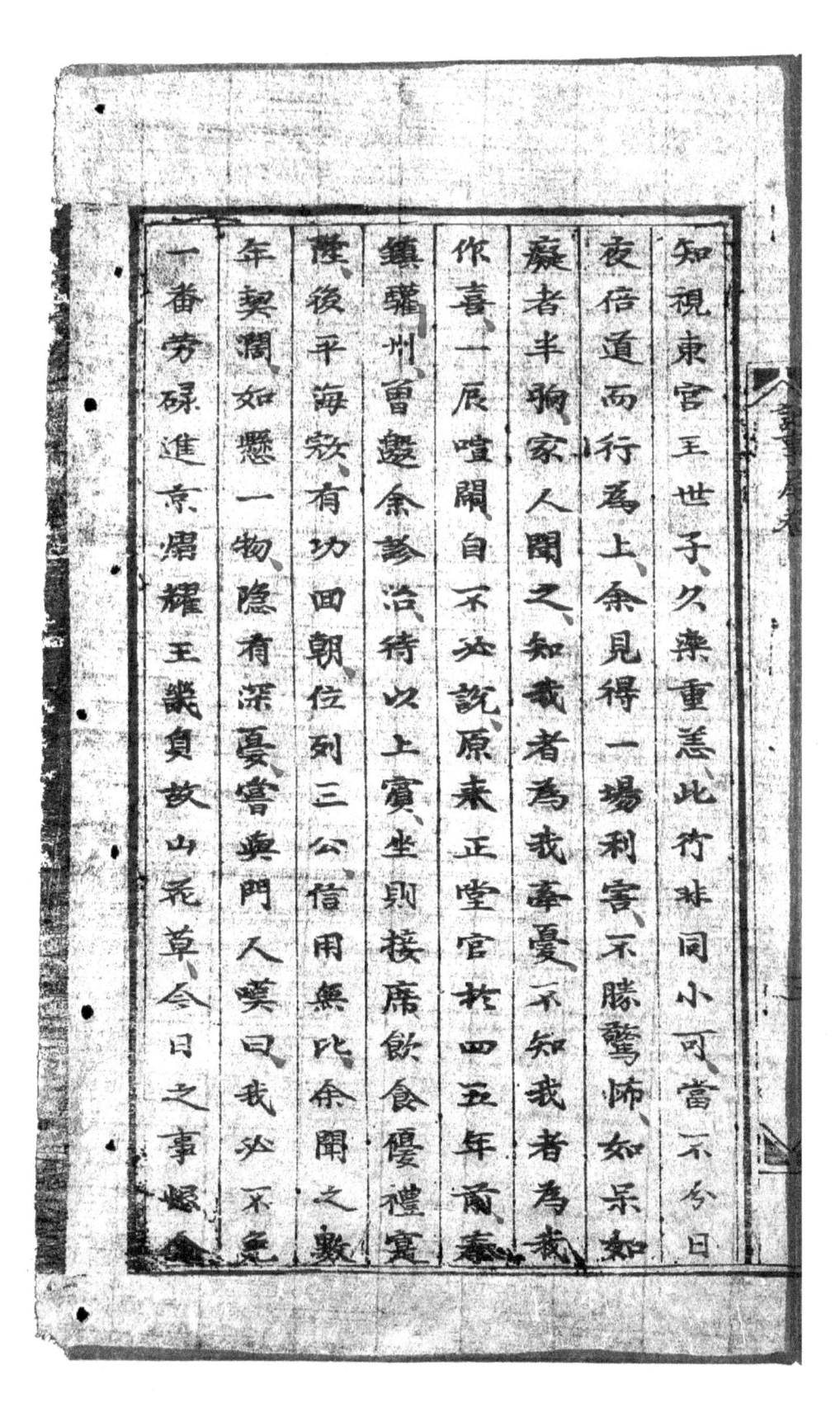

入山之不深耳然伊官有姬公之亦嘗謙恭以待天下之士况於我乎有爲我解悶曰公蓄積深明性命之學不爲良相亦不失爲良醫鏟彩埋光固是高致今九重知遇四海聞名亦豈非丈夫所事耶余愀然答曰物以花採人以虛名而得累務名曷若逃名之爲趣耶辰余鬱鬱無聊徹夜不寐寐暗自忖曰少辰磨劍讀書十五載飄蕩江湖一無所得既乃物外功名結廬香山奉母讀書優遊於軒岐道藝保身濟人自以爲得策一旦爲虛

名所累至此，又自慰曰：余橫心困慮於醫道三十年來
便集成心領一帙，不敢私自傳授，欲公于世，奈力單功
重，難以自掩者，鬼神誠感，此行必有構會處，未可知也。
想去思來，不覺喜動於色矣。乃接待來使，修書一封，復
命本鎮官，那本鎮官素與余相親，欲為我代啟，備言哀
老、㑹乞酌免。不數日，本鎮官又差屬衛票跡一道，內言
本鎮已撥取沿江船隻遞驛，應作急起身，若遲延，恐有
連累，家兒亦苦勸之，余度勢不得住，即轉報道徒會集

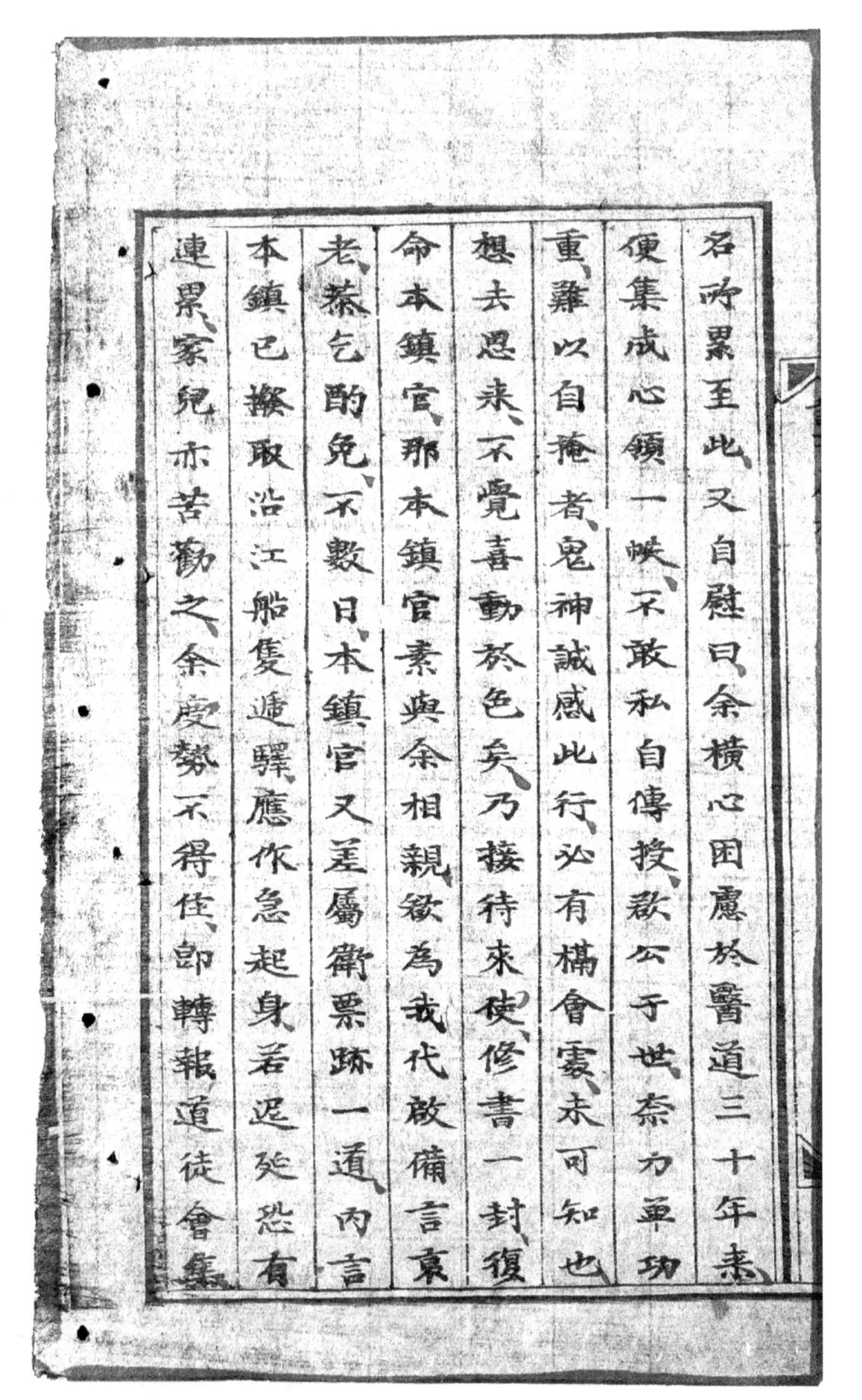

於十四日虔設先聖先賢大禮歌唱一場十六日道差以余遠行再設唱席十七日余整束圖書半担琴劍一囊登舟取水路望永營而來辰賓客盈家或云藥的或餞送的留連靡阻（日將西沉）方得進棹余坐舟中吟情對景客思悠悠曷能自已乃口占一律云（流水何太急行人意欲遲羣山分岸走一棹劈烟飛沙雁親如送魚急欲追雲間香嶺樹太半巳斜暉）是夕乘月而行江村寂寂犬吠行舟一輪明月蕩江流兩岸海潮迎客渡遠寺送疎鐘殘霜迷遠樹數點漁燈寒共照一雙鷗鷺靖相

閃隨行諸道徒各把盞以消愁因吟一小律以叙情云
一江煙水靖客思滿関河風重征帆急霜深去雁斜寒
山来夜著遠浦出漁歌令夕猶如此明朝且奈何
鷄鳴至永營維舟津頭少憇十八日早舍舟登岸入謁
署鎮官署鎮官累日待余因有先代諱辰巳先回本貫
矣只留屬員整備本營兵料錢五貫以爲盤費之需具
道本官有先忌回家不及面談有此缺禮以將情耳又
加差文書員各府將本道軍二十人具軍需銜遞二十日
差文書官裝束起程惟隨行軍士以肩粮未備各各儆

賽午後方發行夕至金溪社駐居号館文書官有賽謝禮
在伊社廟設歌舞一席乃邀余赴席辰靈主降附女童
在座揺倒談話有謂我曰聖母靈顯報應無差老師今
日進京如有所求盍來拜禱余曰凡人必求所得豈求
其失拙心本無願得復有何求童女聞之有微笑霖霢
文書官亦視余大笑夜半席闌各各回駐二十一日絶
早起行辰遇霖雨霏霢一隊行人不勝悽切前面千峰
排立石徑崎嶇余見征途䟢涉艱難不覺失聲吟曰南

望千山如黛色，愁君客路在其中。向禁山行，渡過禁江，來鐵港辰，嵐煙海霧，靡幽迷茫，正是一百六峯峦，不知何處有僧来。五步之中，人物不辨，惟聞猿啼鳥語，在雲中一樣嵐煙山意趣，對景生情，似有所觸，暗想道：三十年來，一場名利，付之流水，優遊林壑間，一閑自爲得策。誰知既無名利心，復作名利身，蓋不能真遯一至於此。因感懷一律自敘：

遯世從醫養一真，不知爲富豈知[illegible]。林泉款了三生道，綸綍难辞萬里[illegible]。半担煙霞芳驛馬，滿山猿鶴送征人。塵名自揣無他秘，惶恐疎狂对聖君。

是夕至東壘市，

聞

驗、余將臨卧見一公人衣幘整整捧海蝦一盘置案
前納頭便拜、余問來的緣故、他曰、僕乃署鎮官牙卒妻
卿在此有子方八歲患寒熱數月漸瘥延夜出尿瘡閉
忽然骨沉諸醫以風治、如今手足已得舒緩但熱甚身
迷不知人目張網觜望尊師慈心救、僕余知其小兒陰氣
未全久患寒熱陰陽俱傷雖則風邪亦本正虛不知培
回根本乖用風藥陰愈耗則火愈熾故發而為喘目回
觔枯而張乃許以六味作湯去澤瀉加班龍麥門煎服

至早伊人來云晝剤後熱已減半神識稍清覺饑求食已進得薄粥且言郷中亦有數十名家見家兒保安丸求丐藥余恐其牽絆乃用保胃氣方調養命從人來告文書官請先行以黄梅市驛爲納伊森田公事未完且要留驛在此只得許諾二十二日余將從人先行在巖西邊一帶連峯隱隱現現白雲間嘗逵數座離羣小峒暮開白白黄黄裝野色行至龍山見古木交嘉一弓之地幽隩可愛落石如架而臯設得蹔憩乃許與僕晏駐

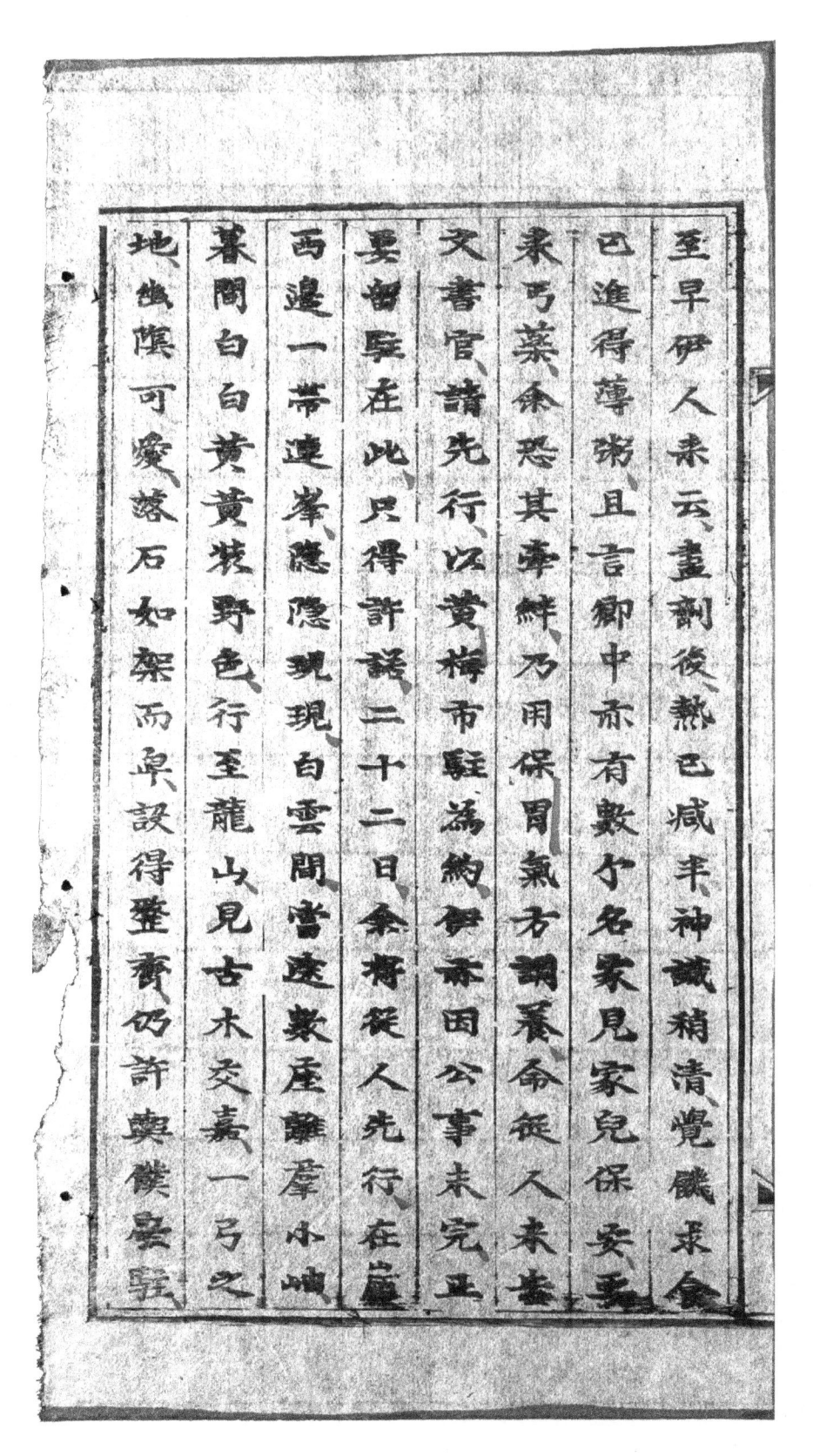

遂玩稜辰吟一小律題于石壁（依山崗作寺傍石架山壁細雨播春草明霞落晚松人吟残照裏鳥語乱林中本詔趨行驛勤劳笑懶翁）題罷促步而行至黄梅市暮駐未見文書官来次早余令本营起行文書官午後始至伊官云其恐行驛不數因本鎮恭命傳揀取另出諸城縣未足例要豪催得幾人增入扛担以壯行色余曰此担錢粮頗輕何必掛慮二十三日早行金蘭蔓橋各下沿海祠遥遥拜望伊官問曰這經乃又安神第一最靈其遠来未得其詳余曰初年拙曾過此質之故

老雖口傳差錯驗之宋史金人舟戰軍敗張世傑負昺
帝赴海被波濤而溺后與二女附物而浮至海岸有村
村人見之舍命救起後有私心皇后正色拒之村人憐
而自溺皇后嘆曰我爲斯人而生斯人爲我而死豈有
獨全之理乎乃投海而死二女哀慟亦投海而相隨後
最靈顯沿海祀以爲神至今香火不絶文書官嘆獎不
已余因吟一聯云大宋基圖千古恨南天宇宙四辰春吟罷各迤迤逞逞
而行至冷水溪清季又安分界在此見一顆行人立於道傍望余

叅參問乃傍邑人自京而回余亦停輿相答頃之方叅此辰鄉懐客思交生因口占一律以叙情驪發分疆地羣山互送迎樵歌雲路出鳥語谷風生伏石當塗立遥天斷碧横行人説鄉思惟我上神京是日春氣暄和行步舒暢暮至土山市駐市中有屯兵猜平鎮分一枝兵巡防在此帶得許多兵器要來盤問靡阻反知有奉命乃各各四合巡省且謝而去二十四日絶早進程辰䏻雲四合密地霜煙凛烈寒風重裘覺冷戰慄辰至豪門海岸一望滄滄萬頃波濤滋然無際憶昔秦皇漢武多少心思轍

石雲囊半影蓬萊終無可見一何謬舛之甚耶古人斷
以噬仕爲官海知浮沉之有危桄也余一邉極目煙波
一邉口占一律海岸喬行客蒼桄萬里秋波濤震驚極雲霧起天棍浴日千重浪隨風一葉舟
古人寔官海深意在沉淺是日文書官差鎮兵揀取海船三隻渡過
巨岩社名海門登岸号鄂行料行駐二十五日從上道而行下道
過神符過數雾尊陵皆下輿步行暮至市駐二十六日早
行午後過号臺連渡渡來縣市歇駐作午飯偶逢一人
著道衣道巾手持竹杖而來飄然有出塵之象余異之

詢於廬主，廬主曰：伊乃本居山寺住持僧，精於筭卜。余命藥童邀至廬中，分賓主坐定，曰：聞公深明易理，欲質諸前程一卦，可乎？僧者亦不推辭，應曰：官人今年若何？欲占某事，當以誠求，自有靈驗。余乃一一詳告。僧者精思片刻，遂大唱聲曰：美哉！吉哉！的繫非常之事。余曰：君子問㝎，不問禍福，先生勿為隱諱。僧者曰：某袖占一課，得元首卦，比君臣明良之象。朱雀含書，秉旺青龍居中，白虎居末，貴人臨本命，驛馬來行年，果有徵召之應，三傳俱日干辰支六合魚水有緣蛟龍得雨全吉全美之兆也第可慮者白虎入囚来京得病余聞之暗忖曰此人學術精微形貌岩古必有出人之見可恨晩逢何能曲盡底蘊余将顛末寔說一番又曰我所居雖是窮山絶嶺成癖山雲海月一味幽閒恋戀不捨不知何辰更得返步與麋鹿並遊魚樵對話夕陽耶僧者聞言亦嗟嘆不已曰梁肉迷人臟腑而云何人之迷而公獨醒乎但這課應主客榮狂上下生合官人歸期未卜余聞之長嘆數聲命著

童遞將買卦錢厚贈僧者堅辭笑曰官人此行貧道廖
得京酒數杯足矣余卽遣從者徑詣酒店買取一壺好
酒來伊欣然雙手接住不問下酒物滿酌一大碗張口
含盃如龍雷捲浪一吸殆盡唾床下喝聲稱快作揖而
別余乃登野渡舟而行是夕至店驛文書官來余驛店
謂余曰此行係是緊要公事我等行一日不上五十里
昔領下十日至永營十一日至老師家今將半月了長
途尚有六七日倘將事復敗如此延遲理寔可懼望老

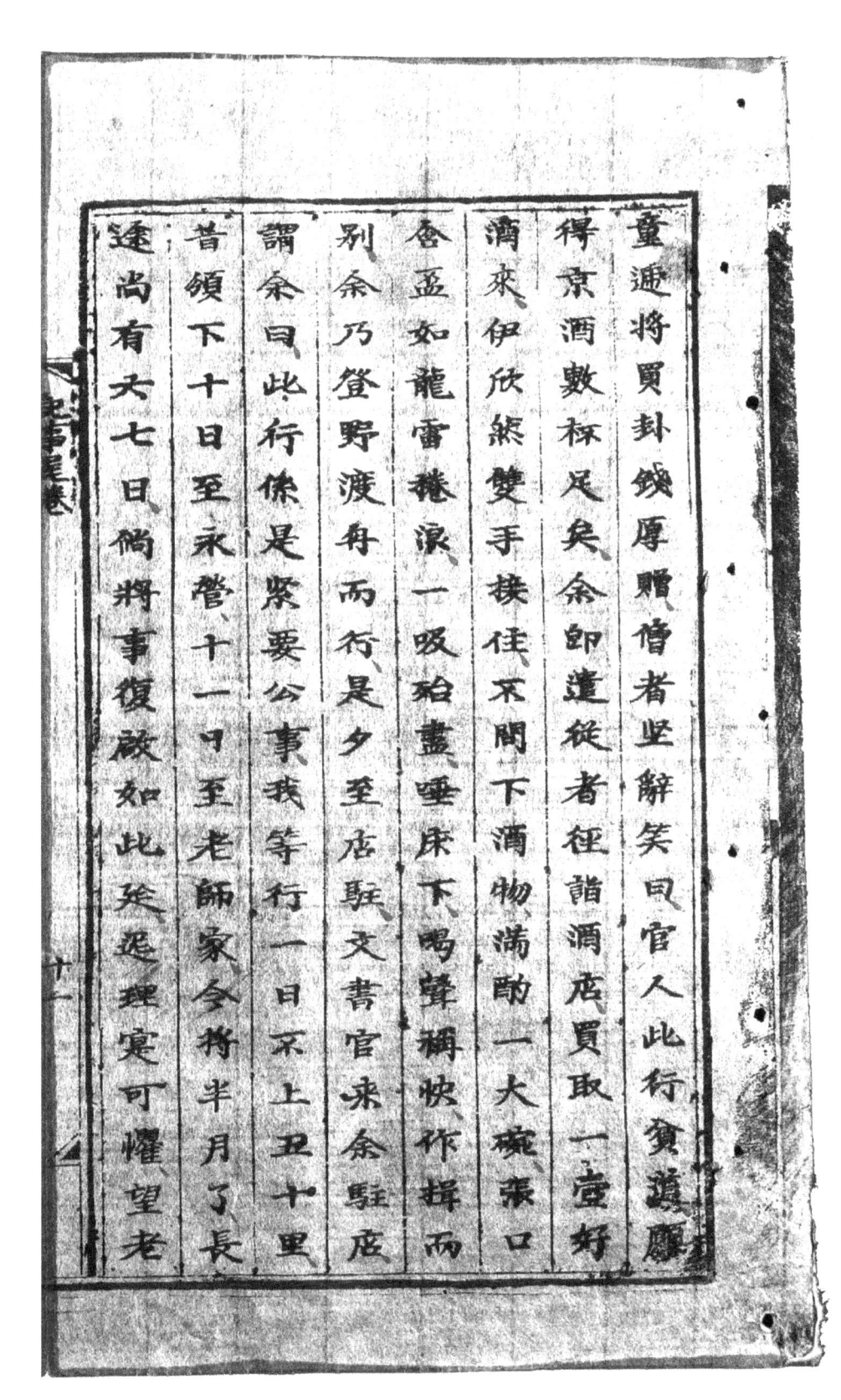

師酌量擇彊壯者術從來日起程深夜止宿倍道而行
逶強壯者術從貧窮者貸後余笑曰貴兄不必過慮雖
十日吉時至本家而余猶醫他否此際尋訪來日更於
途間風雨間阻如此一想今日雖已至於輪生羽化亦
未必及期而至耶伊官笑曰勢不得不然談笑間茶罷
各各歸寓二十七日雞鳴促起行一路連山疊立蓋地
雲煙乳鹿望行蹤而亂走宿鳥聞人語而影冲山嶺辰
朝曦初上宿霧半收一帶行人衣衫盡濕乃許歇駐山

（此頁據中國國家圖書館藏本配補）

上山館無人打起火来燎衣禦寒余令從人掃一石凳倚石盎古樹斜枝藥童煮茗行厨設早飯邀文書官共飲登高望遠意趣悠悠余誦古人詩句以遣懷不覺隨口曰雲横秦嶺家何在雪擁藍關馬不前吟罷似有所觸黙黙將無奈文書官見余懷悶形於容色笑曰百般花草一旨乾坤寵似香山風味老師觸景生情殊有鬱鬱不樂之狀文書官又問老師差矣士君子之處世有二道出與處也處則抱道自樂出則以道濟辰老師晦跡深山一旦九重

知名大臣禮遇寔千載奇逢何乃爾哉余笑曰貴俟靈褒令人慚愧古人宏材能學蘊畜經綸處則鏟彩埋光出則致君澤民拙學粗塗鴉才踈識淺於辰無用拾得薄藝隨身為幸不料一旦至此賬不稱德非所幸也文書官曰拙曾見本官閒談意者老師高隱豈是醫名舍笑曰焉有是理文書官又曰老師志如金石拙不敢多嘵聞吟咏甚多願得聞金玉餘音續貂獻笑以解悶可乎余喜曰抱琴者苦無知音高山流水君知之矣即呼

臺携四寶来先唱一律一百六峯嵐霧迷人後三級上雲梯煙環沉綠横天地螺髻浮青赴海西焙茗霜花傾粉汗吟詩幽鳥向人噴每逢勝景爲詩累續䋞辰餘始遥漢題罷遥來求驛韻文書官看閱數四嘆曰老師之詩白雪陽春難於和也請捜索枯腸審許窮思數夕方敢酬醜乃相携下山西行是日夕至雲床市駐二十八至薑橋駐三十日至盧烈橋駐文書官與余商議曰啟内言某日開命某日起程某日至如何體式請一覽以便進遥與余者笑曰一一皆依老師遙間算計但次日暮各宜就正堂

官管圖有公事否約定停當乃各就寢次日早文書官
從左路望仁睦村徑取黃梅路從纏橋進城辰有從行
遵從名蘊織言於余曰僕前年有心交友乃北客人之
子小號名事居母貫在來潮隅獻南官令移居姜亭之西
門以醫爲業僕見其人真誠孝友許以尊師心領訣要
自此日夜捧讀手不釋卷學術日進京中多有知名者
常嘆恨千里不及宮墻徒然貽仰要来雲鄉拜謁秦老
母在堂不能遠離設立一所祀尊師生位晨夕香燈以

為報德豈期天從人願使他得親拜接且自他家入城
恭數里許從此路進城與纏橋相等僕欲先行報他未知
如何余義其人而許之純得命先往余乃從左道而行
將數里許己見他出迎於官道傍他見余不勝欣幸請
入中堂拜謝歷說久渴之情留寓一宿欵待甚厚余曰
何必如此余與衛送官（乃文書官）已約本日齊到正堂官當
齊會這事係在緊急途間風雨牽阻今已至此豈宜更
緩但我山居城都路徑却已忘了公當為我前道茶罷

起身、令事者引道而行、從武關望城門而入、但見土城
雖不甚高、傍列女墻、上面通馬路、外邊密植竹柵、下掘
深濠、濠中遍布鹿角、約是十分堅固、設拤門三重、重重
各列置兩邊軍排立、刀鎗燦爛、毫光飛落雪、守門軍士
見余一顆僕從、而又帶來軍器、盤問甚緊、及知端的、且
認得又安鎮兵衣號、始肯放行暫歇、原來此地余初親
曾遊學、僑寓在此、乃攜笻閑步、四傍嬉遊故地、雖湖山
如昨、而佛殿亭臺官舍軍居、一一已非前日樣、行人如

轍輿馬喧填徒增感慨乃叙懷一律落魄江湖三十年偶隨丹鳳入長安
衣冠文物生中土楼館亭臺接遠天粗卒染成山野性趨陪盡對玉堂仙少辰歷歷嬉遊處今日重来半不能
吟罷登輿而行從慶瑞宮門歷廣明亭過大輿門向左
路行半里許到正堂官營見營門高大可容行象兩傍
設宿直店排列戎裝十分嚴整軍士日夜更宿盤問闕
雜人余乃投飯店歇住從人備辦衣幘進入爾堂辰鈴
閣已四鼓矣且說那廳上排設儀仗光彩奪目庭前軍
士往来如市余待立良久叩直日役長言上官在內室

不敢進稟守閽者余叩之伊曰老師乃是香山醫士名
懶翁否余曰正是官人如何知我閽者曰常辰曾見上官談
道又聞　聖旨宣召故知之老師宜少待上官入朝道
此即邀薦進調理亦甚便余依言坐待片辰果見上官
出衆人各各趨避屏息庭下置行轎一座前後儀仗令
班侍立整齊余乃趨向庭前拜見座上准遽爭傳酌免
邀來近前笑曰何日起程何日至京各各備陳上官顧
謂侍立一少年小官者數句細語即登輪入朝余亦未

知所之、見小官來邀余回私室、方知上官長子青年[illegible]二十上下、相貌冠玉、挹之同席、余辭遜再三、小官謙遜不許、乃分賓主而坐、郡侯先啟道曰、聞老師抱學懷才、優游岩谷間、琴樽自樂、更深以濟人為心、曾記家君屢屢稱嘆、當今醫道無出其右、拙一心思久、幸一旦承顧、寔三生有幸、余謝曰、山野疏狂、何堪世伍、郡侯賜此隆譽、惶懼不勝、郡侯乃命役者來中堅官釁令守家軍士淨掃庭院、鋪設床席、傾刻回報、役者去、不移辰又來稟各已齊做了郡侯曰營中喧鬧不便有家叔一處雖不甚寬廣而清幽可愛現今家叔奉行公事在山西鎮故留此空營請老師就歇言罷起身挽余同往過內廳堂為數十步從小門而入見外廳中堂卧堂廚房甚是齊整郡侯就堂共坐閒談初辰余想這般公子王孫生長富貴慣習繁花及見那人學問淵博深明古今是非人情世味知已備嘗且勅性以謙絕無驕吝容色余見之愈加敬服天將暮始告別余 令從者促行裝歇往其鎮[illegible]

衛遂鑾放回鎮不題二月初一日尚早聞叩門聲甚急余令邀入見一役者喘息未定云乃是正堂官役目謂余曰有聖旨宣召老師傳命官猶待在上官驛聽小人承命馳報已撥取本營軍備肩輿待在門外請老師立刻就府八侍余乃整衣帽登輿來府門辰役者在前唱導遂輿大步而行勢如奔馬余被此一程跳蕩不勝勞苦行至後府門傳命者過二重門向左路而行余擡頭看辰見四方八面無處不樹木交加辰聞鳥語名花競發

屧遍天香行廊曲檻步步鉤連兩兩相對閽人傳報公
登程來如織衛士更守宮門出入有符因付曰余公家
子弟生長京華一顆禁城氣象不聞燕惟府中事體但得
聞之今親履其地始覺皇家富貴不比尋常乃吟一律
以誌云金戈衛士擁千門正是南天第一尊丹闕重臺凌碧漢珠簾玉檻照朝曛宮花每送清香陣御
苑辰聞鸚鵡言山野未知歆曾地恍知漁父入桃源行約數百步過幾處閭門方
至後馬軍宿直店店在大湖旁湖見奇木怪石店中極
精曲折體制巧異正堂官每退朝歇宿在此見余至謂

傳旨官曰暮間已洞達了聖上領許入侍東宮世子候
脉與傳旨官而入要余隨行只與數个小黃門步至一
大門侍衛軍士見余衣服頗異要來攔阻傳旨官曰有
聖旨宣召乃許通之西廊達一大堂最是高廣兩邊整
置御轎二座侍衛儀仗皆彫金漆中間高置金漆御床
床上懸掛紅色軟床床前與左右几案鋪陳器皿皆非
人間所常見余只得輸服略看俛首而行再過壁門至
一高廣閣閣中樑棟上下皆裝紫漆色余細問傳旨官

曰前過大堂、堂各捲蓬、此閣名紫閣、今世子所居御藥
故名茶房呼藥爲茶蓋以藥爲諱也辰茶房內侍坐八九人、見正堂
官來並起身、正堂官上座、乃各各分次而坐、正堂命余
與諸人列坐在中行、初余未曉、後始知乃是六宮兩院
諸良醫也、有預教侍茶者在此、日夜宿直、見余來面面
相窺、或垂頭細語、正堂官笑曰、此公乃唐豪逸舍人之
子、僑寓于香山、以醫名于世、今奉 聖旨宣召至京、辰
衙中人有一人、其頭帶地紗涼巾幗、笑謂余曰老師認

知拙吾余謝曰僕窮居山野即今濟濟虞朝豈能相識
伊人曰拙乃羅山安越人居家辰雷聞大名未曾一拜
余始知乃安越教官名職因僊田阮兼鎮官提奉侍醫
藥得管兵部屬員受參同職余曰居候貴居與拙不遠
屢欲投謁冒達無由說話未訖傳命官來與正堂官細
語正堂官起身謂余曰且少退早飯余隨正堂官前路
至後馬店正堂官曰聖上御輦在此妃嬪環侍未敢進見
故暫出分饌許余食見得銀盞金盤皆珍饈美饌始覺

大家風味食方訖又見侍通官飛奔來召正堂官入命
余隨行至前茶房正堂官恐余錯路令尾之而行忽見
開錦幔一處而入其中黑暗不知有無門户重重幃帳
每一重幃燒蠟燭一枚以引行路約過四五重錦帳達
一廣室見坐一面金漆床在中間年方五六歲衣紅色
帛衣左右侍立數員大圓燃起大燭一枚揷銅架上床
邊設一龍八朱漆金畫八上設錦褥横庭一幅錦紗幃
幃内宫人叢立燭焰[illegible]龍粉面紅衣驩蹤參雜花香氣

盧蒲室意是　聖上原御在龍几暫退入幨便余診視要得精詳辰余屏息站立侍命在遠側正堂官傳命余即鞠躬向前四拜世子笑曰那人巧拜正堂官又傳命曰老爺許坐候脉余乃鞠躬就御床前坐診診畢閒幨中細語云許看形狀侍立一員内臣來御床邊禀請世子乃起身解衣立床邊許看余乃就背腹肢體細看一遍正堂官又傳命拜謝而出余即起身拜了四拜見傳命一小黄門引余出至茶房就坐頃之正堂官始出謂

余曰老醫所見脉情如何應用何等方藥應一一啟許
進納正堂官復謂余曰抱恙已半年來前日瘦削殆甚
如今肌肉漸生觀此所稟大厚又久病無補但投以陽
藥則腹熱難堪投以陰藥則滿悶更甚今之所發散等
氣味方為穩當乃令院左官取當用藥方來許余省閱
正堂官原來拳余故有這等說話意欲投機且伊官素
諳醫學雖識而未純每見談論猶有攻伐之意常曰有病
當之邪去又補為至法然以余之見如此重帶艶是[illegible]

腑棄膽更久病精思耗竭乾枯面無潤色肚失青癥四肢瘦削此本原顏傷之甚又偏用尅剝通利爲攻不知潛耗暗竭愈虛其虛爲今之計不補何待但恐不久立倘得速功必然轞鏁縻人歸山無日不若以和緩方藥不中亦不遠耶又念曰余家祖父世受國恩我當竭誠以繼祖父之忠志余思稟停當乃曰奉見聖體清瘦殆甚脉息細數陰陽虧損見當峻補脾腎二臟以固先天根本滋後天化源使正氣充於內病潛消於外不治病

而病自去矣辰正堂猶反覆開諭而余亦曉會正堂官曰公已立見不移則計論立方進納余乃依命備啟云奉候見六脉細數而無力右關更甚右尺更弱此脾之陰虛胃火獨亢不能藏陽陰火妄行故外見臟脹亦中空外浮之象當補脾土具坤柔之德則壞埠自平

劑奉儆用

白朮 一刄米炒三次勿過焦取其芬香以助脾氣　熏地 三刄炙燒使香燥入脾柔潤以補脾之陰　乾姜 二刄炒黑以助健運　五味 一刄斂肺氣以衍治節水道下趨

右各煎成稀膠每奉進下一小茶匕以濃煎神草湯[illegible]

服於平𦖭

右小臣黎有卓奉計

余窩完遞納正堂官熹看良久似有難色辰座中群醫起來觀看不許納諸袖中笑曰此公方論與我輩差𫎇遠甚正堂官乃命一内臣奉啟進納頃之正堂官起身命余隨行回後馬駐所茶罷少歇謂余曰長途勞碌且暫歸寓歇息倘有親朋邀請亦不可離寓以待聖旨出登肩輿回中堅官營旬日間京中親朋各來相訪契闊常情且説正堂自𭛁日來在府中奉侍無刻回

家余亦不知所進方藥如何郡侯嘗來余寓彌日談笑
或至夜深始歸情義周至一日見正堂官役目來余寓
傳命云有　聖旨宣召公當立刻入侍余即來郡侯營
取薩侯兵四人備肩輿入侍至後馬駐䂓待命辰盡未見
傳報頃之見一小黄門乃正堂官家人秉蠟燭自禁中
來就廚設暮飯與余同食謂余曰大官命老師且同時
寓明早再來待向余耳邊細語曰恭喜恭喜聖上已准欽
隨行軍二十率制祿玻戶畨勾簪職俸例爲口分明日

聞命、余聞之暗嘆曰、以此入提學豈其理乎、饒罷那小
黃門取禁中夜行軍符、長五尺許兩頭以銀飾刻字名內差引余出府門
一夜思量、不能合眼、时曰、由此提學必不放過我若受
命、終亦難辭、不若托病不入、次早余遣家童將手札來
長郡侯乞差人入府中稟正堂官云、余夜感寒頭疼身
熱、坐立韆掉、不能入侍、頃之郡侯自來問安云、這事已
入府中稟家君了、老師不必介懷、請早得保安入侍、必
有不次升擢、余曰、郡侯何以知之、郡侯曰、適者有公事

入府中見家君言老師啟計方藥院醫紛紛沮議未敢進御惟聖上御覽稱其深通醫理已准定欲賜余躡之憂形于色郡侯素知余有去志笑曰老師大才不堪羈事困騏驥而不悅乎余起身向前作趨拜之狀郡侯慌惶起坐曰老師自進京以來拙得日夕趨陪多蒙進益有事請當筵告醫盡底蘊以圖之余曰僕少有虹蜺之志而命蹇辰乖晦迹窮山以圖閒養今年已六旬耳聾眼花豈有求進況以多病而業醫不意大人一旦擢

救至此君侯倘或見憐須為余一助縱然未得歸山亦
猶脫骸了名韁是幸郡侯笑曰老師熱病寔無藥可醫須
得香山一株水以内服香山一片雲以外塗自然立愈
余笑曰郡侯飲上池水而能見人肺腑如是乎言罷各
帶笑而別次早郡侯使人遞小札来云已與大人言但
笑而不答且客報余可卧病勿與賓客通札余亦曰謹奉
教數日後見郡侯来笑容滿面余瞻知吾事濟矣曰拙
已數次為言似有難意再以寔情苦請家君曰我初辰

不想伊無心功名我於君前深言其學術如令啟是去難
處惟以衰老為辭我入侍仍報他来日詣府待命余聞
之喜不自勝笑謂郡侯曰此辰正堂官意亦照了郡侯又
曰拙觀家君一塲言語想老師再與故山猿鶴訂盟誠
不可負余又曰憑仗君侯救援想亦無難各談話片辰
而別次早余就府中来待命不見正堂官問諸吏宿軍士
皆言聖上幸東宫正堂官奉侍在此余本值軍一人
引路從府堂右門而行紆廻約一里許皆樓臺亭閣珠

簾玉檻暎水凌雲繞路奇花異草風遞天香美獸珍禽飛鳴跳躍平地起危峰鬱陰凝老樹畫橋通曲水彩石作欄杆余且行且看寔不異一隱洲也終至東宮門遇正堂官退朝令余來駐所茶罷笑謂余曰公居林泉放逸成癖自進京入侍日夜奔馳方知勞碌余起身謝曰拙本多病又年老羸弱望大人垂情敷解正堂官曰廼日我峒達公意姑留外番奉侍已蒙准允公宜在寓所待命不可遠迤倘有所之當於常處恐有不辰宣召言未了

見內臣來召正堂官，余乃謝回寓所，郡侯來問故，余將
顛末細說一遍，郡侯喜曰：諺云一入侯門深似海，況家君與
本郡今去留不自由，為之奈何？余曰：郡侯僕之泰山，知
僕者君侯也，救僕者君侯也，人力有回天，前程未可逆
料。各散矣，分辰而別。數日後，正堂官退朝入謝，辰有數
員官依階坐在中堂，亦有知余門第姓名者，正堂官導了
余事，一員笑曰：人以得官為喜，此公以失官為幸，何[illegible]
異於人耶？古人云：岩穴非公侯之在岩穴，蓋岩穴風濤

不減公候富貴耳余聞之歛容謝曰草萊賤士叅常大人薦拔一旦九重簡知寔千載奇逢三生有幸奈何衰老不堪行立酸辛故不敢妄叨天祿自甘福淺悔惜何勝一員曰見公童顏儼然如松栢凌霜必修養中似有所得但惜清幽而綴芰荷耳又一員曰使人皆伊周誰其為巢由正堂官笑曰士各有志耳頃之趨出辰余寓在中堅官營將月餘親朋訪問日夜往來繽雜而正堂官營守門軍士盤問攔阻來者須有人認領方許通行

余自忖曰營内出入甚難且日久量米稱柴僕從十餘人無以常繼𢌞辰郡侯曽問余從人多少正堂官欲許廪給余旣不肯入人羈縻堅辭得免今可别尋營外寓關往來且發濟藥資以供日用余筭計停當乃言於郡侯曰流落江湖三十餘年一旦至京京中親朋契濶常情日夜往來其中必多等待請寓營門外請君侯稟過大人使僕得便區處郡侯初辰不許遠移余苦乞再三方許諾余乃遣家人尋訪得於勁右隊軍營伊叫名于

同原他半生無嗣聞之以爲天遇親來邀請余乃令搬運行囊來他家居任他夫妻歡喜敬奉無所不至自正堂官管至此約數弓之地抑候或三日或五日一來閒談其親愛自不必說且說余在京未及半月京中官員及軍士庸坊人多有知者或丐藥或求診乞方日夜不勝喧冗余暗忖曰初原計在足供日用不覺所得更倍顧我此行無心富貴况求利乎豈能與人應酬廢寢忘餐若是乃欲圖移寓而未得所原有管侍内左奇官

那川侯少習舉業已歷郡庠後從戎征勦有功登武略但一生多病屢來求藥見余每不治病而病除以爲神異每有危病亦賴保安乃許入門受業余見其深誠許之伊官知余厭繁處不寓即暗自整理一所舊營於本營之湖畔外廳内室客座廚房甚是閒靜始來相請余大喜移寓下同夫妻亦不欲余移寓那新寓與下同家後廂相去數百步但開後壁一小門晨夕款接甚勤自不必說且說余自移寓在此始得舒懐一夜月明如畫余

欄危坐自想曰、至京已數月餘、故鄉未能歸省、亦未曾移寸步、屈指三十年來、自想不入利鎖名韁之內、如何今日更來甘為楚囚也耶、思想一會、不覺一聲長嘆、命隨童烹茶獨啜、卧睡忽聞隔湖邊湧出一聲嘹嘹嚦嚦、潔若金蟬飲露、斷斷續續、清如白露結霜、余恍然起來庭前探聽、方知為西營弄笛也、那辰新愁喚出舊愁、因吟一短律以寫懷、五音聲悠悠清霄與轉鵲吹來千里月散作滿城秋樂極誰家趣情多旅客愁蕭蕭天籟發禁鼓出樵夫吟罷散步階前、夜深就寢、家山入夢直到紅日當窓未起隨童急来喚醒曰郡侯等待門外多辰了余悩起来迎邀入中堂列坐郡侯曰前在數間軍房隘狹門對通衢何堪閙冗今得此處清閑亦足稱高人靖養余曰多頼主人厚意辰那川侯知郡侯至亦来就候余出夜間聞笛聲詩相評亦皆稱讃郡侯曰樂極之句有所激乎余對曰然那川侯曰泰下有否哀散之至靡不由於盛滿則傾故聖人有損盈益謙正謂此也因閒談片辰各散歸次早見役目郡侯將健卒五人来衣巾齊

備、余見之疑有遠行之故、那役目曰、本官見貴師新黌
乃是閒寂、頗此處最多穿墻穴壁、萬恐有差錯、稟過大
官傳下、量取本營前軍五卒、日隨工役、夜愼更守、余謂
曰、我身得賴尊侯厚意周旋、銘刻難忘、當爲我致辭多
謝、多謝役目等不肯許隨候軍在廳外居住、原來余每
行多借取郡候守役、官員往來求醫亦各許隨候軍得
七八人侍內左軍二卒、驍中軍一卒、中勁軍一卒、後憑軍一卒、前雄軍一卒、
苟免之意、率多懈怠、惟前勇五率畏守法律、工役差衍

甚得稱意如此足矣乃各致謝遣回只留前寧一卒中勁

一卒前勇五卒各許口粮令在廚房工役不題且說此辰京

中聞名而來者甚衆原來只見引文但傳言大臣舉知

聖旨宣召意以爲岩穴奇才醫之小術不足以比自此

縉紳弟子與儒學中人無日不群來相訪或談今說古

論言醫道高下座上客嘗滿盃中茶不空余於此日與

人酧酢殊覺叢冗一日刑官名弼直安人金監生名恒[illegible]

人訓導二公一名預一名務兄弟乃東畢人四公並諸選士姓

山西豎生號清壺山南詩社號翠英各帶酒殽來余寓暢飲、問余曰、聞先生既深明性命之學、且詩思甚有李杜風流、必多篇什、請不吝金玉、許晚輩得探宮墻可乎、余謝曰、詩以言志、志必形於詩乎、縱有盈集殘編、亦皆蕪辭俚語、豈敢班門弄斧、以貽笑柄、諸公曰、先生不可過謙、適同意合、何必支吾、余乃出於奉吉赴京日途間感懷自叙一律、遞與諸公看閱、員刑公曰、淡而味、和而驕不言貴而言富、真得意在言外也、而得之含蓄不盡

也諸盟生曰一脉煙霞氣味誠隱者之流暮席闌各散次日諸公皆遣家童遞封札來余折開視之皆是酬和詩意仍存之以番照云

員刑公和詩 幷引

先生簪纓固有也釋而林泉幾何年歲矣識辰務者亦必有高卓處藏修許久游覽高深領袖山斗寔晚輩所不及今覩芝宇巾沾煙霞濕語帶藥花香不勝怡悅之至又聞絶見得琴趣之高（辰余坐間有七絃琴）風雅襲人不覺景暮敢續貂見納為幸（鉄視簪纓去練真金沙銀雪不應負一籠桂朮藥中物萬狀煙霞方）

外身翛若樂饒知味處焦桐恨少審音人
寄遊此日軒岐會好濟是民輔是君　右晚輩員刑弼首拜和

嫩柳監生和詩 并引

芝臺黃卷半夏清風翁之樂趣也
翁令龜甲疊籌高尚蠱志也哉章一陪席翁出遊閒暇
咏述懷詩一章捧讀再三足見鋒勁骨高而亦根故山
之白石紫霞爲翁戀也敢竊續貂奉和

閱麻山藥養天真生地優遊不義貪續斷琴棋山野客
從容木石翁仁身風膝遠志麻黃俗草熏靈砂活世人
元補參苓㽷補劑應調玉味贊明君　右晚輩纖梅社鄰恒拜
上

訓導官和詩 兄詩

莫就香山訪舊真只看夫子素面貪
林泉緣亦清閒趣京國翻然道德身

只見滔滔無似我、敢應碌碌不知人、既成可見經綸會
有是臣斯有是君、　右訓導廷碩拜和、

〈訓導官和詩〉
第一腔理趣樂天真、富貴焉能逼得貧
詩　花覆有香侵勝客、月窓無色寫詞身
弓旗爾覺非常典、琴鶴終成自適人、泉聖市城經歷處
辰裁行止奉天君、　右訓導廷錫拜和、

〈山西監生和詩〉
浩然正氣得天真、歲月道途不計貧、八
陣古今明体制、三才天地會心身、才非
姜傳能医國、望帖岐黃屢活人、為我當為業許議、三皇
四聖太平君、　右山西監生号清臺拜和、

〈舊詩社和詩〉
余少辰在京、曾結得朋友十數人作詩社
余來京、人入星散、惟有數人而已、
領得齋心養得真、無求恨富學顏貧、青山樂我三宜趣
茶鑒饒他百戰身、路上塵埃行旅客、庭前風月故知人
說余敢問三生計、笑指靈丹故老君、
　右南天德合鄧輝齋道号翠英拜和、

余看關移辰曰員刑公旬有詩家風味嫩柳嵒生山西嵒生與二訓導儒家氣味似未脫俗翠莫之詩夌空虛說甚是可哂仍録之以為勝覧自此余所作途中奉詔之詩不意互相傳寫或三日或五日又見人遞呈與平昔未曾半面交者亦多有來和其所得甚多特存其可者以記之

知錦江縣官和詩

公乃致仕左兵官枚仕汪之子

禮庭詩案邀天真　耳目從來賦不負
非有功名能濟世　敬守道德且藏身
海東越句之中地　窓北羲皇以上人
調劑平分医國手　欲憑強強養天君

右晚生蘭谿黄蓮子鏡拜稿

寄尚[illegible]生和詩　廉隨名利乘存真義餌仁丹足療貧毒

扁聖賢皆此道唐虞天地共吾身百[illegible]

畫用千方藥一理推窮萬古人廊廟江湖惟所遇淸吾

民未輔吾君　本縣[illegible]生[illegible]中蓮亭子陳阮銓溫知拜稿

[illegible]翁[illegible]和詩　杏林稿并養天真到底方知藥本負[illegible]

目不[illegible]文[illegible]予鬓膚遺下宰官身[illegible]

灋淡之間色便是羲和以上人剩喜風雲遭際會阜蒙

為佐舜為君　右天福氏述齋拜稿

三[illegible]扁[illegible]尊[illegible]和詩并引　昨因訪友幸挹餘光敬詢之則蒙

纓花胄泉石儒翁醫業靈丹兪允弓旌之命令即達中

自遜其淸風高致不惟世道一嘆獎而其詩淡而味[illegible]

而文尤論墨騷翁之所難能者晚生歆羨不置敬復原

魅頭覺工前弄斧聊備一笑云頤養從容見性真積知天賦不爲貧回春水石靜雙眼壽世參蓍任一身熊掌風傳娛訪使馬蹄香送撲服入冠紳故地今重賞甘遂生平喜得君右晚輩三帶府訓導辰拜初

（土塊人和詩）并引不與面談得於昔西左官傳來

客朝盜誦瑤編足知風韻何必見其人而後得其高志哉嗚呼其有恨不得一面何哉誠造物之不情也雖然未炙休光而竊聆珠玉是亦爲一幸也愛才一現性子不覺其慕之深謹依原韻續成以道讚揚殊覺塗鴉無韻固不足以擬玉壺春書之傍而一番想望之誠何能

無言以發便不冀得高低經目者顧以情會情勿以詩
之工拙議人可也一服英雄認得真如公抱道不宜貧少年高誇軒岐學今日朝廷社稷身
孔孟家庭陶氏闇棠田心迹白元人故山松竹幾相娠龍肚鬚黄始得君右土堀人氏存謙子臨高彤筆影和
萬亭州官和詩引并余研採珠玉格言三卷伊人使何而得見於和詩引
竊誦珠玉格言之已神交紙上曷勝仰止自愧身靡形
役未能臟氣逐聆教益以舒景慕之情用托蕪辭以伸
積悃倘蒙不棄教之是幸玄晏先生善養真結廬壽上樂志貧晚菽旱生無多事明
月清風自在身椒發軒岐堪造極帙成珠玉顯丹八十
言每兩頌山斗衡琨綠堅御李君右寧陽晋艮藩拜書

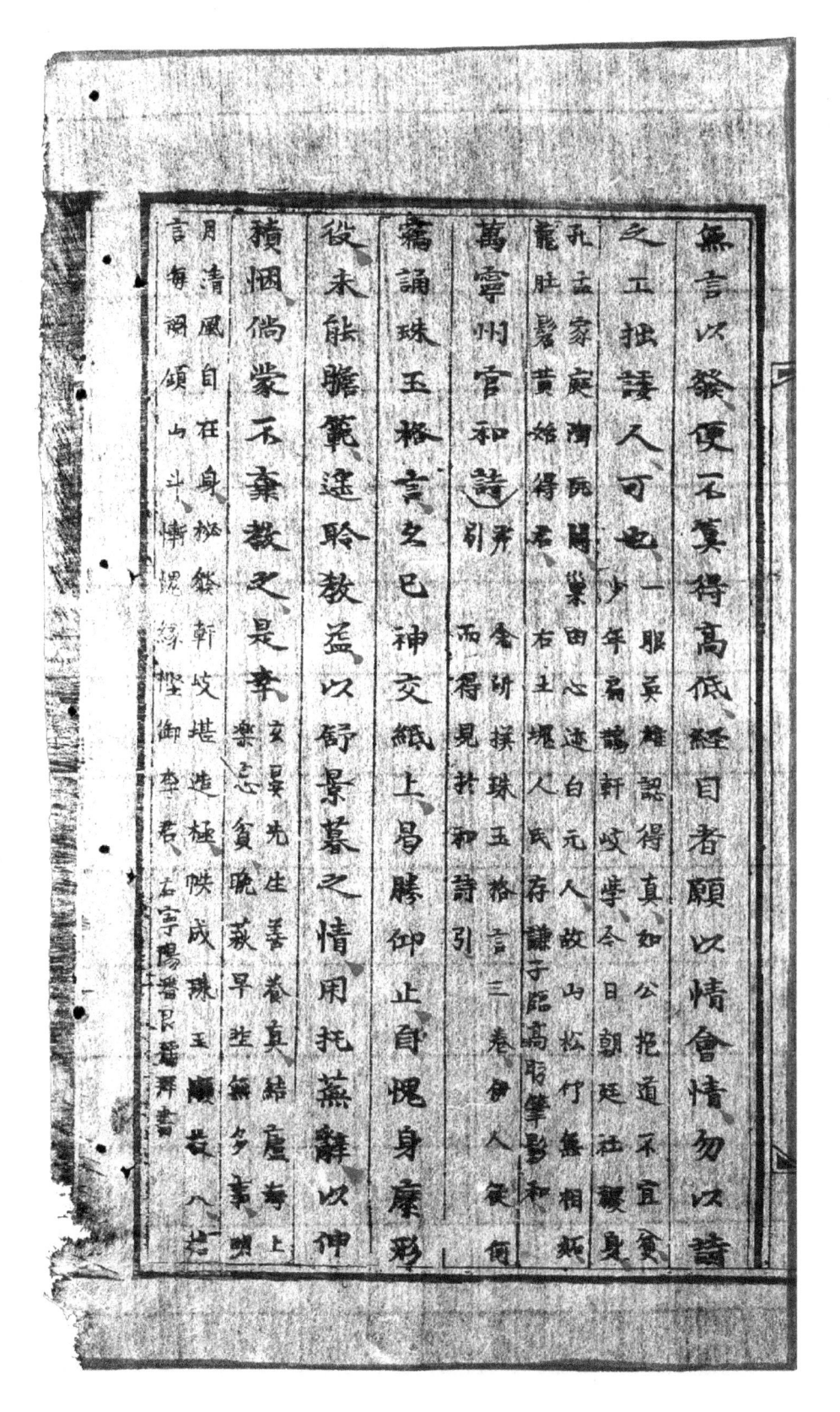

一日侍內左官朝退來寓閒談謂余曰老師名振醫國不但請醫乞藥當今縉紳名家子弟無不挹仰高風多有思慕而欲求謁者廼間者在前雄左官雲云老師晉作觀者無不稱賞僕雖武人不學亦知欣躍願和成一律遞呈以供笑柄賦予原來得性真道充為富不為貪玄黃笑傲舒雙眼蒼赤安危係一身祇為綸音榮野色難將冷眼看辰人行藏用舍須如此到底方知我亦君　右耶川侯拜和

余反覆誦讀曰不意君侯詩情巧妙如此僕茲後有風月一律談笑間見雄左軍排門而入笑曰二公高吟浪

詣甚有佳典僕亦有拙辭特来獻笑乃出諸袖中卲川
侯接来先看原來雄左官乃前萊石人署諒山鎮守晏
黄甲之養子前在雕州與余幾度往来書札而未能一
叙前膺舉與國子監生後有陳言稱旨特放管雄左署
余至京辰先来尋訪因公事又別去至此始来鄰邸[illegible]
着了滿口稱揚余接来觀着見自引並詩且驚曰君[illegible]
何蒙得来雄左官笑曰夫叔余與前撫雄乃一門交故伊以叔呼之[illegible]
盛名朝市共聞又京中三尺童皆能聞謫僕豈不[illegible]聞

乎余笑曰君侯令人慙愧又想曰此人素有詩名故語
膝清新的有詩家風味辰談罷茶歇香消席散因録之
以知佳勝

雄左官和詩 并引

江天分手二十餘年半
席肚談渴塵未瀉別來叢冗瞻仰遂踪肅賡原韻

自少神交意氣真年來同病又同貧（此言余與他皆被召赴京）幽懷祇解
榆間展畫餅牢知誤此身翔仞覓揮公是鳳乘軒竊祿
我如人何緣重訂香山會昕夕拆相視聖君
右首辰人双南佳亭阮吴登于岸拜稿

一日有承君人見任河花訓導來與余叙別回香山余
得便寄書札四及寄數色京物訓導又言在京做一小

宦日月淹留行裝告罄負余所許貸數十緡不勝欣幸

謝別而去是夕余獨坐無聊又想故山明月當窓縷縷

長情不能自掩夜深倦睡窓裡愁愁蠹傍枕不肯聽鬪

鳥飛鳴忽然驚醒一點燈殘依依在壁余命隨童抱琴

來轉調久之揆聽得音韻淒凉而止又命烹茶來纔暖

數盃又覺無味而又去庭前散步強吟一二小律以自

慰 其一 醒後未歸去階前月又生平湖起秋色獨鳥作離声每得返山夢依然在帝城若思

智何哉弄盡名 其二 夜坐偏吟寂寞邊咱雁過湖明涼得古燈開花茶歇詩懷少琴餘客思多

鳴失度、星斗滿調河、一日夜二更、余臨卧、見隨侯軍入報云、門外有二个燈籠、引軟床一座甚盛、不知是甚員衙、余恠起身立待、乃見郡侯來邀入共坐、余驚問曰、君侯夜間而來、必有何幹、伊官曰、承家君命來問藥品、原日間有入啟進藥方、内計神草、不知氣味如何、曾已遍尋本草而不見下落、故特來請問、庶得明知製藥、余乃取紙筆詳寫遞來、郡侯得了、不及啜茶、作別復去、因忖曰、自赴京來、每每入見正堂官、伊官以隆禮自待、問藥乃小事而使其子敬待如此則我之歸期未可卜余乃將所作之詩寄與郡侯使知余旅思鄉懷幸其道達蓋自余乞得在外奉侍屢請郡侯言於正堂官用力救解庶得萬討千求終不可得郡侯乃將余所作之詩遞呈家君又力請一番而正堂官觀詩反覆細看含笑而已辰巳五月余有家先諱辰具啟乞歸故鄉終亦不許蓋這日雖不果用余計方每有所用藥方再許參着辰世子病劇余知其不得離寓乃備用香燈設祀於寓所一日有郡王

積胎痛病其夫附馬蓀（乃冠郡公之子洪余居本縣）使人來邀且備言隣里之情余乃就診意欲留余駐此數日調停余告以正堂戒不許離寓以待聖旨宣召說了他亦無言豈知郡主暗差侍婢迅就府中啟請留余調護御判那人老病不堪使仨乃别差右院首番來（名黄）附馬以其事寔告余自得此消息始知正堂官寔已上達巳意但伊官一生多病故不肯放余故出於托公之計余即詣郡候家備說此意郡候曰家君素待人以誠本無他意見老

師十分敬愛不欲相遠耳老師既無心久留焉有不從之理延者老師所作之詩家君雖不明言且暗有咨嗟之意必歸山之計不日可遂余春自嘆曰古人吟詩能驚鬼神拙之詩亦能感動王侯詩之有益誠不差矣又謂客舍遇雨感懷與弊友員刑官同賦與對月書懷各一篇與鄙僕各道志吟詩有諸中必形諸外僕如今似醉似癡君僕可不憐念乎

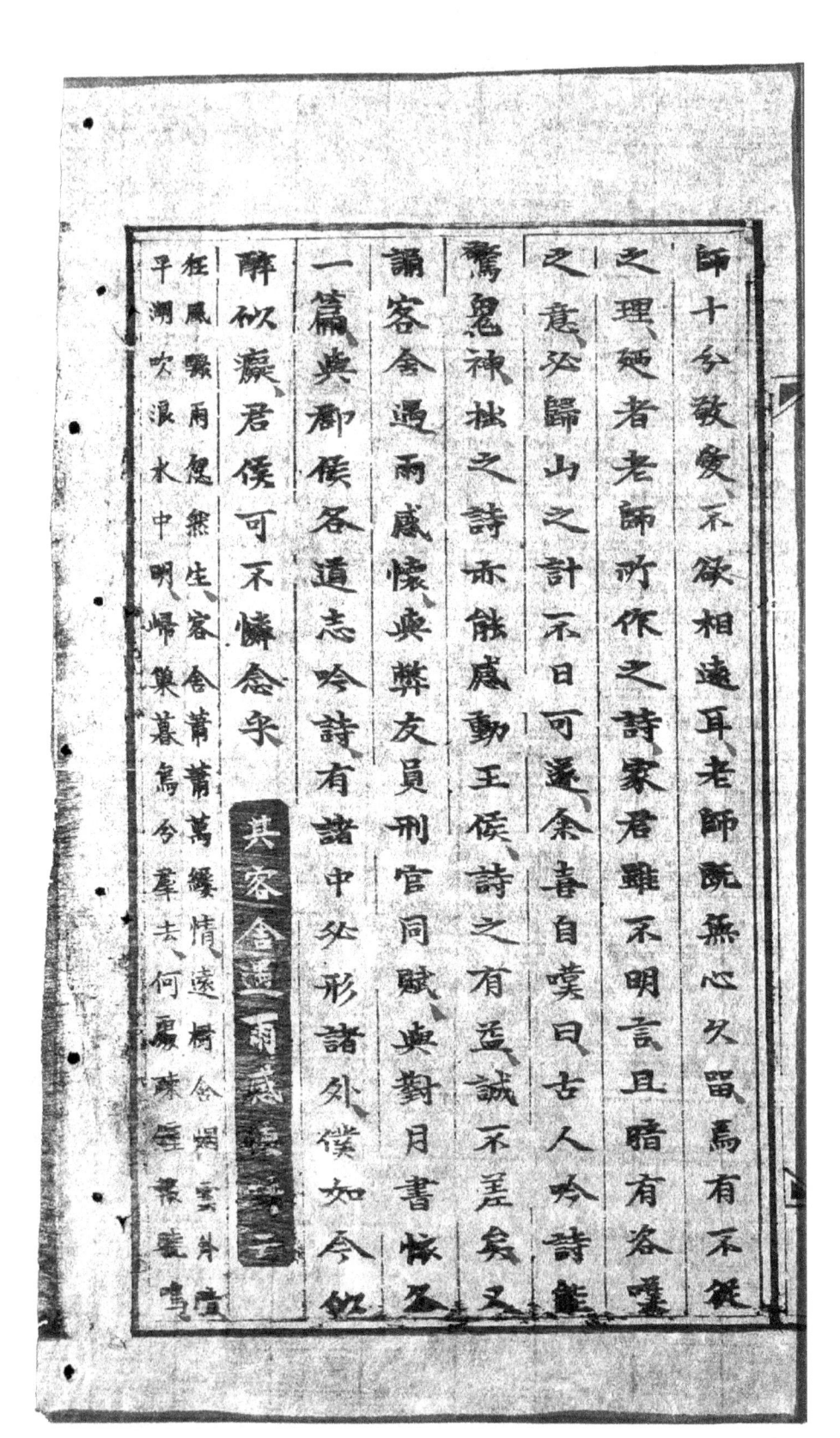

其客舍遇雨感懷詩二

狂風驟雨忽然生客舍蕭蕭萬縷情遠樹含烟雲外隱
平湖吹浪水中明歸巢暮鳥今羣去何處疎鐘帶暮鳴

來講苦茶能却睡
應知此夜夢難成

其對月書懷詩六

認得香山一片月，如何夜夜照神京。倚樓歌曾千回曬，
近水亭臺萬色生。但覺清添筵上曲，應知淡逼旅中情。
頤真堂上今宵會，
莫鼓瑤琴作怨声。

郡侯問曰：頤真堂在何處？余曰：乃僕家中堂，樹木陰森，甚是幽爽，每見明月，聚兒孫飲酒作樂。郡侯笑曰：古人有思蓴鱸而去官，老師清逸樂趣過於蓴鱸，焉得不惓惓而思歸乎？又曰：老師宜精寫二詩，使家童又乘便遞呈。余乃謝別回寓，怪將筆紙寫完，遣家童遞至郡侯家。余之家兄諒山鎮守公、堂弟諒山

督同官與余約會在家鄉久不見面回家修理家堂故未赴京乃各來京相訪與從兄弟侄孫亦皆來家兄見案上許多詩集與督同公看閱務辰曰真好會也我等可無一語耶辰孫侄丫丫請和原韻各回寓所數日後各編成稿遞來余捧讀務辰不勝欣幸乃録之以記其事

諒山鎮守官和詩

龍虎丹頭練得真軒岐篋笥不為貧
雲溪雅樂逃名趣芝朮調頤自在身
岩谷乍傳新詔命江山如恋首迮人醫林自古多奇遁
國手如今正屬君
右録壺居士並訂原韻

諒山督同官和詩

滔滔名利幾存真肥遯知兄未是貪
鉛汞有丹和扁手若溪無事呂[illegible]

一州重史鸞新龍萬里賓朋喜故人医國尚彈惠愛普
吾家福澤莫非君　右堂弟豪溪恭和拜

員刑公和詩

漢龍皆書獨公真一榻琴書度外貧花萼
香傳新詔命江山彩煥首聞人喜公放懷
皆成用笑我疎狂甚異人歡學雙南同此病却嫌才學
不如君　双南乃雄左官号本与員刑官為心友故有是句　右弟員刑恭淡如拜上

堂弟十公子和詩

香山深隱樂天真剩棗烹蘇不謂貧
鉛汞有功春滿面清閒無累德宜身
不持詔書聞遐闕更施奇秘活鄉人小生知餞將何謂
謂語吾兄報聖君　又葫蘆境上地藏真賦予聰明不予
貧和扁篋槃經妙手呂伊丹鸮已隨身待珍席上勤明
詔医國名高望異人既出好憑龍鳳逐晴民壽域太平
君　右玉壺居士
拜上

知御天縣和詩　并引

驩州風景多奇麗吾伯于香山之情艷卜居以醫濟人

隱於醫以頤性命丘壑開容於梓鄉情實朋樂會吾伯此出想非林壑之所能麋聖德褒優安養故山之歸有日徑達宰小邑偶沾賤恙前日蒙調以良方青囊之秘剡日奏功欣幸之情自不能已爰和初被徵辰遠中嘡作詩願其惠賜教正不勝感荷

遊塵久矣秦天真不把痴情話富貴驛路千童丹部會
煙霞兩鬢懶翁身作陪京國新医士知是香山前主人
賤恙有緣蒙診視正欣方餌伏桐君

右小徑知御天尹蔡氏敬之拜具

外甥陳監生和詩

半袖良方假即真春回在在不遺貧
丹溪道味御經眼黄老间隟便致身

壽世希祈蔑上甚燠綸寧覚異中人此行此會皆期外
福址仁基又聖君又　岩菱綸音獨道真世知貴遍揉
斯貢柴門昔也芝為友遂阖令而道猶貞鶴侶已移乘
夏客錦堂不似縉紳人医從儒出真王道下澤斯民上
致君

右上唐士拜
和原韻

却說郡侯妻有病邀余入診知其
男胎已三月投以湯藥數劑而安後正堂官一門無人
不來求藥其中有廣安鎮官與余情義尤厚母與妹有
病悉心調治皆得保安如前寧後勇驟中亦往來相叅
多頼湯劑自是閒話一日余問郡侯曰僕何日得歸郡
侯曰已漸有槐矣余又問前所遞二詩尊意有憐否郡

侯曰家君覺讀再三嘆奬不已曰公意趣豪邁不負林
丘鑑約矣其情不可强使我當圖之余聞得這話如獲
重寶先生眉宇乃與郡侯烹茶對歓忽見一人衣帽立
於余之傍張目審視郡侯大笑以手指他又以手指余
又以手指其口他以手指余又以手加顙上又以兩手
習習如飛鳥兩足跳跳如奔馬余乃驚曰如何而彼得
知絶爲癡然呆然不知其故郡侯曰彼乃聾啞人疾瘖
不聽半字難言又不識字如何彼有召命至此余曰彼

手足搔掉是何故郡侯曰彼書額上乃言君主也指口是旨召也手招乃來也足跳乃行也余聞之亦大笑至巳辰有鑒知錦江縣同坐郡侯請余賦一詩令錦江同賦以記其異且辰余因喜意揚揚不暇思索詩云

造物予人賦以全知何此筆得其偏可同豫讓忠君日何異韓侯引壽年萬里雷霆心自若百般世事意仍然此生一目系餘事手指頭傳秘旨宣

錦江公見之曰老師詩才峻捷人所難及僕不敢弄斧以獻笑郡侯亦默然各皆稱獎而已頃之見余家童來細言有一公到寓處僕從十餘人云

是知府官等待多辰余乃告別而回初對似不相識久之認是故人挽八同坐各叙契闊之情伊人言有父病要求醫藥余問詳的許以湯藥數劑曰病情猶反側試投數劑後得差減知何方擬調補歎待笑談將暮而歸原那公乃余妻族舅懷安阮舍人見任先與知府平昔與余深自敬愛來日那府公俾家人來許短律詩一首具言盡劑諸症各減八九惟飲食未進再請繼服余許以膏丸製法詩云

三十年前有故知青簪萬里久[illegible]
王儀今日喜偕重幸賴良方壽[illegible]

一日見軍士二人來余寓外廳問諸隨候軍曰聞又要
有醫師奉旨至京居住何處余聞之令呼來問是何處
名軍問那醫師何事曰僕錦衣衛軍士承本官命尋訪
那師未知端的或求藥或來請住處僕寔不知余笑曰
醫師乃我也不知伊官已幾日他曰已五日矣余曰公
等回報這醫師請本官速來他得信去了原伊官與余
少辰心友余相別三十年來未能一面余至京辰已使
人訪問但伊官有公事他所未及來告故伊官回京知

余來乃遍處尋訪再訊那衆軍去不移辰果見伊官至余出門迎接相携而入伊官長於余一歲雖髮半白齒盡落神氣爽然於座間各叙寒暄悲喜交并自不必言又歷問昔辰事則物換星移十將八九古人云英雄不淚離別間奈於死生何相對含淚潸然不勝哽慘余乃將途間題咏與賓朋唱和自相評閱以解悶是夜伊官與余同宿半壁殘燈數盃苦茗相與說昔談今雞鳴始得合眼平明伊官起曰本衙官軍有待朝事例乃作別

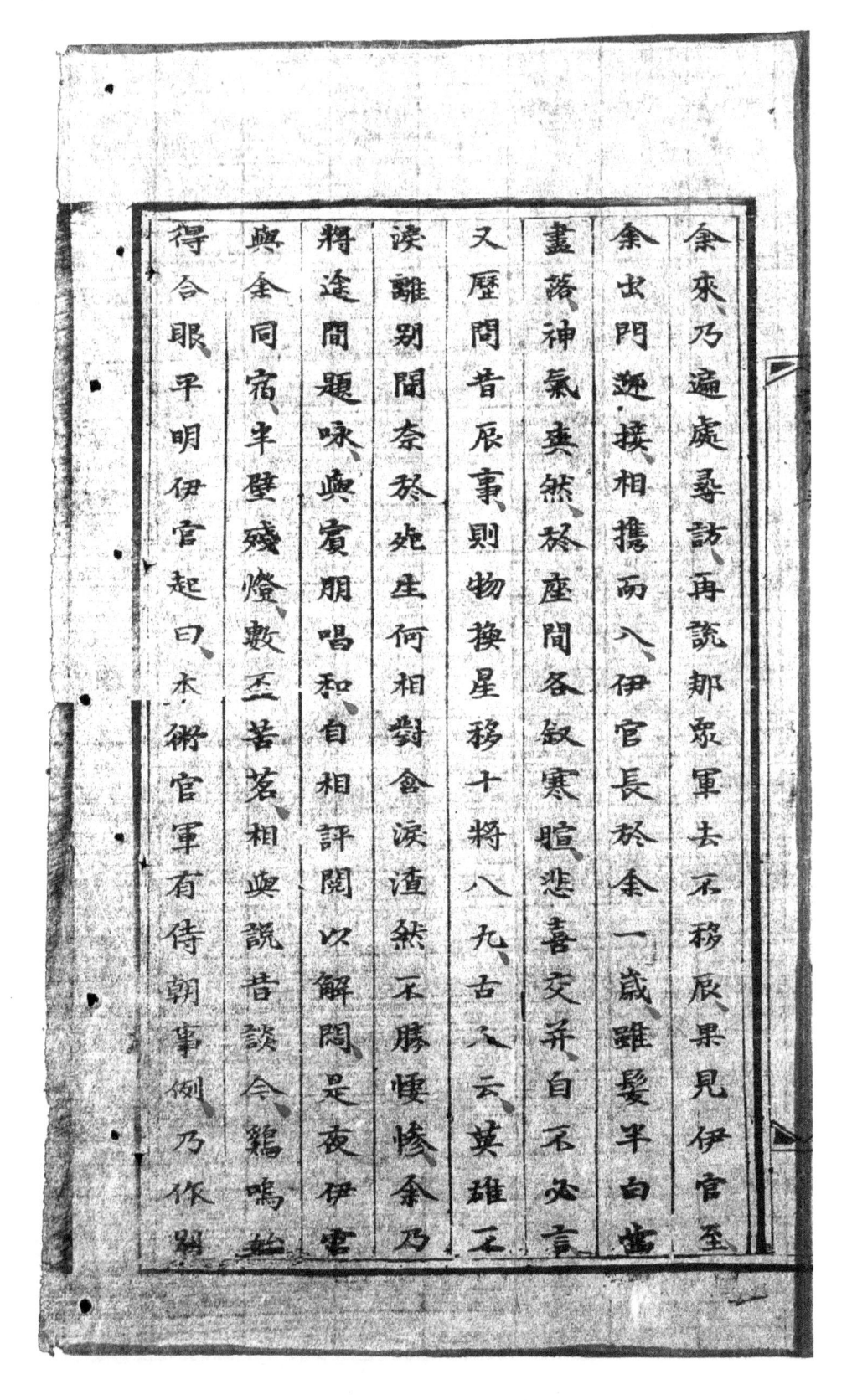

西去至暮見伊官齎殺饌與小札來余折開乃是和我

余詩韻本來疏懶保天真期藉軒岐任富貧蘿薜壘墨巢父志詔書作屈子陵身林泉肯負鹿麋友城市何堪名利人臣下寸丹無可奈行藏分内仰明君自是或伊官來余寓或余來

伊官營與家人齎送殺饌日日往來自不必說一日早

辰見鎮江縣軍多帶從人來余寓曰有京北憲使官[illegible]入携謙公因回京聞貴師大名欲來拔謁恐旅次相擾先委

小可將從人特來邀候乃作古詩一律此是伊官遞呈

詩云良醫對良相容易豈須來已囑故爲請此意豈相倩江山有拙翁柴扉不塵開海上有懶翁鶴駕共

鬚髯攸來意拙請飲啄御安排
本江山拙翁養軒奸德氏拜上 錦江公又曰伊官
有言請貴師念同郡之情易答一往余曰大官乃同郡
雖所居不遠但仰謁無由今既下顧敢不如命乃與錦
江公各登程至門已見伊官拱立於庭前迎接余見之
陛下與來鞠身而入伊官主余與錦江公陪坐左右伊
官曰僕有痼疾遍醫無功與老師雖是同郡久聞大名
無緣相會不意天假其便更得相遇豈非飲啄御安排
乎余曰山野愚庸粗諳小術何敢當此盛辭頭之謂乎

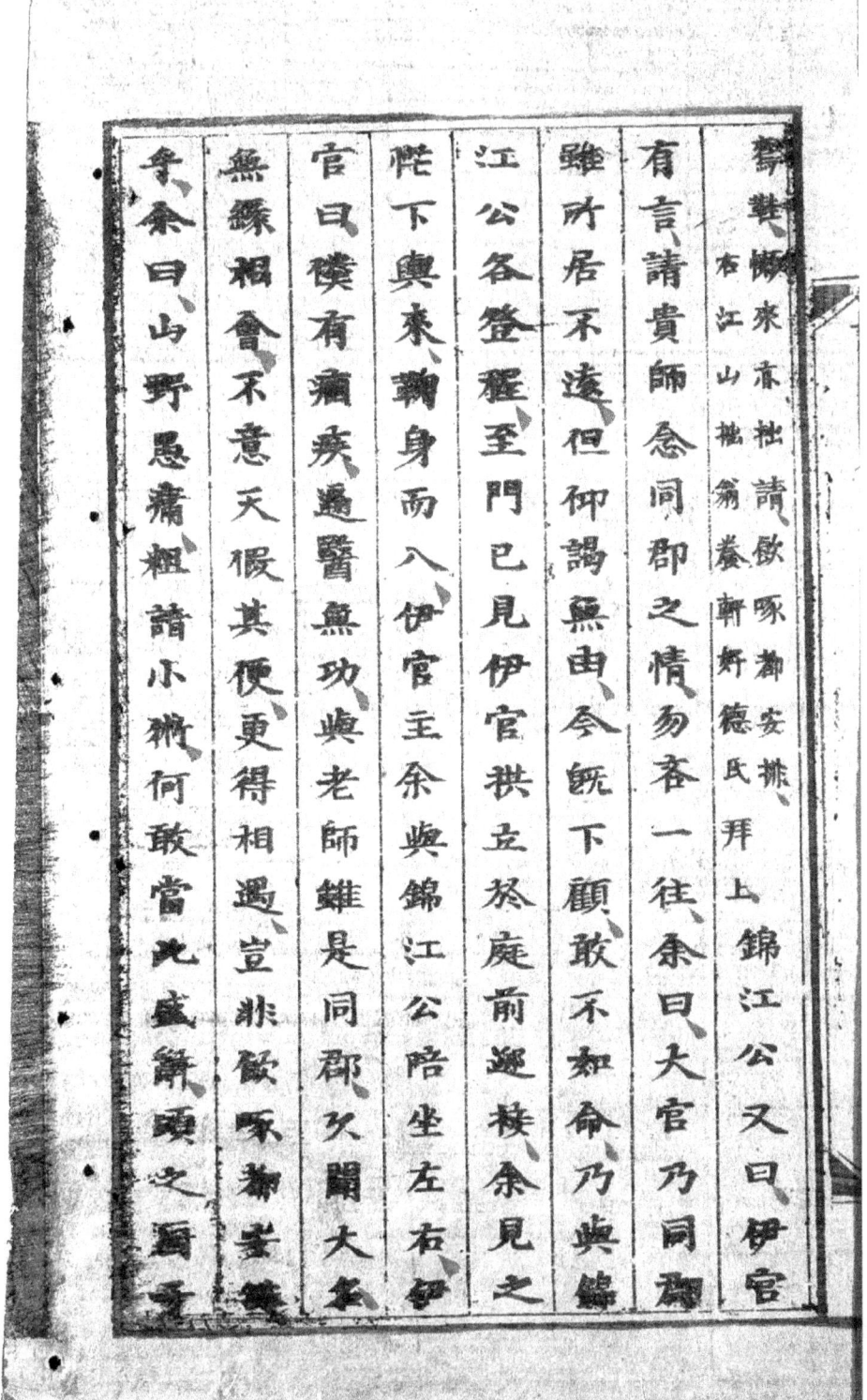

蔬飯侍童獻水極其豪侈茶罷乃求診余見六脉如絲兩尺似無但暗驚曰可惜那公難享遐齡余仍憑脉説症幸得符合伊官嘆曰果然名下不虛恨我相見之晚也乃乞藥方余曰處方宜曲盡精思始得穩當今坐間逡巡請次早遞呈錦江公曰適者僕來求方藥老師診之再三方許藥如此慎用安得不靈乎俄而南山該道官杜黃甲適至乃各撰立要上同席杜黃甲問憲使官曰此是何名公憲使官藏之曰香山隱者此其人也杜

黄甲笑曰豈非海上懶翁乎憲使官曰然社黄甲曰僕亦久聞大名未能一面今渾家偶有危病敢邀入来又恐老師不肯遠顧方疑惑間幸而覩止如今幸得相逢請許一方以爲調補余曰醫司人命爲急勤劳分内有所不辭敢有怠慢疎放乎社黄甲乃備言顛末余請以湯丸二劑錦江公請曰僕家堂亦有久恙原不敢相煩因家在左邊請老師辱臨幸蒙不淺乃各各辭别来錦江公家其父乃左兵官仕端辰已致仕猶留在京至

診脈許方了諸公子邀來湖邊水榭烹茶閒談但見一頃平湖約千畝任還水鳥弄波光跳躍逐魚爭葉落湖心蘋浪飄風騰岸畔閒花連夜發湖之前又築小堤半月形堤内皆種白蓮堤邊古樹交陰多花吐艷庭前數樹老梅倦卧石床窗外幾行綠竹影侵書案野鶴孤立見寒生百花如對話觸目生光説不盡鴿閒風味辰諸公索詩余曰諸君先唱我請續貂皆不肯首出余乃援筆題一小律云

老相崇涼景亭臺向水邊窗明多得月
秋老尚留蓮葉落逐魚躍花叢野鶴眠

名茶邀客飲談笑出香煙 右貧醫黎氏别号海上懶翁題

余題罷致仕官令取来覧閲謂曰清新可愛命粘之樹

壁錦江公亦和之其詞云 先生德邵年尊有軒岐手

段有李杜詩才兩雅致逸情又飄飄然高士丈人才子

多願與之遊者 鐺逺窂一邑得見先生最後微幸素情

及惠之良方贈以佳句多情厚既佩德不忘謹述蕪辭

以續詩云 招邀雲鶴侶閒適水雲邊好客垂青眼澄淡 賞白蓮奇方調積善好句起高眠雅把春風

坐欖生五色煙 右晩生鐺拜復 日晩余辭别歸寓諸公子相送出門

揶揄不忍別之狀一日中雄官使人來乞詩因備言本官有一輕船每行水面快捷如飛鳧每有登舟輒傾側如醉人本官愛其跳擲命名醉翁船曾得騷翁題咏一首再請貴師一律乃將原韻呈上其詩云

任是渠家倒與顛
水上曾令俗物遷
醉而不醉愛吾船
每得趣辰堪載月
市詞肯許辰人會
於狂吟日可爲仙
昂藏自有操持処
何怕風狂驟雨年

余覺之問那人曰此是何人所作他曰京北杜監生余曰此詩未得船意那官亦謂不寫船名甚失題意然此辰甚沒興余曰貴役且回覆日暇余

自當遞來待數日吟成令家童遞上其詩云

不爲狂酣作倒顛醉翁吾以命吾船傳盃從艦終難醉
起舞蹉跎步欹遷重載只憐江上月遙吟何負酒中仙
昂藏自是初時操
石枉回看在晚年
數日後鄧小姐來迓見几上二詩曰

尊伯之詩深得題意內絕句清新飄逸無比惟船與家乃啓人之器而以顛倒自比似非好處小侄和之可乎余曰賢侄試爲之瞬息間果見詩完遞與余看詩云

柳絮迎人舞倒顛醉翁乘興上輕船攜松帶菊盃酬醉
飲月歌風棹轉遷水石隨情蓬底客煙霞養性酒中仙
渡頭帆捲遊魚問
恍惚金童見呂年
余曰賢侄詩才甚敏真不負先君教

譔原來鄧小姐乃後馬公之女公生平曾與中正官醫余三人結為異姓兄弟肝膽相照中正官於平南日還害後馬公亦病故在京比余至京日造其故居奠數杯薄情於一哭耳小姐視余猶親生一般日日往來定省真情可見一日郎川侯来余寓見談話間如有難色或欲言再三而又止余驚曰君侯與僕日日相親情義同至每事相告無隱今日如此難啟或者余有遠道處而不忍啟齒耶郎侯曰焉有此理僕幸得與老師交遊當

執弟子之禮道義何㢀只以此居乃家兄別室因有事
回鄉晉此空營特請老師暫住亦便路入侍萬無得罪
之理不日必有敕許兵民那辰却當請地造營爲便今
已月餘僕猶留住在家前面湖旁有一空地可居嘗欲
構成別室請老師安歇始許家兄回來蓋宅豈期僕又
奉命監考諸軍射銃本務紛繁自無暇隙故不能造就
知今僕家外廳亦且寬廣請老師少待湖旁成室數日
就住不然安廣官營亦是詞靜未知尊師意下何如今

闢之笑曰大丈夫相期何乃屑屑如是僕當圖之請挈
掛念伊官聞得這話似有喜色乃忖曰伊官外廳軍士
往來叢雜無可居矣安廣官營內外屋宇而其營四邊
無墻壁此地偷盜又多更爲不穩余有新知後澤官在
湖旁連絡數座廉之地高水潔可急報他別設一所使
即移寓停當乃修札與鄉川侯告別聞鄉川侯見此不
勝悒怏之情乃復札與詩一首遞來其札云
久聞大名如雷灌耳每以不識韓爲恨　先生馳安赴

賜得夤緣其敎誨殊覚多幸每欲朝夕承授春風無負忘年一遊逝也曩日進程有茅廬在此權作棲鳳之所荷先生不棄相與周旋厚貺深得醇醉秖令家兄赴京拙寔難能發言先生欲圖従武非其本心每悰耿耿不忍相捨如在安廣官營疎闊不便當移於拙家外廳可審膝何須遠涉蓮湖使拙惺然若有所失也這等衷情如少思二者之間姑擇其一苟且暫駐早晩拙當別構一舍旬日便完爲先生之高卧窓也言之不盡乃縿縿

詩、庥寫其真情耳其詩云（例上京詩韻）

商山畫下廈中真德卿年尊道不負膏香珍言無隱余
定知石上有翁身馬牛相夛皆洪郡（上洪侯郡俱余皆）肥瘠難能

蓁別人今日此情無限恨一腸心緒付天君
右郎川侯登程述綠原韻叙情拜上海上翁座下

乃寫云以心知心
替亦不得已也　余覽之亦且動心似難告別矣且事

或出於不得已非伊本心余乃復書和之其書云懶被

召至京半担行囊東轎。西寓幸得尊侯待之以誠十旬

餘風雨庇蔭益資懶想不日事解琴劍回山豈料羈縻

至此再有隔別雖咫尺而尊侯情情無奈。發之於詩使

懶益增感嘆之情作一唐詩以奉答其詩云

深情高誼出天真卸結無由志愈貧暮鼓晨鐘推旅夢
東僑西寓累調身青山首約何無分紫詞前程苦出今
四海賓朋雖滿座心知還有幾如
危 右貧医頼拜和
辰余寓隔壁間乃[illegible]

優右官營伊豈有腹冷病余許以方藥漸得平愈其妻
亦有十年痼疾求治経二月而安聞余要余寓詢之[illegible]
川矦乃不先告自將中堂一連三間皆是瓦屋粉壁[illegible]
蒸庸登齊庭前奇木恠石花草芬芳外廳三間作客座
一間作厨房洒掃潔凈四邊分別內外開門户以便[illegible]

入、各各區畫停當、始來邀余、余亦不知其故、恐其相擾、
但深謝厚情、不肯就寓、他夫妻又覆苦請曰、老師不顧
夫妻真心、請暫過試、過一者、余來果見內外房屋都已
整設、忖曰、他夫妻知此遠絶之可爭、乃許移寓焉、邯川
侯知之、喜不自勝、亦來相會、原那擇擾官、乃邯川侯之
祖叔、先朝奉致一區官土、因此本族共居、二營相接、擇
優官又開一小門、以便邯川侯往來、余與二公相蒙之
情、愈日愈深、旋來旋去、擇優官亦深誡家人、不許往來

余寓其敬待如此余自得此地心滿意足一夕乘月臨軒見得疎竹逕風篩淡影幽花含露出微香正是可景茶童煮茗凭欄獨酌偶得弟妹員刑公來說些心事余喜不自勝相與歡飲員刑公曰如此良宵明月清風緣負我何我自負耶余曰好說公當與我共賦乃以夜月烹茶話苛為題更清烹餘為韻余先唱云茶甌浮月色寒玉浸冰清夢覺人千里敲殘夜二更廿言無逆耳苦茗不須烹星斗為詩句吟餘欲騎鯨

（員刑公和云）助我吟懷路當窗月色清好談詩萬曲[illegible]覺夜三更旅客心如火茶童手倦烹[illegible]

何處急疑是遠鐘聲吟嚴二人各選唱古詩自相評閱更深支
就寢明日員刑公以事告別嫩柳監生因田耀州自來
作別余曰我與公皆爲長安客公則之南之北而我則
爲籠中之鳥去就無由戀留悵別爲之奈何乃吟一短
律以贈之其詞云　交情雖淺真義自深必也同類相
求同道相孚一日不見猶云遠矣況黯歸驂懶能無悵
孚從斯客舍蕭蕭晨風夜月三盃茶罷談詩誰與我偕
見於途間每逢名勝或唱或吟能忘懷乎然情至無言

還發於詩以自敘云今攜何點點難語為情多柳岸含金色香山照王娥樵樓鼓角客思動閱河共約冬前後三歇且奈何嫩柳公於坐間索紙筆以答之詞云古云與一夕語勝似滿腔詩恒令拜挹風光亦既佩衣德言矣況也頻蒙拜和不覺手之舞足之蹈爰述鄙俚奉和香陪為日少柳贈寄懷多動重雛青蛾晴睛望素娥往來皆旅客酬唱只閱河雖有重逢約今朝且奈何右荷叟晚輩恭桓拜上二人各執所贈閱讀再四似不勝情談笑間雖遲為之容而悒悒憂愁動於聲色數盃茶罷告别矣一日員公來余寓說些方藥間談片辰且曰

前者僕所和之詩為病所累甚是沒興草草相就請老
師勿哂余曰兄詩如連山斷嶺脉絡不絕纖新如當空
明月真得詩家妙旨豈容致豪乎伊公曰老師勿過譽
請再作一律余曰以何為題僕請以兄所和詩意為題乃唱云
涉海求津識未真年富偏憂道理貪麋鹿愈迷狂懶性功名不尚散詞身九重仙詔千山雪五字英才四海人
捧讀佳篇魯偉氣雖卅豪傑手推吞員刑公看了曰老師飽畜林泉氣味
吞吐煙霞萬丈愈出愈奇那辰見一儒生美如冠玉衣
服清潔帶一个隨童捧些辰物儀一匣與詩一律遞上

余詢之他云京兆慈山東岸人下洪知府官之子他父親以病棄官習醫有得大師心領一二集道理洞源嘗欲操望宮墻無路可達今纔聞大師至京不勝欣幸辰已數次要來拜見不意祖母染病在床不敢遠離特遣些辰儀爲禮聊表先客餘番面謁余暗驚曰我與他絕無半面相隔千萬里不知所撰之書從何門厥而能達此必待面會方知余折書觀看又延與員刑公觀看其中詞意一知儒生所言更賀遇辰得君意不能不録其

詩云 香山一出迩遐知更覺當今復有岐權未暮青驄 社附經籍補白古峙璣皮懶把爭曹鼓燮火蓋
攢拜月攤山得人成仙字據五言四韻 擇何辰　此慈日白子拜上 員刑公看了但笑
而不言余曰此詩說得高遠意思兄以爲何如員刑公
曰水鏡月花清光可愛余知諷其虛語亦與之共笑余
曰請大兄代我一答可乎公曰弄斧班門又出醜乎余
謂曰儒生且歸寓明日再來余有一言相達儒生回了
員刑公曰如此俗物何可言詩余曰人品有高下安餘
使人人皆我輩乎員刑公別回至明日儒生來余寄和

詩一首耳謹歸以答之詩云人生何必苦求知此處
森医能要参宣武君多勸我精高饌我發舊君話夕
輝世俗好看惟科違只憑有著八山辰負医例兮海
和上贈翁拜不旬日後復見儒生來備言懷璽之精備得
家事少寬自當面會復遞詩一律并序其詞云
一之在陋其可再乎惟於筆尾煌見斧正自揣班門未
應有弄斧徒篇醇醉不知舞蹈仍獲一章仰其砭訂是幸
五中未一乘樞知休識恠夫可可歎情淡龢姚香氣時
背盎懶用補参莪蓮生肯許塵泥粱春到何私漳末聚
董品有三人各一無漏病是聖之辰　余復和之云
兆應背占于拜和

知不無難難不知忘羊人惑在多岐融通理數皆着
保養形骸豈獨茋陽素亢龍猶有悔辰來魚目亦爭耀
知何歸去香山下樽酒琴声月朗辰
貪医别号海上懶翁拜和
一日見二人多帶
隨行軍士来問之一人是國子監助教一人是先與府
舊知府云承行參謀左兵官差某等來請貴師余延入
共坐二人曰我大官有重病月來遍醫無功如今危急
殆甚請貴師念年友之情（伊官乃我諒山鎮官年誼）不吝一往余曰
大官與家兄有同科之誼僕安敢怠惰即整衣登輿而
往至外廳海陽參議官來迎邀入内室共坐歷説病源

頃之邀入寢室看視見大官卧軟床上枕來席下待診
即見其脉左三部甚微右尺如欲絶右三部稍壯但稍
按則散重之全無近之則熱氣薰人捫之則微温足以
下俱冷辰作呵氣質之則曰如坐濃煙中目甚辛而悶
胸間欝熱故呵氣大便燥結小便赤澁胸膈拒食伊官
曰僕與兄乃年家之議此命在旦夕僕倘得生回再世
之恩銘心刻骨余辭謝曰此係常症决無他虞請寛懷
勿慮自旧之間似已痊可伊官聞言甚喜余乃辭出參

議官細問病症如何。余曰、真陰内竭、陽無所依、而欲脱勢已至矣。余乃問藥何如。參議官將記簿與余看見。其所用之藥、無非清火化痰除濕之需。伊官年高、姬妾滿前、此老人真陰已耗、又思色以降其精、則陰竭矣。藥又不知培補、反消敗之、不危何待。余思脉猶和緩、胃氣未絶、又爲藥之害、全非本病之能、若余之力、庶或可圖。乃曰、機已危甚、未敢遥料、請授一劑、難易自判。然僕有心事未知、大官若蒙見許、方敢供奉藥餌。伊侯曰、老師有事相告爲有不從余曰僕因衰老不堪入侍累啟乞辭始得在外奉待藥餌貴官諸家有事相招惟以老爲辭大官乃家兄年誼不敢推辭但　聖上無日不差官問安倘有叙問用藥請詭言他匿名姓耳參議公入告伊官遣助教公來言曰但願老師悉心調治我已調停不必掛碍余製滋陰一大劑用熟地斑龍各至數兩令濃煎頓服辭別而回至次日絶早見助教公笑容滿面曰真神藥矣服一汁便涼至二三汁各症十減三四奉密

不勝欣幸本官命僕來請藥余據此方加人參製劑益倍次日再邀余再診問之則又退減十之七八飲食辰伊官供奉之情無所不至伊官執手謂曰恨僕無緣被庸醫所困幾乎不保可恨諒鎮兄曾來問安不以兄來告余曰請大官休見責兄弟難言耳伊官曰舉賢父子猶無嫌疑況兄弟乎余曰只為避嫌耳各各大笑余乃辭出製藥余見虛火尚熾乃繼用補火引火之劑與胃氣藥伊官因出厚惠為贈余辭謝而回自此往來饋遺

辰儀物食自不必說纔旬餘諸病復發復急來邀請余
聞之不知畋措詢之來人言曰的是誤房余至謂伊官
曰凡大病久病之後氣血空虛一毫不謹則病難療夫
官以萬金之軀請當萬慮伊官曰從斯一遵醫教不敢
違越余又教本調補諸病又退余田寓辰有一人謂余
曰此官不可用力調治縱得安痊必有陰告四五日間
數次人言皆然余以為伊官職掌鈞衡思仇之念蓋不
知已過之常態耳自為可哂又得半月來其病復發如

故更有使邀余來細詢之曰因食糯米飯而然助教公
與余私語曰未必糯米飯病復發如此不速求老師但
聞或言東醫神妙即試進一藥或言西醫又亦投一劑經一
日夜已更四五醫意者為藥所誤請老師細心調治得
數日病雖減一二分又變泄瀉恐其奪脫急保胃氣得
止又變出煩燥症余惟以滋陰之劑潤之少寬余回寓
五六日不見人來求藥問之傍人曰奉差御醫究療已
數日而無功如今遍請諸醫會治余再思再度嘆曰伊

官以身試藥醫家立異義功此命合休矣爲人事之不謹抑知天命之不改耶至次日又見助教公來邀余又見參議官使其子來請且謝其過聽傍人百般哀懇余睛忖曰倘今日終寬明日改圖且胃氣已敗其勢實難[illegible]力耳余乃不肯去他亦堅求因製救陽一劑許之數日果聞伊官病已不起矣余嗟嘆不已因續古詩作短律以記其事云無藥可医卿相命有心應對鬼神知世間惟有芳名在富貴浮雲本自欺

又如太原按鎮官之女名侯造並患癥病不能起血竭一本[illegible]

脹、医猶攻托、睨勢已備、余投峻補精血乃得生、又前患
腹冷、胸膈窒塞、頭熱如火蒸、眼赤耳鳴筋惕、詢之則畏
其上冲、桂附不敢近、余以水火藥加歛納之品投之、數
載沉疴收功一月、又中捍官之妻、親妹、亦患身冷畏風
足瘮耳聾、便燥頻飲、詢之則懼其胸滿一毫、燕地不蔡
近、余以增損八味與補脾陰之品、數月調停、十年痼毒
如失、又錦江妻患火虛症、每發作則胸滿面赤、涎潮壅
喘、足冷耳鳴、氣短欲絶、失聲、或一日半日方醒、医以溫

痿或風火治二年来其病益增余以八味加降火藥不過四五劑而安其餘不勝枚舉余居山辰每想帝鄉國醫國手輩學術貫克精妙入神常嘆無緣相遇及至京辰見所治者不曰風火則言濕痿若云虚而堪補者則數演氣血而已其於真水真火立命之本求生之要領絕無一毫輕重是何醫道之難哉憶昔先正有曰義國書醫之人而不能精者病有二端一者乃儒學中人學讀醫者從首至尾一覽而下絕無疑義自以為無難及

用藥率爲忽畧，一者乃文理字畫半得，縱有書，匠庸不免模想猜疑，如挽弓之狀，力不及處，則以爲弓強，誠至當之論也耶。噫！不足者固病，有餘者亦病，豈非難哉。因吟一短律云：古云用藥如用兵，生殺關頭係匪輕。國手猶多虧乏處，懶余孤陋理難明。

一日將暮，見新科武進士河黃人武氏來余寓，原來伊父親是憲副公，與余赴京中，曾以義侄往來。余問曰：貴侯幕裏有何幹？曰：國師曹郡公痢病，特使來請余方。與談間，又見故鄉人，乃前維先府官之妻，本余外族人，來邀余

曰國師阮尚書夫人有劣病、令其來請、余笑謂二人曰
位有尊卑、則禮有等級、官皆當國大臣、同辰見招、不知
何先何後、請貴侯貴吏處定、僕與郡二人持論各出為
主人情、余曰不然、医家惟以緩急為先後、目今曹郡公
病勢沉重、理所當急、文國師夫人劣恙纏綿、僕在可緩
僕請明日先往曹郡公、次日就文國師、乃謂知府吏曰
貴渠當具此回稟、非僕敢有怠慢、他曰如此則次日發
發者將隨行軍來迎、乃別去、余謂進士公曰、國師官豐

甚遠更日間炎暑宜雞鳴起行伊公作別而回是夜令家人五人來邀言訖已見屬員將健卒五人帶夜行軍轎來邀余登程至鎮武乃依西湖左岸而行近午乃至從者稟知招余入寢室診視余忖國師傷於冷食辨症立方國師官看了嘆曰老師所言病情毫髮不爽藥方甚切當（伊官習醫）因稱典郡有知人之鑑真不負所舉矣如老師深明醫理一旦九重簡知亦不負所學矣余辭謝不敢當令其子轎右官邀余來別室厚待許歸余請入

謝、命弼免國師官之第盤郡公又推余來問病勢、余曰脉無胃氣、勢在不遠、他聞之但長嘆而已且說余来展見營門數隻官船雖在西湖邊乃言於盤郡公曰今日盛暑、步回甚艱、云領官船一隻、更得近便乃令水手軍六人、棹舟餞回、余得命出營、登舟而歸、纔遊湖中石巖天光水色、泛艷波心、鷺隊鶩羣飛翔岸渚堤邊幾處雜宮樹色幽陰、或隱或現、州中一簇樓臺花草爭妍鋪紅競翠、漁舟短唱過斜陽、鯨洞鐘聲推落日、余在舟中一

勝豪爽忽遥見一處殿閣巍峩松楸蓋地進舟詢参知
是鎮國寺乃令篙師棹入余登岸獨坐於古樹旁石几
縱目閒望鬱鬱胸間潸然淚下門人驚問其故余曰我
少辰在京與幾个朋友結爲詩社相約於春秋二辰同
來西湖作樂每來辰則備酒殽借取漁舟三四隻放棹
湖中遊玩歌管之聲聞於四外夜深即來鎮武寺宿或
三五日始歸傷心哉賓朋多已物故今日見景含情如
西邊數株老樹水畔一帶竹林前之平湖後之鐘樓宛

然舊觀物思人縱有鐵石肝腸亦堪爲之軟矣乃揮
淚登舟而逐然萬縷愁腸不能自已乃吟一律以寫様
云西湖一别三十春復泊輕船過浪蘋隔岸樓臺山上立上方笑語水中閒雜雪樹色分殘照鎮武鍾声風
對頻風景依依前様在嗟不見昔辰人今行至鎮武觀登岸而回次日纔
早已見文國師官人來邀余令差人前路而行到處歷
過　先父先叔營情況凄然下輿觀望湖山如故但昔
辰花草已屬他人矣乃吟一絕以懷古云
富貴皆爲幻勲名本自真百年餘姓字惟有口碑文又猶得一弓之地已至國經

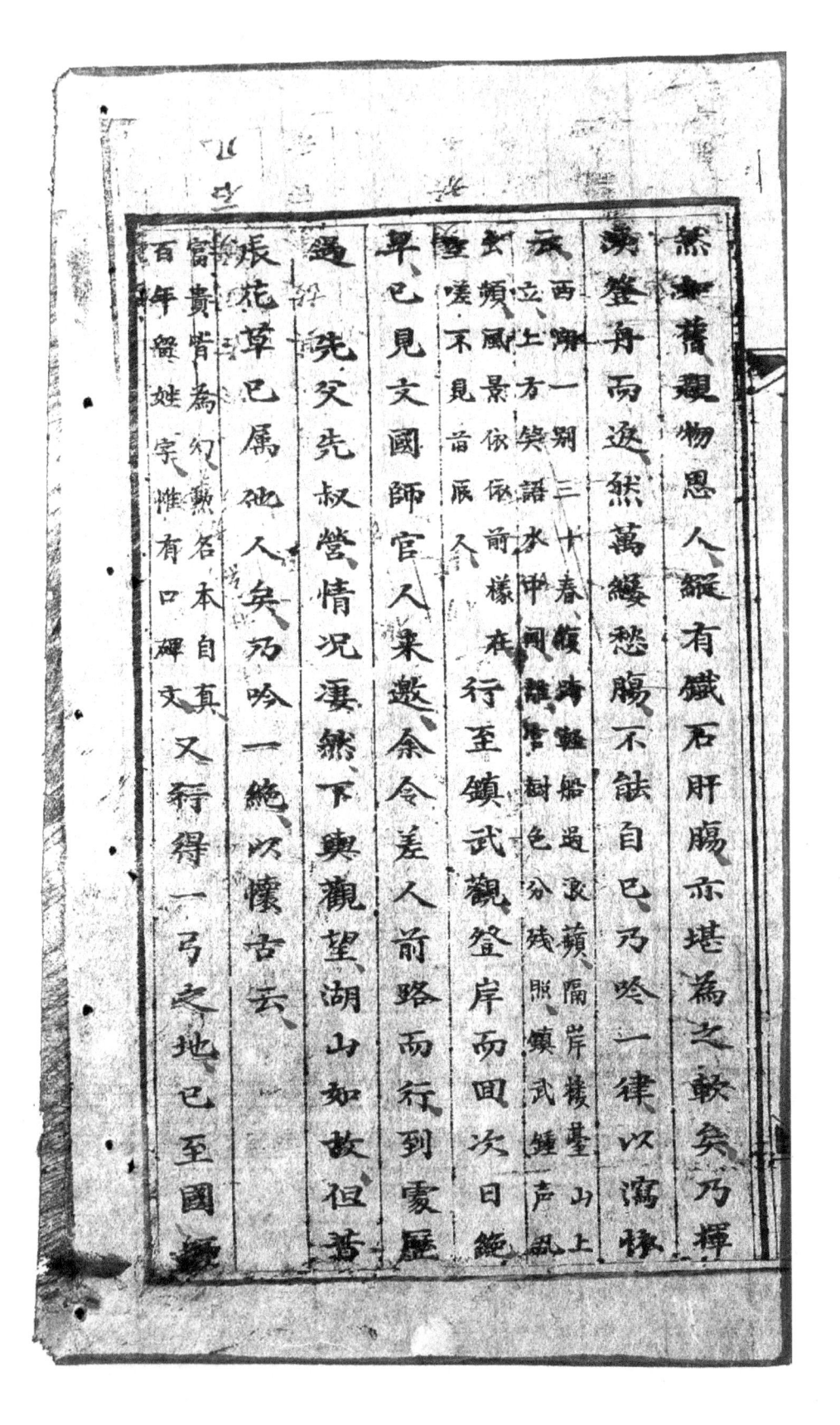

賓營役者入稟命其子簽兵官出迎接入私室又邀入
夫人寢室候脉看畢出來外廳與國師官相見余歷辦
病源呈上亦能一一如意覔遺還回一日安廣鎮官來
余寓邀余回家鄉看視母病原來伊官與余情義甚厚
伊官有痼病不能就京曾已數次邀請余因有侄妻在
京患產病危篤竭力撐持以此實告故不復言至此勢
已不起仍委之門人看視湯藥以報與伊官知道他不
勝喜望急來余寓相邀余曰行則行矣還有他事未知

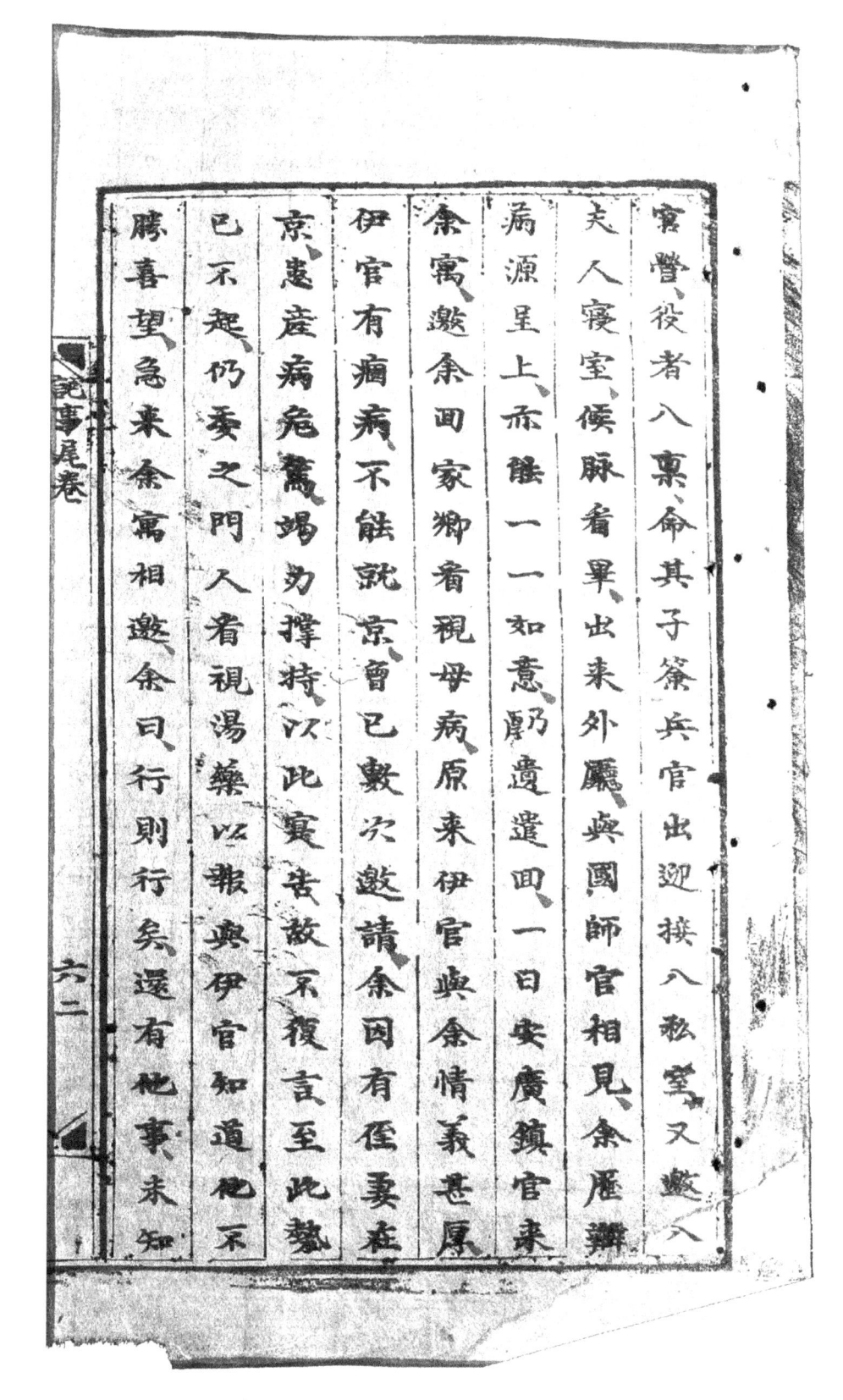

行得吾伊官驚問何事余曰正堂官每每切戒不許遠行僕至京已五月來故鄉只在半日之程不得歸省況此行往返有四五日程之遠伊官乃至正堂官處且捉言事急苦乞垂憐庶或可得伊官乃作別而去良久始見伊官來喜形于色謂余曰事濟矣大官只許往返四日於是遂整行裝僕已使從弟將本營軍隨候等在門外余乃使家人與門人守家與伊官作別登程渡珥河至錄場江津日已昏黑難行夜二鼓至徑騎社余見軍

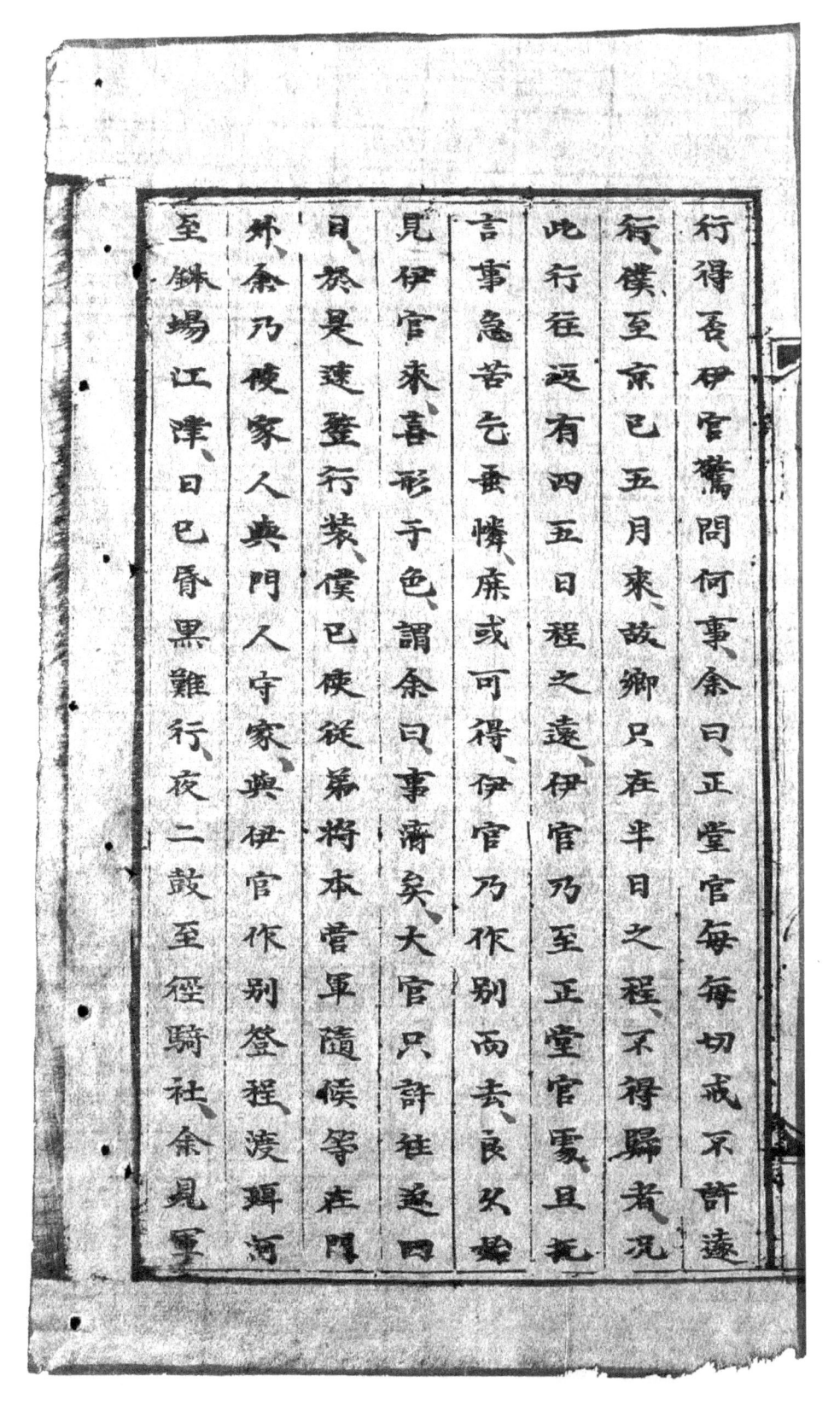

士禁頓乃拔宿焉絕早又起行午間至牙村一望中絮
清晰思似已諳熟之處余乃款住行人攜杖四傍遊覽
見村民宛是昔辰望樸樓之前一大土堆乃大軍設屯
處過小溪橋之高阜乃倚橋傍邊橫行一大路此是故
壘頹痕余又質之故老所言同然原來昔辰北匪猖狂
余親友奉命董戎屯兵在此賊軍夜來圍住以爲賊衆
浩大我軍微弱而他遠來行次未定且勞逸之勢分自
宜急擊迎之則衆寡形現徒長亂耳難爲敵矣乃分兵

四路乘黑夜冲擊兩軍混戰死傷無數憶昔日草野而今之寺蘭輝煌鄉中鷄犬四野農歌何得回復之速耶然亦更憶我故鄉二十年兵火物散人離聞得今日巳稠密於初嗟乎余一人而巳悒悒之懷曷能自巳乃吟一律以叙懷云憶昔洪州起戰戈金堆混鬪血成河萬年暴骨留青塚故壘頹痕出白沙愁殺雙辰國夜深行人今日响農歌故鄉衷聚皆如此惟有我村本我家余家鄉有文武二村是日兼行夜四鼓至那江鎮官營余就外邊少憩明白始入營謁視余以厚契告別辰恭行拜禮尊夫人夫人乃與化鎮官妻婦不

安且欲晉余言此行有日限不敢少留乃厚贈之余[illegible]
別而去適遇興化鎮官之從弟伊前在永營與余有[illegible]
交見之喜不自勝攜来本家堅不許行宿一夜各敘前
情至明日作別回京余謂衆人曰我廻彐乘行恐有厄
命今日回程任許歇息衆人得命甚喜遄遄運運兩行
二日餘到余寓安廣官聞之余言尊夫人脉和平調治
不難君侯何處伊官喜不自勝謂余曰僕全家一付於
兄倘母親急得保安雖千金不能酬也僕願鑿盡心力

以誰知遇之恩各自談笑片辰而別辰安廣官有公事回京已數月來茲
幾矣一日余見鄧小姐匣中有國音詩集覽之皆宮怨三
十首問是何人所作曰前等官所撰也余曰賢侄以為
何如小姐曰詞調清奇然苦思殆甚未得其工余曰賢
侄説得是詩貴意意貴遠使人思而得之不全在言此
詩之上格小姐曰京中多有傳寫亦已選入樂府請聖
伯精思一首不許他爭先著可乎余笑曰言易行難亦
未必也賢侄先唱我和之小姐依命先唱可惜其詩遺脱不載余

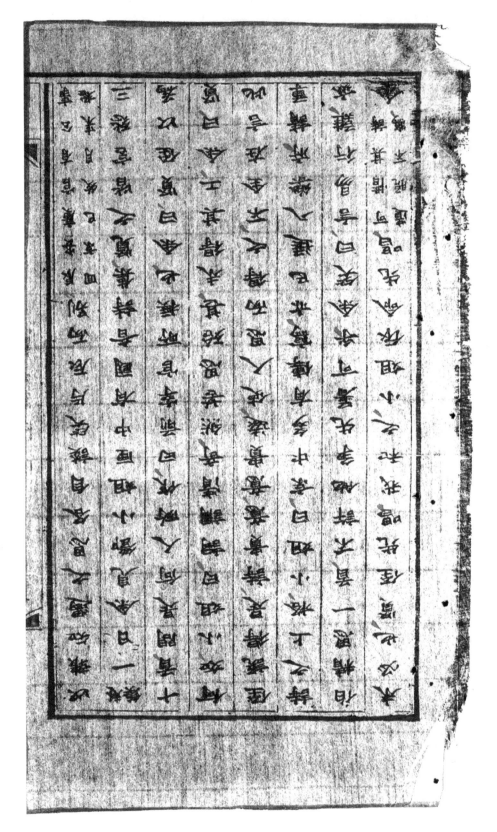

兩賢侄好思天然，真不愧詩家子。余乃和之云

椒宮深審鑰時闻叐嗜琴端卧吏覓還遙控鸞景日孅
春衖忝惜更花殘袺霓陁舒涓唐桀曲風涔珊各樸韡
自嫔上陽梅余雪
梯肇惜象靨竜顔

小姐曰：尊伯之詩，意在言外，可爲詩學之模範。先父有言，其在此矣。余曰：此不得見先兄，得與賢侄唱和，庶慰永别之恨。又曰：踵先兄厭其盛滿，砍棄官歸農，優游泉石間，養天年，索詩於我。我讀之，請賢侄評閲一遍，乃將詩與小姐觀看。其七言律云

暫卸烏巾履草鞋，惟携琴劍故山來。閉門種菜英雄手，
釣月耕雲曠逸懷。酌酒池邊邀月勸，撫琴窗下百花闹。

騎驢每爲斜陽扇牧笛辰雨冒落梅五言律但得詞爲穩何須岩壑踩易窮知損益理會見身心池靖肴魚躍圃幽許鳥尋客来無可說吹笛問知音近代高明士甘心甘淡稀酒残彭澤菊肙变謝安棋往事多知是人情更覺非間尋鷗鴨迹一笑且忘机凡工各有志心洞身自荣文章千古重去就一身輕酒美花前色琴增月下声應知幽逸趣能謝世间名四辰有佳景詩酒日逆淫梅影横新月蓮池遥聽凉香来半蘭菊籟向維松黄有爲詞韻漁歌出夕陽選小姐看了曰尊伯久任雲鄉煙霞氣味能畜胸間故發得清逸秀色可飧悲哉父親於九泉之下其有知乎此辰評章品韻各相評閱適見家童報道武憲副官家人遞小札至此余令人取札視之

乃委詩一首余遞與小姐曰試看如何小姐看了曰故遞而婉娟真老練才余曰伊官乃雖州名儒吟咏優長原來武憲副第四子始中新科進士憲副公來京未及榮歸本與正堂官有舊情每來謁嘗與郡侯接談因寄此詩余謂小姐曰歸山之計屢請郡侯出力而未濟今可因是詩韻和一律以托興焉乃吟曰何日得歸煙水村苡雖付杖出都門書懷吟破三更月八夢辰伺萬里言余繼吟得四句謂小姐曰我一辰想起雲煙之樂今為逆旅蹉跎情辭無奈請賢侄閑原

韻續來四句以全詩章小祖初辰且以禮辭後乃續云方便濟人身共樺含弘載相德雌坤佛緣結草誰為報地久天長大義存余曰辭義甚得相接於縛合乃附封遞至郡侯不題一日見二老尼來會寓云乖梂寺有鑄洪鐘功葉未圓特來勸化一尼云吾子山寺住持一尼云伊是乖梂山南左承司官之女余聞之奉餘驚駭招入來廳外細問諸從行一小姑驗之的是我小人矣乃暗忖曰那人不知余而故來甚為咤異我當詭其姓名以觀來意則自知矣余曰僕遂舍社

人避亂移居驩州香山母貫不幸被詔至京旅寓菁僚
雖有恒心無可奈何那辰惟有華秋尼甚見羞赧之色
乃謂安子尼曰我等當别去余留之不肯住乃捧出些
少香錢為供余曰二老尼停杯在何處他曰未何處乃
作别去了余急喚一个伶俐家人令尾之而行誡曰切
不可許他知汝行至他之住處汝便當傍問他幾辰來
此猶留住幾日家人得命而行約二辰許回曰二尼住
在蓮宗寺始來此纔得數日在京勸化尚久明日余喚

門人名才來曰我有一椿異事公嘗為我出力伊曰弟子勤勞乃分内事焉敢推辭余謂伊人曰余少辰求親於舉棣社前山南承司参政官之女已備問名納采二禮因事所阻余乃辭姻回居香山將六七年間後赴京聞伊官已辭禄此女今日余異之詢於人有言曰這女甚是奇怪聞他前年有一公子来求親六禮已備又巫諧那女曰既有人求親則我已有夫矣無分而夫自棄復有何顏遂發誓終身不嫁余聞之心神驚亂嘆曰噫

之作事不謹有始無終使他有恨則我倖薄之罪戾
身不知從何可解乃馳回華林社遍詢之鄉人依前説
十之七八有言他父親謝世日其兄強嫁與鄉中生徒
以資養事這女不肯從有言宦家辰去後高者不肯就
下者不敢求以故孀居至此余聞之心中少寬又回轉
州至今相遇見他之孤苦若此不論情之有無豈不端
於我我哉為今之計惟有保養以終天年方能贖其前愆
我猶在京奉侍周給何難倘得辭歸故山道途遥阻豈

能資助若伊婆肯回驩州我本居圍中一處且得幽寂家兄曾創造一小伽藍在此可以供奉香火冬夏寒温皆任於我一者以報那婆之高節一者以贖我之愆尤細問前情陳説一遍以觀那婆肯否使我得預事區畫又令買些辰物為質將事者得命而去至暮始來言曰僕至蓮宗寺乘間而言那婆含淚答曰官人厚情僕之不遇良人此生孤苦亦該命也何敢怨尤一介殘生亦何所惜可念者擧目無親先人墳塋祭掃無依豈得獨

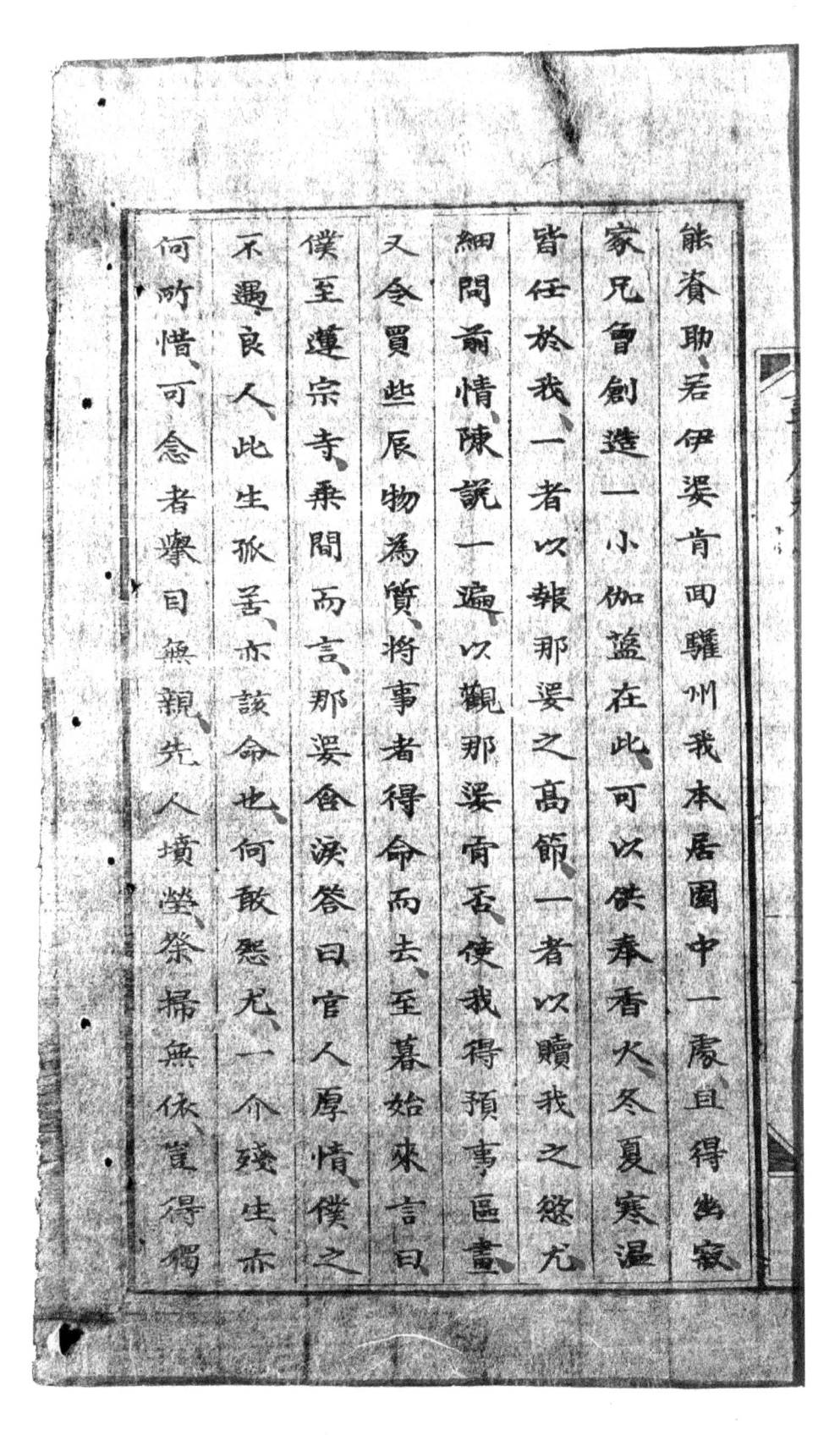

為身計遠離他鄉度生哉公可回說與官人僕雖未受
賜餘波而奉此一片良心足以慰零落矣余不勝哀念
因叙懷一律云無心事出誤人矣今日相看苦自嗟一笑情多流淚淚双胼春盡見形花此生
願作鶺兄妹再世應圖冥室家哉不負人人負我纖然如此奈之何自此辰常往来相訪
那溪有言又安多壽板要得一具余即令尋訪而未得
余得放歸之日留與事者古錢五貫尋買壽板以贈之
此是後段事不必題說且說一夕余陞裡輸間設酒要
門人共飲當空一輪明月如銀庭中花草含玉露遶[illegible]

香余雖無酒量亦强飲數盃以助閒興微醺乃唱秋月
夜飲述懷銀爲韻與門人同賦余先唱曰
片月白如銀浮空色色新盃中含桂影酔後汗香醲對一樽酒相看千里身滿懷雖老草佳興動詩神
門人和辰亦有敍篇不堪錄人生貴適豈無羣月下浮盃色似銀桂魄滿盃知有月風來魂度覚
絲墨斷蛇藉彼方知聖翻漢由斯始覺神逢此良霄無限與傳盃把盞不知旬
余於此辰景爲詩歟詩作酒媒歟興勃勃又吟曰
秋風凉似水秋月色如銀金樽傳好興玉兔助同羣酒後言言茁詩成字字新林泉雖城市何害不爲春
余謂家人曰只許京中事凡家山景物不得一毫啟齒

咹阻我高興至更闌方寢一日武憲副官見新科進士來得奉倒敘許榮歸晉京間待又思家使人豎行裝先回作詩以許余二篇其詞云　弟訂以来月二日索奴回別葉夜間金風瑟動蕉葉嘲鳴弟乍聽秋聲忽起蓴羹鱸魚遐想其誰與我共此幽懷因述蕪章留贈其詩云

君與我相交非是泛然比陶朱不足言管鮑差可我不情老練才學此少年氣鬲李昔同舟此處道有異道同心不同空為人所鄙有蔡君且酌有琴君且御塵愛都忘了世事不相干嚶嚶鶯鳥声吁吁天籟鳴雲霞以悅目琴樽以恰情無令陶元亮獨留此美名又詩云

吾兄久與鹿為群一旦翻然救此身邑宰已榮新草竹

記事尾卷　七十

岩溪羈栖而辰雲從来利鎖名韁客空作林嘶澗愧人
早早回鞭營別業閒花野草有餘春契弟蘿南通更字以拳拜上
余得詩反覆吟咏悶恨無聊自忖已無名利心久入韁鎖
司更為友人笑我所遇之不平耶余乃將此詩郡疑看
便知我零落也不題且說光陰似箭已至中秋佳節城
中家家整理盃盤赴席人人裝飾紅紫勝遊余忖曰歲
寓人家纔有數祢薄酌亦非饗祀之昕乃命親任檥豪代為
是席被家在館使寺傍將暮余來被家陳設香燈告祀
家先乃邀親人與新入學者二十餘人共席各酌酒余

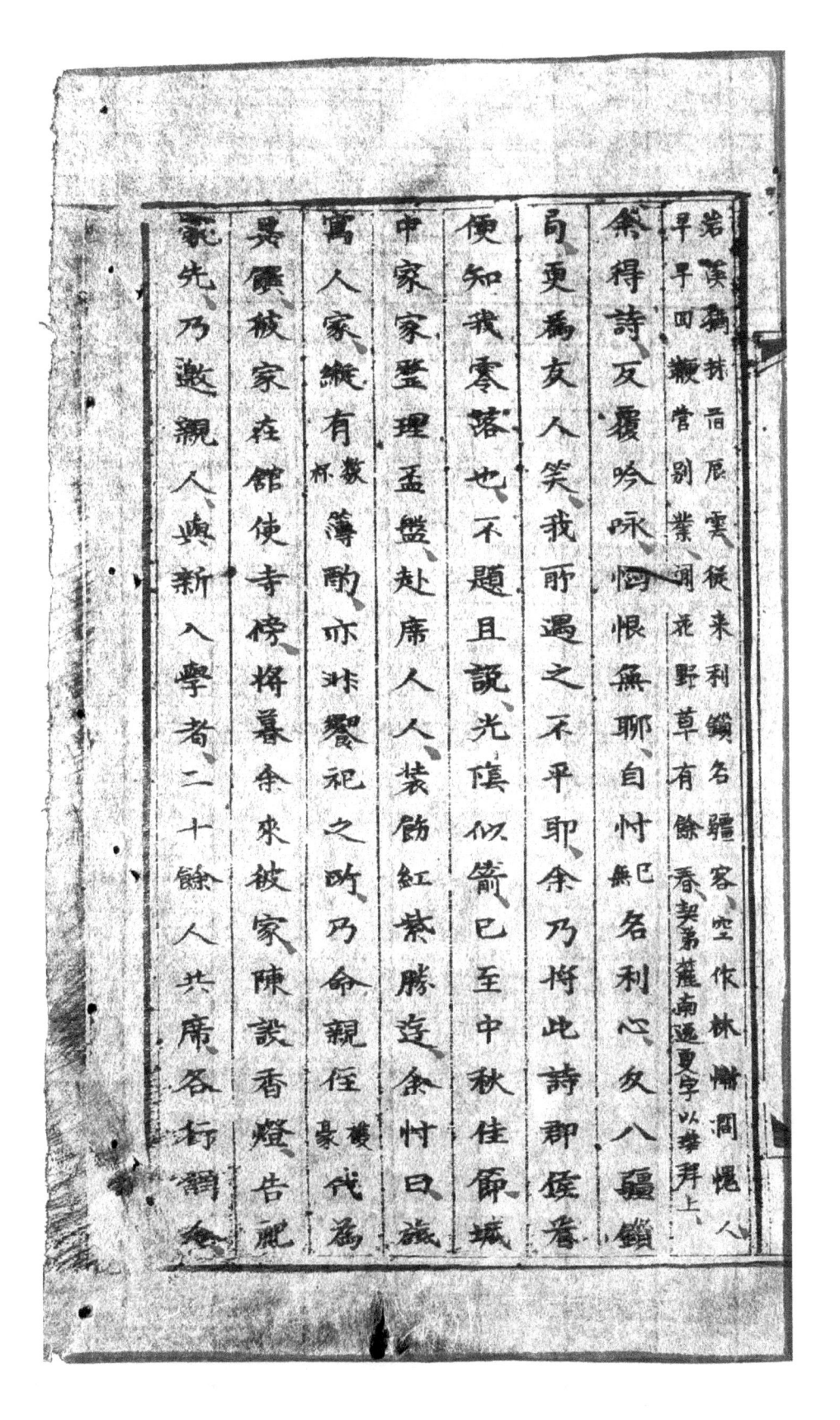

記事尾卷　七一

余亦放懷暢飲不覺吟懷勃勃命題曰中秋夜飲述懷
余先曰月色燈光滿帝城今宵不禁許人行嬉遊士女分曹出散滿樓臺遂地生旗次盃盤何足道觀
朋歡飲有餘榮秋風莫起三更嶺千里人多千里情余吟罷命席中有文辭者和
之衆人各各依命執筆噥噥唧唧不移辰月斜半字說
不出叩之則以他事言或呼嚱而已余亦爲之大笑又
賦一短律云他鄉未得去故園不能歸此夜逢佳節傾壺呑故外懸燈千萬點照我效行詩得醉
何求醒醒來空自歎辰更闌席散衆人乘醉皆睡我獨不寐似有
所思起來寺前閑步作短律數首以自慰　其一

月落燈殘人已寂，我猶帶醉何難眠。
自嘲笑謂思歸計，意已深知理未然。

其二

譙樓禁鼓催殘漏，散步徘徊尚未眠。
有客勸余安所適，及聞槩未又愴然。

其三

久立禪庭看晝月，強來就寢不成眠。
有人勸我問何益，若見雲鄉彼亦然。

至天明余歸寓，歷寫數詩遞與郡侯，欲他見此情況，自有可憐知莫我強若求父親有啟洞達放余歸烏辰有朋友勸余逃歸何苦如是乞憐余雖爾敢不低頭他乃當國大臣縱逃回他出一片紙書令本鎮官追問何難之有故得不委曲去之友亦點頷知是一日郡侯新創水邊亭

榭室外客堂，求余作對聯，其意要得繁花而余棠成同
霞清逸氣味。偶有諒山鎮官因欽命諭祭如京，便道至
京，求近請作，兄許之，數日後遣役者。

水閣聯云

皎月初斟魚戲荷，株環砌躍　韶光乍轉鳥合梅，葉掠簷飛
倚闌放筆，何必春山尋逸客　倚橋閑卷，不勞吧上訪仙翁
簷瞰漣漪，皎月排徊凝積翠　窗開洞蕩，凉飄激射帶微光
雪夕垂釣，四座清香舟桂月　花朝把盞，一團酩酊綠楊風
池樹留陰，倒影有無清可掬　簷毫射日，浮光搖拽碧相糊
一浸漣漪，花影卻隨潭影現　半泓蕩漾，月光偏共水光浮

客堂聯云　共二十聯

一室清塵，把盞携琴都是雅
四辰豫賑，掠瓢棠輸更何如
檻外流觴，荷撒綠林翻葉白　增前放餌，蓮擎翠傘帶花紅
景物雙清，卻笑瘦梅徒賞月　風光獨步，遥思林閣巧觀梅

珠履成行舍館別無彈鋏客　牙籤滿座踵門多是席珍儒

輪墨縱横仁義擬窮儒將畧　經書淡飒孝忠勉効古人心

冠帶踵門弓劍琴書皆益友　簡編充棟典謨韜畧是前猷

几上吟哦好把韜鈐行將畧　席中談笑勉思仁義淑人心

花襆賓筵茶碗酒樽晉宿讌　月穿將幕弓槊馬架印蘇川

几席風生韻事高談千古外　竹研珍重法言雅向六經中

測海當軒切訝銀河雲外漢　假山透檻却疑蓬島水中生

旭日舒長柳綠桃紅彫繡錦　條風淡蕩鶯黃燕紫弄笙簧

綽約歌筵弦管迎風清似語　翻翻舞席綺羅聯日玉成文

景物可人此日春光應不老　風流隨處箇中圖畫想難究

花徑春餘榴噴火珠蒲綴玉　繚墻雨後槐閣金帶竹穹環

曲檻花叢翠蛺試飛綿繡　危欄柳蔭黃鶯學囀間鶯雙

春院踏清花簇履塵香未散　秋窗帶白月隨盃影彩猶存

一院玲瓏鏡照舞鸞和月色　重簷鏤鏈爐薰驪鴨惹天香

驂騏玉屛雀護翠鈿盤鏡舞　澄凝石沼鯽裝金滴傍花飛

景物天然明月清風無盡處　閒心自在琪花瑤草不長春

一徑清幽城中別占林泉趣
四辰勝賞座上偏多筆墨人
余得對聯甚喜即袖來郡侯家郡侯見之嘆賞不已曰
字字清新的是噴珠吐玉老師之錦心繡口人所難及
余笑曰非僕所作當以語脉評之黑白分明無錯認郡
侯驚曰更有何人余曰僕堂兄也郡侯曰如今在何職
司余曰奉鎮諒山處後抽回奉侍於閒散中惟教習學
徒而已郡侯曰見此英華則才步可知方今
聖上急於用人家君曾得奉旨舉措賢能如此則甚爲

余曰家兄自以衰年要得休閒不樂爲冗此乃本願豈爲淹滯後家兄來問對睢事余以寔言家兄聞說甚有悔恨之懷謂余曰我家累世科甲奉先世訓家之實每以趨炎附勢爲恥此辰秉與但知爲公代手豈料欲巧反拙求人見聞誰不謂我貴尋才名以媒進用那辰余細思之亦深知其過但謝祖奉而已無可奈何一日家兄與京族議敢改葬先墳約日來報余就正堂官請暇意伊官以余告別或便回驩州故屢來而不許入見余

慄悴不知所出郡侯謂余曰惟入府中謁見余入府來後
馬駐所坐待半日始見正堂官自禁中來余說其事初
辰不肯許余曰僕去家鄉離墳墓二十年來貧乏不能
回省今日恭奉詔命幸得至京已過半年來而未能一
省人子之情何堪願大人憐之此辰辭色俱厲正堂官
曰目今湯藥頻頻顧問倘有召則如何是好余曰僕家
鄉至京半日程途倘有緊事則往返不過一日何難經
官曰公當寫啟自請假期回鄉備言所曆事乞十五日

記事尾卷　七五

并赴京奉侍藥余乞一月伊官曰縱有措置家事省闕
啟鑒亦足矣余堅請之又媢許五日余知勢不可強乃
備啟遞納謝別回寓喜不自勝仍檢束行裝借取隨行
數人留前勇五人守家九月十日乘月早行至翁莫門
城門未開守門軍見有行軍符乃開門放行至青池淺
始平明余登舟過河辰余在船中情況悠然乃吟一律
以叙懷云　落魄江湖三十年如今復上珥河船千[illegible]合浪橫中土三島擊雲立遠天歲首與今[illegible]未
已卿悕客思却悠然幸承詔命來京國得共親朋笑一番　至缽場江津舍舟登陸而

行辰一路鄉村稠盛神亭佛寺皆起瓦屋酒店茶房臨
路相繼余每行里許又歇任從人攜帶遊覽步步椰榆
將至逡舍家鄉從尾橋而入（村前橫江有尾橋）來先父舊營
歇任那日諒山鎮兄已有別營在鄉中惟有長嫂（前鎮一官之妻）
在此奉祀家堂年七十餘髮白如絲神猶爽健見余悲
喜交集含淚而言余於此旅次間亦不勝悲明日遊覽
園中細看昔辰基址至一大樹下知是先人寢室處
椰園中宛是客堂廳堂後邊內室左之廚房右之學舍

庵砌餘痕歷歷可覩每至一處則踌躇一番事變屢舊
不勝黍離之感徘徊不忍去半晨間始来家與諸親屬
相見備設牲禮告祀祠堂本鄉人備禮皆来謁賀老少
數十餘人其中知名識面數人乃餞荅酒錢又草作至
盘與之共飲自此凡有来見者或說祖父支派乳名細
思之方能辯識契闊中不覺大哭曰我辭鄉屈指幾五
十年于今歸省則物換星移親屬滿前誓知姓字識爲
爛柯人矣乃叙感與一短律云　故鄉一歸省契闊暗然生歷盡棲遲地悠悠感

動情松楸新創寺花草吾辰嘗相見兒童輩會擱認乳名次日備用香燈紙錢往拜先墳與諸祠堂又來鄉廟謁禮本境神靈事完因試鄉橋游玩與堂弟諸公子閒談原來我鄉有一小溪似壺蘆蓧鄉分二村一村居壺內一村居壺外中設板橋以通往來橋上棟樑蓋以土瓦為屋兩邊高設板層外邊挿木欄杆以備遊人休歇村中婦日來坐賣茶酒與遊客下酒之需余少辰最為適愛處無日不遊每至夏初雨水漲溢河水奔湍常與諒山鎮兄拔洪或浮奔沉走

相戲，夜深始歸。又憶諒山鎮兄，有謂余曰：我等尚幼，當肆意遨玩，日後長成，做官遠涉江湖，焉得日日在此戲弄？想來兄果登第，余則遠涉江湖，豈非兒童讖語也耶？辰余遍說往事，與諸公子共聽，不覺思古之懷又起，乃吟一短律云：少辰遨玩處，每望每咨嗟。光處影黃葉重，来望白波稀，横依有由短，树至今树嵗月僅人去，賴閒発在家。諸公子謂余曰：我村慈雲寺，諒山督同官自出家貲興功創造，極其壯麗。又寺前平湖，於往年不知何處飛來，自見湖中出數莖紅蓮，今年究遍湖面花葉感聞香聞滿邑寔為罕有之瑞但想我鄉中必有登龍門之應今見天兄奉詔而來意者美瑞必在是矣余笑曰凡處則抱道出則致澤方為大用我是棄人今又為僥倖愧恥殊深何可當得大瑞諸公子曰兄勿輕負神應遂携登鍾樓閒望諸公子又索吟余情興正發唱云

蕭條亂後景今日始重光古井澄留月飛蓮瑞吐香樓高響鍾韻松靜韻笙簧彩鳥應知倦傾巢在異鄉

諸公子笑曰飛鳥已知倦矣余曰遊子悲故鄉誰無是心況梓里之樂今已晚矣唐詩有曰陌上歸心無產業

域遠戰骨有觀知此詩正中愚兄之病方談話間忽聞
疎鐘响嘵、余曰、何處鐘聲撩人若是、諸公子曰、遠川寺、
余曰、何人住持、伊曰、姓水禪師、余喜曰、愚兄昔辰曾與
他有半面之交、乃與公子來連綠至松關、禪師已倚杖
立于曇花庭畔、見余不勝歡喜、携入禪房、共坐烹茶閑
談、禪師先啟道曰、曾聞大人高卧處、山清水靜、景致幽
凉、猿鶴成羣、煙霞滿室、貧僧欲投陀至此、但恨無緣、余
曰、久得景而榮、景得人而勝、拙之山國中、更有可人家

見愛其閒寂、稱是一小伽藍於樹下叢雲外設鐘樓晨夕推鯨發響、以清塵念、那禪師聞之、合掌作大聲曰、如此清閑滋味、應知鐘鬥無緣易矣、辰曰、日精西沉、欲告別諸公子曰、孤園雖是村野、而閒花幽草、亦足供吟、兄何怱然耶、余曰、請題禪房一短律而留別耳、禪師曰、若蒙佳賜、何好如之、即邀四寶來、余題曰、煙水江村寂、禪房花草深、棄塵登彼岸、有味覺慈心、湧月窺金相、松風鼓遠琴、香燈供晨夕、鐘鼓有和音、題罷、與禪師作別而回、辰適遇尚書尊叔諱辰、曾同官雖遠者至

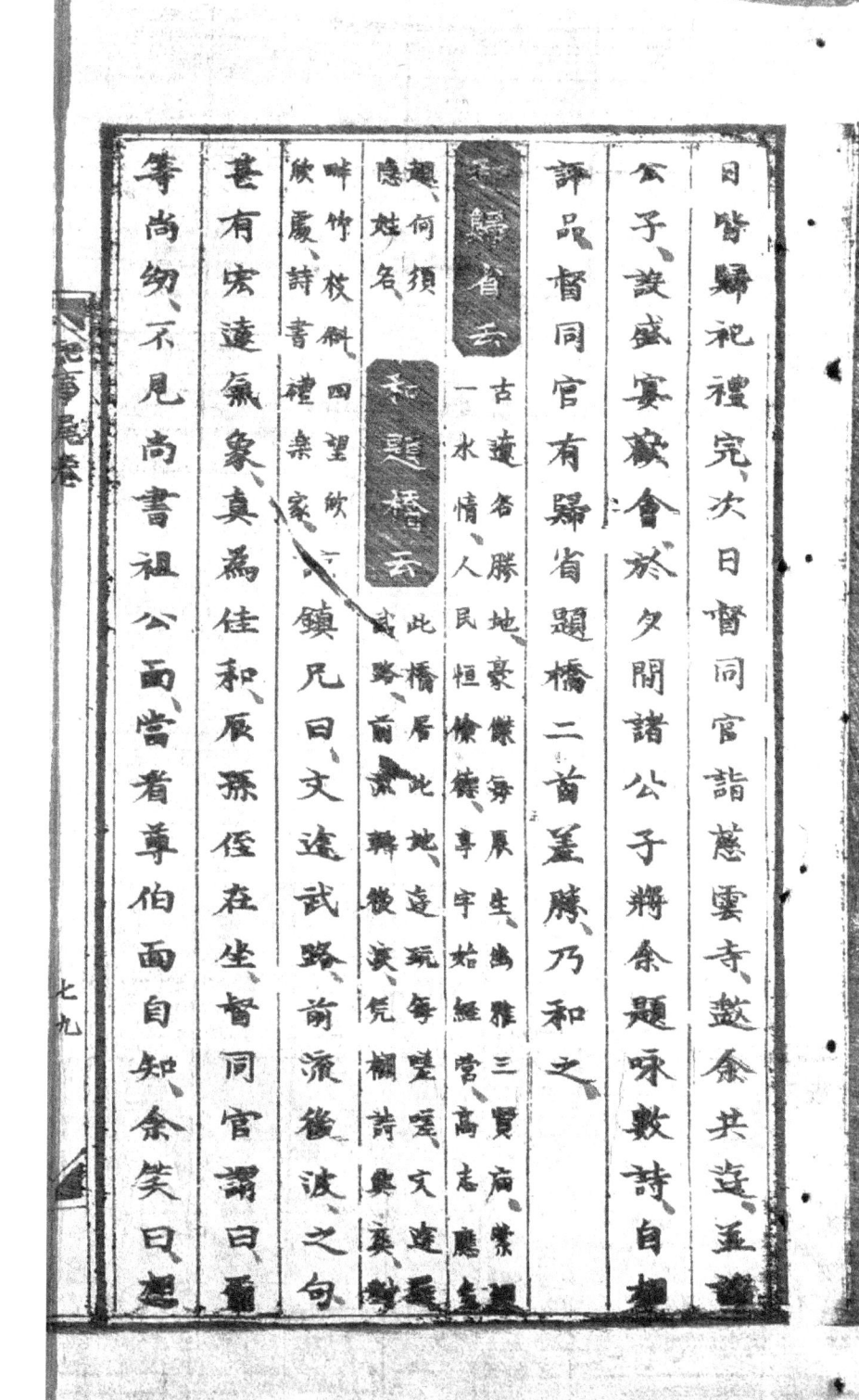

日督歸祀禮完次日督同官詣慈雲寺邀余共遊並請公子諛盛宴歡會於夕間諸公子將余題咏數詩自相評品督同官有歸省題橋二首墨賸乃和之

和歸省云

古遠名勝地豪傑每辰生幽雅三賢廟紫翠一水情人民恒儉饒亭宇始經營高志應多趣何須隱姓名

和題橋云

此橋居此地遠玩每嗟嘆文達長武路前頭辨徵溪凭欄詩興爽對畔竹枝斜四望欣欣處詩書禮樂家

鎮凡曰文達武路前流後波之句甚有宏達氣象真為佳和辰孫侄在坐督同官謂曰爾等尚勿不見尚書祖公面當看尊伯面自知余笑曰想

是眉濃鬢厚、如何得與尊叔相似、諸公子皆曰、深視之
果得十分無差、辰坐談暢飲至、夜深各散歸、諸公喜余
歸鄉、無以為樂、督同官務札來報弟妹員刑官、令他輩
備船隻、約諒山鎮官員禮官、（乃余堂弟）各備酒殽、與余爲同
舟會、放棹蘆江賞月賦詩、順流而行、以旬日爲期、又
本鄉來言目令亭宇創造落成、有設歌唱一席、請余定
日赴席、余亦遣供香錢（三貫）辰有承天尹來求診、原余奉
京日、他有久病、已倩人、乞藥方、及聞余回鄉、伊病本要

氣之甚，乃製進膏藥一劑，許與入藥間服。他見余因深心究療，乃作詩致謝云開被召途中，敘懷為謝。其詩云：

辱蒙清顧見心真，義在原無視富貧。昔患藥方調久痼，今逢妙料濟衰身。不圖投轄能留客，祇待成膏教活人。謝答偏憐無別贶，聊憑一律表天衷。

至日，員刑官已令家人棹二舟來，督同官令整理行厨，向暮乘舟而行。緣午後見正堂官發目將本營軍六人來，余驚問其故，他曰：奉有聖旨宣召貴師，於夜半乘大官面傳，鷄鳴渡河，一路至此請貴師至京，事不可緩。余聞之嘆曰：吾其為形役人

矣更可惜者阻我高興將暮之何辰不及與諸公面別
衙拜別尊嫂含淚登程倍道而進暮至館驛造飯又秉
燭而行夜二鼓至鉢場津此辰風色甚惡波濤洶湧余
謂役目曰橫渡小舟難以過河縱擬取扁船亦不能入
府門我等可暫住絕早再行未爲晚也乃選入飯店歇
駐軍士鷄鳴渡河辰發至正堂官營余整衣帽入府門
辰　聖上幸宿東宮正堂官寧駐于外十字宫余入見
正堂官見余喜笑曰如何来得快捷余曰微夜兼行至

堂官屏去左右諸人使來近前耳語曰　聖上於旬日前幸望河宮觀諸水軍閱操因感風癘六七年本有國痰死氣衰損故一感而勢已沉重公當在此候旨議藥入宮余坐待將暮正堂官出齋謂余曰此辰有陰熱疑不可入公宿在此待明旦入侍余言夜行多被風霜亡歸寓調養明日應絕早而來余得命退歸寓所至早乃入方行聞已見三次人來召辰隨候軍士攀著肩輿盡力奔馳一路行人不問高低多被冲打至府門下肩輿

而入已見正堂官立侍於墻下令余尾之而行至禁門
謂余曰公在此待命餘入得移辰内醫官澤忠侯來傳
命引余入繞一橫廊十步登一高堂堂後一廣室乃是
御寢内醫官牽余衣袖開錦帳過數重帷幔見於中國
聖上御座在紅色軟床横掛於金裝御座座鋪錦蓐座
之右側是御寢床床上遶再金色綉紗蚊幔正堂官與
參同官餘官乃越安人以遜得用侍坐在御座左側侍臣惟有澤忠
侯侍立御座横遶一錦帳帳内微有人聲意者宫嬪之

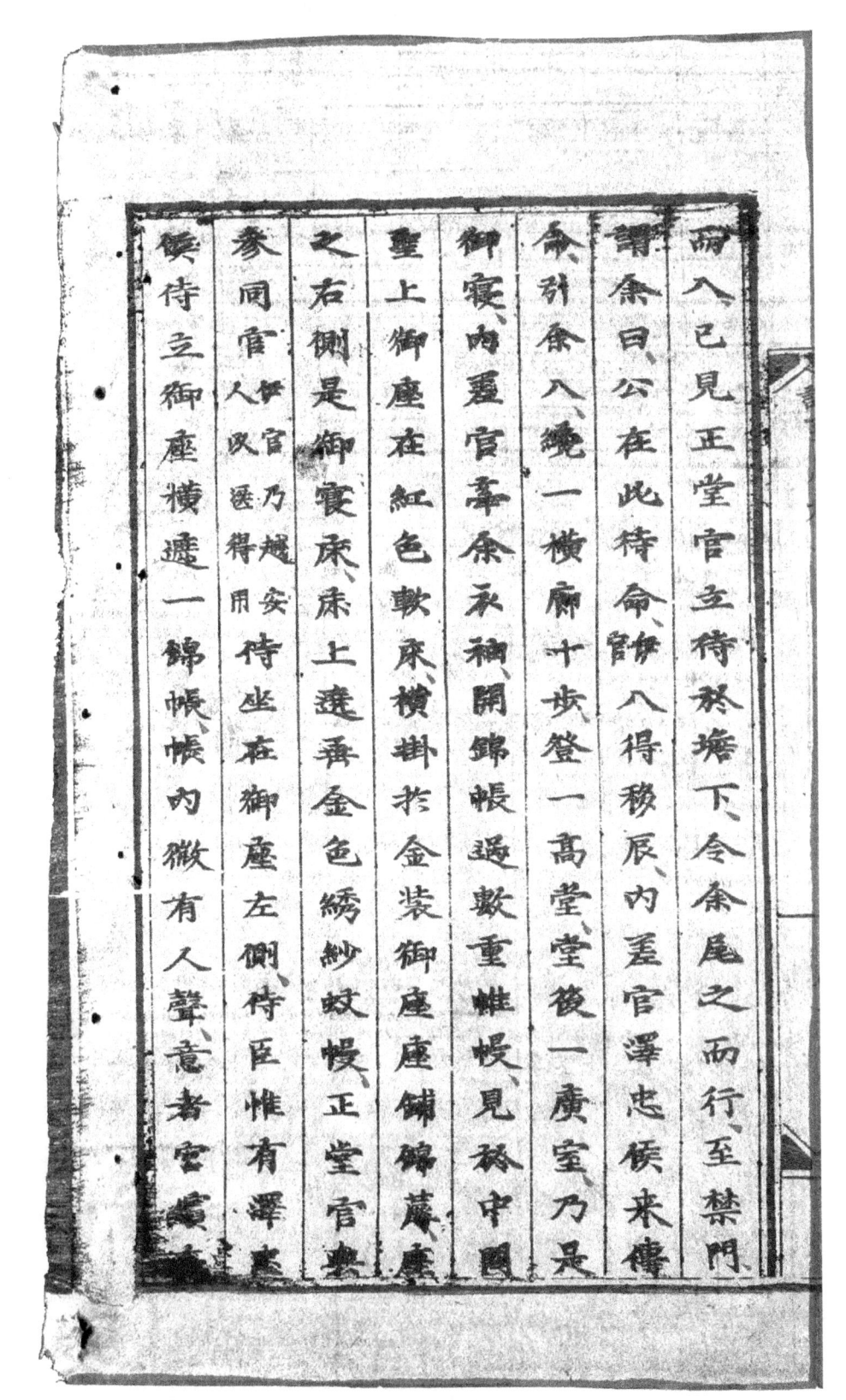

面容來避之座前燃起一大蠟燭插於銅架展余坐
立在御座前相遠十餘步余以手加額欲拜正堂官傳
命酌免　聖上見余顧謂正堂官曰酷似遠師面遠師乃余
叔此言浪種栖柴遠斅　正堂令余至御側侍脉余鞠躬趨向參同
官要坐正堂官又令中坐余乃傾身而入正堂官參同
官左右余在中三人連肩而坐背後又粉壁與御座
相隔二尺許得粘身於御座傍　聖上乃下軟床坐於
錦蓐上向左側以手置於錦色枕上乃放許正堂官切

脉次許余看後許参同官看辰 聖上御座前面相隔
數尺許余只得俛首不敢仰視正堂官謂余曰所見如
何欵許寔對余對曰臣謹按脉左右關寸甚得洪數而
弦左尺沉數右尺細數重按皆無力又問二公所見同
異二公並奏所見亦如是但無弦狀乃欵許出外命余
定方進納余出官門外來待騎庒同坐正堂細說病源
見症一一與余知且密問病症若何余忖曰形體瘦削
肌膚乾枯小水黃濁大便完穀胸滿辰發噯氣又發熱

熱、口渴舌瘡、咳嗽失聲、種種皆精枯血竭之症，脉亦虛急，只恐胃氣衰極，意者前之調治，未見滋補，或非病能康可挽回。余曰：難易寔不敢決，願進藥一度，若得六脉和緩，方為無虞。二公促余定方。

異方六

小臣黎有卓謹啟：計奉做用增損八味丸作膏。熟地五錢　山藥三錢飯蒸炒三次　山茱二錢酒蒸去核　牡丹一錢五分炒透　白茯苓一錢五分乳浸　麥門一錢二分　五味八分生用　製附五分　肉桂五分忌火　入砂鍋內，熬成膏，入鹿茸膠二錢、枸杞膠一錢，煎化調勻，取起，入肉桂末，密

貯每進御一小茶匕濃煎神草湯化下故謹啟
至暮又見内差官澤忠侯来宣召正堂官参同官與余
入侍依前侍脉再診診畢 聖上御問脉既洪數如何
又用桂附余對曰臣竊見御脉無力縱有盛熱亦爲假
熱茲又奉許再診果見脉情上寒下虚進方穩當御又
問曰既有熱如何胸膈滿穀不化余對曰臣竊見方書
有曰脉按無神此是浮游於膜衰之火則外熱而内寒
上寒下虚故見中滿不化御又問曰内寒何有小水澀

瀉、余對曰、臣竊見内經有曰、中氣不足、則溲便爲之變、非中寒方爲熱、　聖上曰、他既堅言、必有定見、仍依方製小劑試服、二公皆對曰、適所進方穩當、乃各趨出、來侍醫庁共坐、正堂官似有難色、謂余曰、脉洪數而用桂附濟熱、恐非大虛、而公堅請若此、甚爲可懼、參同官曰、大上添油、若非真見、豈敢亂投、余曰、吾鍼在前、僕不知禍福耶、但窮所見、以盡愚衷、且前者進凉藥、熱不減、而瀉愈增、則中寒之故、可無疑矣、參同官稱曰、如此則有

可擬正堂官笑曰、可急製之、乃命右院首番官、將御藥
籍來、公同秤量同丮付侍藥官煎藥、二公各回駐所、余與
右院醫官閒談、見閣官一人、立於廣堂假山處相隔數
十步、以手招余、余即起身而來、伊官曰、奉　聖母吉傳
東召老師侍脈、難易如何、敢許寔對、余思之良久、乃曰
僕乃山野人、一旦朝見天顏、甚其戰慄、十分不能道一
脈情、雖見猶恐辯認不真、當以奉藥劑後、則可自知謹
貴侯審僕之真情、洞達、伊官入禁中去了、余回駐間請

德日醫匡曰此官乃內差工番管侍幹軍坦忠侯。余奉十守宮乞回寓，正堂官曰當早來。余得命而去。是夜五鼓半，余至府門未開，坐待門開而入。余見正堂官笑容滿面亦睛喜曰：果桂附不熱矣。正堂官曰：這藥進御一次亦且和平，咳聲退減，鷄鳴再依方製一劑進御一次，小便利而淡黃，必熱減了。乃令余隨入禁門外立待。伊官先入，未曉，息見命傳余入。又做許看脉，聖上御問曰：脉此藥亦得清泰已少。有思食料當如何？余進對曰：

藥力尚淺未得建功請啟製膏藥氣純力全方能滋補
御啟正堂急製膏藥正堂官得命與余趨出侍騎庄正
堂官就驛早飯令余在此曰待奉啟辰飯頃之見侍厨
軍捧進飯盘來其美敷自不必說自此每日三辰啟膳
余飯訖正堂官夕至侍騎庄令余稱選製膏藥余乃擇
其最精者合藥其鹿茸只取北茸茴血凝處十兩煎成膠
得二兩合與膏藥又取最肥大人參一斤四五文者實價一千一百貫
煎湯藥諸品製完正堂官付與侍茶官監守猪進承題

又見前者坦忠侯謂余曰奉　聖母旨傳來言與貴師令奉見　聖上御茶甚得清泰　聖母甚喜又欲問老師聖母常有脇痛年餘令欲調治可得急安否余言常病理必無難其遲速侍奉憑脉方敢定見邦坦忠侯去了又見澤忠侯自禁中來侍騎店言奉旨欲賜老師正堂官命余跪下澤忠侯立唱曰恭喜　聖旨欲稱老師八侍奏對詳明且諳脉理仍欲賞太牛一隻又預欲家服厚衣以重八侍正堂官令余起來言於澤忠侯曰請

凡照例澤忠侯入禁中不知緣故細詢内院一首番官他曰照例者凡有欽賜例有拜問太牛者是何物他曰太牛一隻准錢十貫余亦詳問不諳辰事甚為可哂話分兩頭再說辰有北客人各注點見余製藥乃自言曰聖上富有四海御藥六七年來每藥帖約錢不過三四陌今大劑用錢至千貫方為王者用蓋他素得寵幸故肆言無憚自此相交辰宮中亦起一口號十四余排行第七他亦稱七故曰十四他與余坐則同席食則同盤情交甚固原來他本

御醫學王道前辰每見　聖上夛御凉藥與消導品屢为請滋補方然與衆異不用每鬱鬱難言那辰見余用峻補道同意合相處之間益厚自不必説正堂官謂余曰公可急回備辦衣帽明早入侍賞得妝賜事係匪輕不可小視看明日入侍再依前樣此為薄視君恩罪該當死余將去又再三可囑余謝曰敢不如命乃辭歸意正堂官知余心本無以妝禄為榮幸且自已所進故著意庇護余亦忖曰我雖無樊荷裂芰之操而此以為東

門掛物又何不可乃遣人借来親朋處是暮見正堂官
役目將錢拾貫来余寓夜二更又見侍廚軍進御饌來
放賜他有惶恐之意曰僕等遍處尋訪故遲延至此望
貴師酌免余依例許他放錢他辭謝不敢受以為有過不肯受賞
而去至明日余具有衣帽詣府中正堂見余有此官樣
似有喜色謂余曰　聖上於暮間暴熱已除小水漸清
胸膈太減黄濁漸止此夜已御進三次膏藥余聞之奄
暗喜乃共入侍脉扆　聖上御在軟床坐在錦薦笑謂

五堂官参同官曰今日舉動甚見輕爽意者桂附之力乃能健運腹已覺饑若然從前肆用凉藥豈非誤乎正堂官進曰臣等見用桂附寔爲惶恐爲知假熱見桂而清聖上曰此他果有經用方敢用之正堂官又進曰臣本多病自家用藥又遍求醫治及臣奉命入驩州始得相識野人言語粗率其於医理淵奥想令天下医人寔無逾此辰余聞伊官言毛髮聳然暗自呰叫曰我果如油入麵矣無有出期進言了又各出至侍騎營知兵

官樸侯執手曰僕今日心膓曲曲寛暢矣知戶官幽侯牽責
正堂官曰有此人如何至今始薦正堂官笑曰於二月
間已舉入侍世子但不用耳說罷各入侍騎店共坐辰
余名聞府中坐間屢屢見人窺看於午後見内差官傳
旨敎許余入侍世子藥又傳正堂官曰從今只許老醫
侍藥不許入一毫他藥正堂官得命乃將余入宮詣世
子寢室余見樸閣重重細細到子寢室與御寢亦在左
近余隨正堂官入侍脉此辰見形體羸瘦益甚腹大皮

舅翁青臍突寸許氣喘欲脫脉則沉細無神余忖曰我初見世子尚有膱肉脉猶洪弦今已至此必無能爲矣古人以四症爲難正謂此耳然止云齊病盡之一字諱不敢言余着完拜謝而出倒初八見有拜正堂官令余來十字時向耳邊細語曰公所見如何余曰形神衰竭殆甚難不起矣正堂官聞之愀然長嘆一聲倒臥於床上余知伊爲聖上擢用他待以心腹資以羽翼者本以托孤耳忽聞余言有此光景又問余曰盡公之力如此還有可

望者余曰或久服尅削以致精血枯竭爲藥之害非痛
之能令以補藥亦猶久旱逢甘雨則數日之内吉兆可
知正堂官曰如此可急製藥余以前日所計方今則鎔
用之加沉香少許白朮四兩蜜浸炒熟地一兩炙乾乾姜炒黑大リ
五味ノ四生沉香ノ二各煉成膠濃煎北參湯化服
製完正堂官遞與副阿保知戶官依法煎膏日暮余乞
歸阿保官曰老師製造諸藥宜在此奉侍余托言僕病
脾病在此出處不便阿保官曰醫者叫病誰人肯怜有

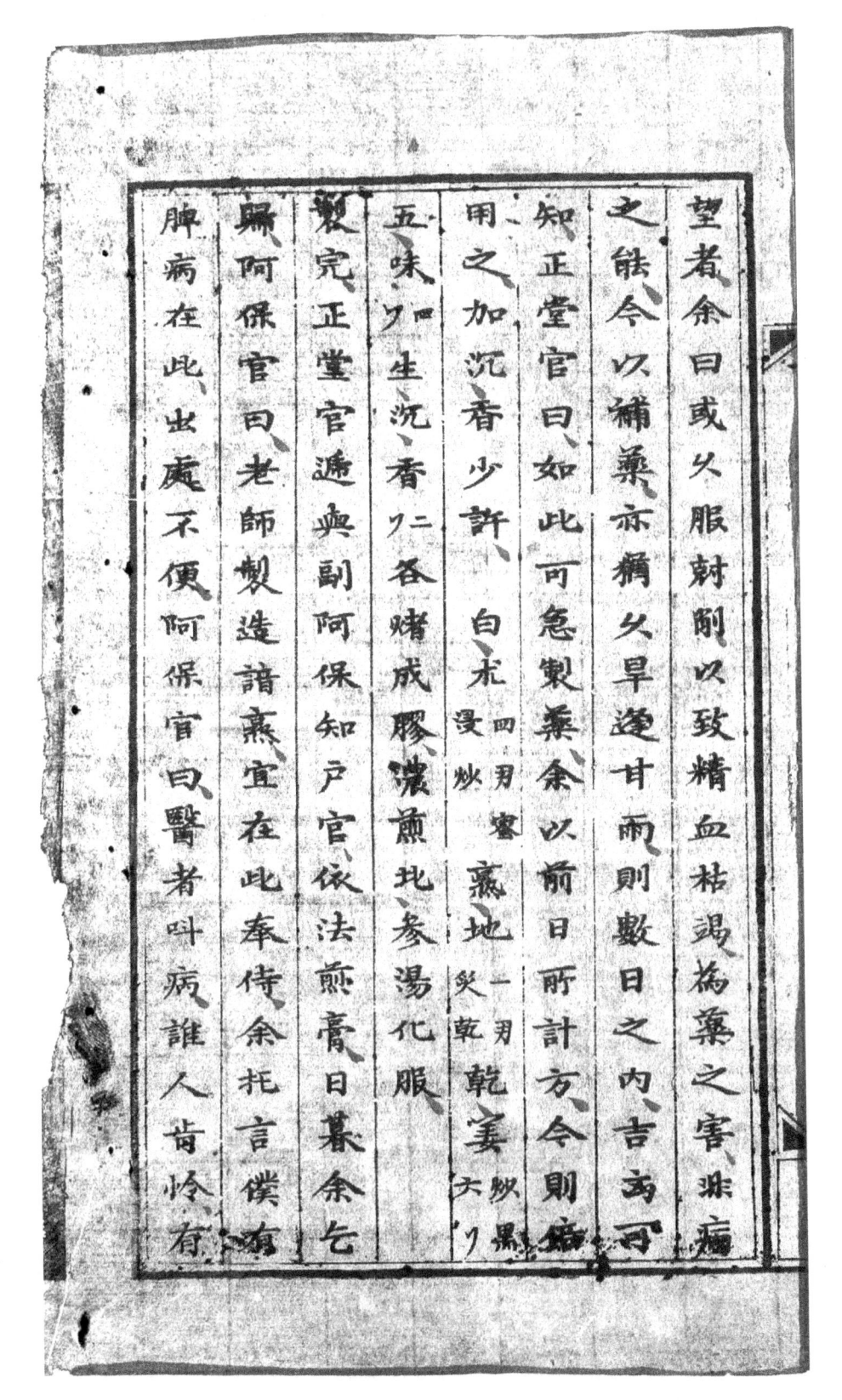

小水店在城脚甚是曠寂前有一池可來此為便余曼
回乃乞暫門人胡萎竖造伊官許之余回寓至明日奉
自此每入　聖上御寝省脉次來省世子脉余見膏蓁
蜻成如何未御原有人進言於正官處（乃世子生母）曰從来
世子所御之藥絶不敢用白朮嬴地蓋朮則閉氣嬴則
滞脾令用至三四月寔為驚懼若投之則大小俱秘正
宫召北人（名注）質之原北客人本為正宫家臣其妻此
入正宫中不禁最愛侍婢因此正宫召来質之伊乃言

曰久服消利藥而脹愈增異是腹脹令用滋補藥正得以補爲消之法臣意亦然請進御無疑儻萬一如何臣亡全家坐罪正宮聞此乃敢進用北客人来待藥店與余歷説如此余意不平又厲言與院中諸醫曰世子真天人也寔有鐵石肝腸想一年来藥品不知其幾而神色仍然若人家子必一日難晋矣大要病之爲症非寔則虚藥之治病非攻則補以用攻伐而病不退顯其爲虚虚則補尅伐既無功而滋補又不用更有何法爲耶且

一年來已力已窮、雖圖再救何可忌能競功、又加阻撓醫家以活人爲念仁術中本由臣子忠赤之心何在諸醫聞言亦皆冷笑、原此讒人無情得幸、輕蔑余言、庶皆唧慫、又平昔自以爲目下無人、及見余少有寸進、故不免忌之、北人曰、僕得聞　聖上有寒凉之悔、老師之藥若能建功則明封伐者罪該至死、余與伊皆曰意亦至此、伊再說數日來、世子服此膏藥二便通利、腹軟思食發歡慶之言、聲聞于外、那辰北人揚揚得意、言語一味春撞此人甚有慚色告病不来北客人有窮言於余曰正宮甚是欣喜擬欲敘賜重賞余恐病不太旺未必成功乃懇告於北人曰願兄悉心稟請速功建萬全康泰當此重賞不題再説此辰　聖上進御膏藥已得六七日諸病如失惟飲食不進四肢倦怠懶於言語正堂官家問余曰病退而精神益疲此是何故余尚爾模糊不敢言伊官問之再三余曰七日五臟傳變氣候一来則當漸旺今見病衰意者尅削已甚元氣憊矣書云胃氣一

敗百藥難施正堂官聞之驚惶失措謂余曰當如之何余曰為今之計當暫緩膏藥急救胃氣正堂官令余立方余乃計用　北參二兩白朮一兩五錢大附八錢濃煎頻服得數日病勢仍然又二日乃九月十一日聖上晏駕余依舊日日詣東宮侍藥次日世子嗣位出御府堂許文武官僚拜賀辰亦啟許余侍從調治世子於病中忌見風日一辰外出為風寒所感回至宮中微發惡寒君余入侍看脉余以八味去牡丹減澤瀉加麥門五味牛

藤進御諸症減而氣促似喘益增前之已退諸症復起

余見勢不可爲乃稱病不入侍三日又差來問方此辰

幸得新進山西醫人入侍余乃得少閒自忖曰可見機

而去乃詣正堂官托言家中有急病累得家書催促而

未敢啟齒事勢到頭願大人憐之正堂官猶有難意余

復曰乞暫回省視事得成敗請來正堂官曰如今事勢

又剁公當入府中遍請諸受命官又入拜謝方得辭余

依言而行諸受命官有許有不許余忖曰許者過半余

自去矣乃就禁中拜謝至宮門與北人相遇他執余手曰老師遂去使僕日夕無聊他又曰庸醫豈能有濟我等自當出力庶可挽回余曰僕去不日復來北客笑曰已去豈有自返之理余笑曰兄何得發此迂言乃相携而入那辰副阿保官抱小王在懷中余拜了四拜小王曰老師茶甚甘易飲我欲飲之余聞言暗自嘆曰累受苦寒之爲害矣乃趨出回來拜別正堂官伊官發許行李五十貫余辭只領十貫乃來與郡侯作別各叙惆悵

之懷乃出藥錢與辰物為贈相話片辰茶罷余起身謝
別郡侯步行於泥濘中相送出營門郡侯知得去不復
来執余手曰僕與老師後會何辰相視凝眸各各含淚
余過此行有阻乃回寓所與主人擇優官作別潛移至
親僱襪豪家豎備行裝借取親朋軍士術遮凡京中親友
不能来作別者各寫書遞來致謝乃揚言從陸路而行
晴自令人備借直渡船留在長信津次辰京中朋友得
知余潛移寓處擇忠轎右擇優左銳學官員皆親來祀

餞十月十二日絶早步至横亭兵各出衖曲城侍内左官軍次在横亭余來叙别悒怏之情動於顔色辰余作別伊官出贈各茶一包詩一首其詞云禁城以衖無以爲贈殊覺無聊令有白毫一斤一遞候預爲他日寄梅実納

倣尽寒霜冬五夜相思况又憶脈人分岐萬里堪惆悵騁斷西山日暮雲

余行至長信寺津登舟順流而下余在舟中閒望烹茶暢飲談話揚揚何異脫網之魚離籠之鳥歸心似箭西望千山深如黛色每見深處疑是家山乃閒吟一律以

敘懷云拜別龍樓九陸寒恼携琴劍出都爾馬語蓋路即程易舟去中流返棹難雲若多情來却暑山知有意爲祠顏西邊萬峬晉蒼羣惟有雙峰似我峰辰河水流澌舟輕帆順午後至泠返余舍舟登陸來逆月塘寺這寺一山設松關於大路傍關後有平月池池畔樹木交陰松楸蓋地前有一錦墻墻有門以通覺路庭之東西有二土山山上各起鍾楼中建一宮廣殿高堂離亭峻閣四方八面皆畫壁輝煌曲檻斜通各花競發轉折白石階千門相對一路鈎連余遊玩良久嘆曰果名下不虛傳祇園無以加

矣但有限之人力那知不盡之天然故騷氣墨客酷愛林泉氣味良有以也乃賦一律詩題之壁間而去

半月池塘不二門重重樓閣擁前村迴廊疊出飛花路
曲檻斜分種竹軒九品香燈凝白晝雙樓鍾鼓動黄昏
松楸滿地留幽寂但恨庭無獻菓猿
言雖幽閒而無林泉意味

題罷余来憲南營與書記官相見原他是驩州人與余有舊識爲正堂官本鎮事務乃晋宿數日買些藥材北貨又借取鎮兵六人衛從十六日余来懐安縣阮舍社省問妻家宗族十八日早辰至阮舍乃備設牲禮告謁外堂與親屬叙契

閩辰先輿知府公亦在家見余來不勝喜望備言諸病余乃許滋補方又增許肉桂半兩伊不勝感謝辰余家人輿術從軍士有二十人自京中至此從正路而行只有一日程因恐回程有阻閒行已七八日肩粮將盡難以久留十九日叙別起程原來這一路山水余少辰從是養父家在此日日逴玩如南邊一帶（香積解寃 仙奄雪山）諸洞西邊（香臺香盞 雲夢仙山）諸山寺皆爲風景絕勝余之足跡無所不至倘取水路而行則一望可觀乃借知府官船自乾余

江津順流而下行至河舍亭乃余先考外家今子孫衰敗縱余來亦無與語令維舟亭畔行見先墳望拜幾拜了又下舟而行自貞節社名至浮園社名約四五里兩岸排立各藍勝迹處處宛然凡余少辰所逄之地或隱或現細想自見然觀景含情又憶昔辰人如今何存何沒咨嗟之間又聞滿月寺引出數點鐘聲益增惆悵乃吟一律以叙懷云一別江鄉三十秋如今復覩昔辰逄河亭夜渡黄花岸鄧舍漁村白鷺洲香積南浮凝晚翠雪山西出浸寒流山僧君識吟懷苦不許鐘聲上客舟是夕暮至珠橋登岸數

宿明日起行自是暮宿曉行自不必說數日至永營余
八謁署鎮官叙說久别之懷且言術從軍士甚疲勞又
借軍士數人而回十一月初二日至家山與妻子相聚
次日撥許衛從軍士隨便回家赴京備牲禮告祀家堂
鄉里親朋各來問賀契闊常情自不必說纔得數日柔
正堂官被害全家覆沒余聞之嘆曰富貴如浮雲幾變
樓臺一旦成荒落矣又暗喜曰余晦迹林泉窮通在命
不掛念一旦被召扶老至京幾及一年百請千求始得

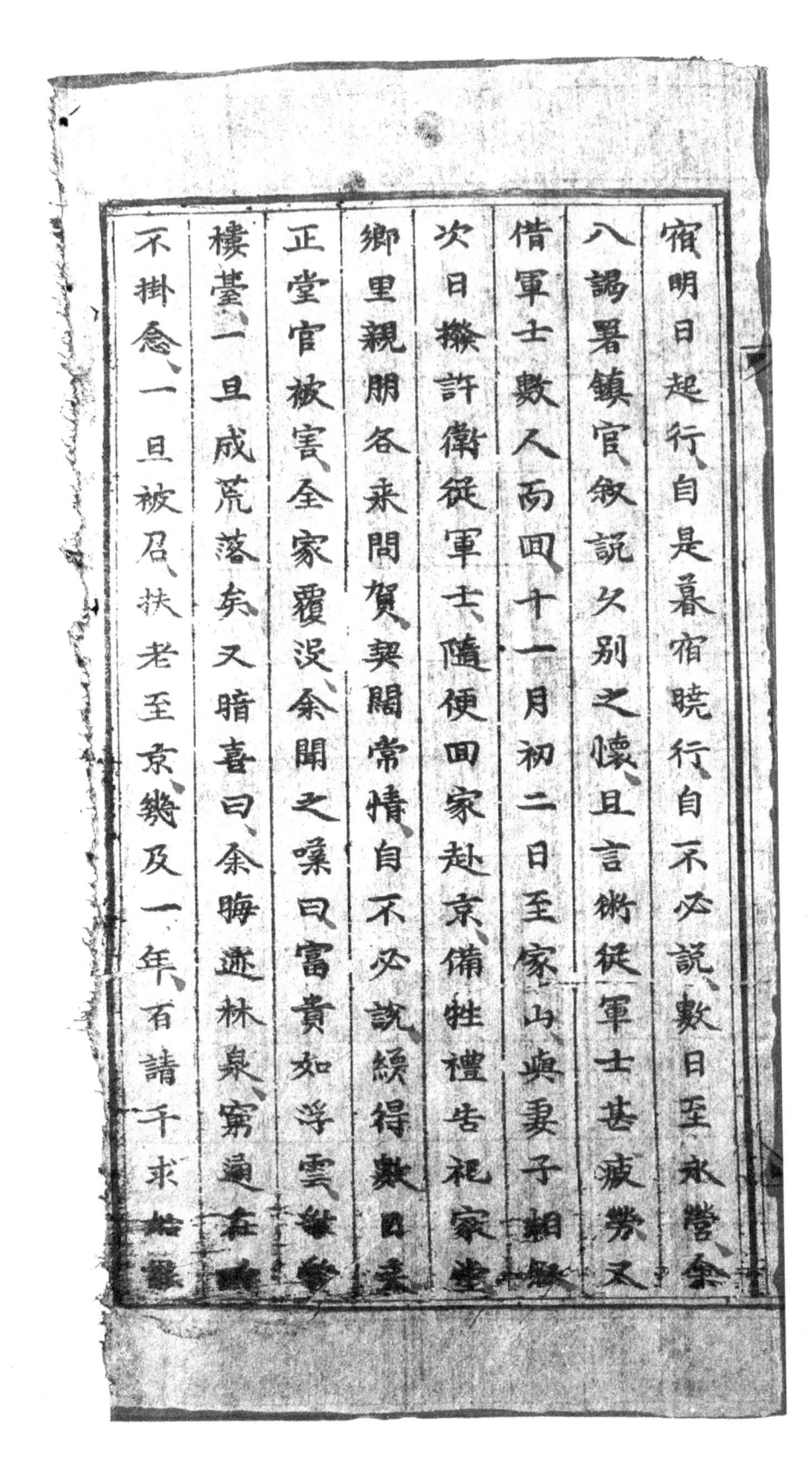

得出，縱使初心不堅，搏得一官來，此日名未成而身已辱矣，悔之晚矣。幸而故山之誓不忘，雖在名利場中，而不為名利所迷，望望然而來，于于然而去，直與故山相見，枕石聽花，於藥中聽得傳言，忽然驚醒，忖曰我不為人嗤笑者，惟不貪故耳。後因琴樽餘暇，乃歷筆其事之顛末，為記其事，使後之子孫知處世當隨緣守分，知足知止，以不貪為榮之明鑑也。

皇朝景興四十四年癸卯仲冬記

上京記事卷終